イラストレイテッド

Podocytopathy
尿からポドサイト障害を診る

原　正則
Masanori Hara

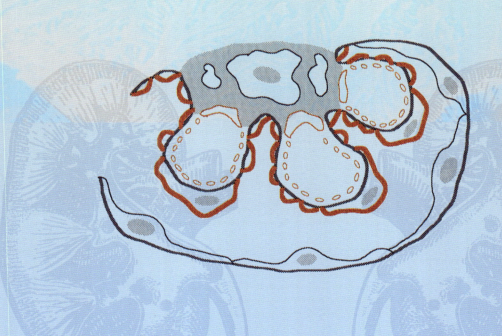

東京医学社

推薦の言葉 ①

■ ■ ■

　小児期発症の慢性腎臓病（CKD）の主な原因は先天性腎尿路異常，ステロイド抵抗性ネフローゼ症候群，慢性腎炎，囊胞性絨毛病で，これらの疾患が小児期発症の CKD 全体の約 7 割以上を占める。その多くは遺伝性疾患あるいは遺伝的基盤が基になって発症する。現在までに，CKD を構成する約 200 疾患の原因遺伝子が同定されている。CKD の原因の如何にかかわらず，病気が進行すると最終的に糸球体が傷害され，病理組織学的には糸球体硬化が生じて末期腎不全に至る。この糸球体硬化の機序は，現在では初めに糸球体上皮細胞（podocyte）に何らかの傷害が加わることにより podocyte が糸球体基底膜から剝離して尿中に脱落して失われ（podocyte loss, podocytopenia），さらに，脱落した podocyte の近くのボウマン囊の上皮細胞が podocyte の脱落した糸球体基底膜に付着し，細胞増殖が進展し，糸球体係蹄が硬化してゆく。

　約 30 年前の腎臓病研究の主流は，糸球体基底膜や糸球体メサンギウム細胞を対象として，糸球体障害の機序を解明しようとするものであった。そのような状況の中で，1991 年に新潟県立吉田病院小児科部長の原　正則先生は世界で初めて，腎炎患者の尿中に podocyte の表面に多量に存在する主要な glycocalyx である podocalyxin 陽性細胞や podocalyxin 陽性顆粒が排泄されることに気づかれた。そして，podocalyxin 陽性細胞が podocyte そのものであること，さらに，podocalyxin 陽性顆粒は傷害された podocyte の表面に存在する microvilli が細かくそがれた（shedding）ものであることを証明した。また，糸球体傷害が生じている最中に尿中に podocyte や podocalyxin 陽性顆粒が排泄されるため，これらが糸球体傷害のバイオマーカーであることを証明された。現在，尿中の podocyte や podocalyxin の定量は臨床検査会社に外注することでどの医療施設でも結果を知ることができる。これらの検査の均てん化においても，原先生が中心となって検査体制を整備されたことにも言及しなくてはならない。

　原先生は一時期，富山医科薬科大学小児科の岡田敏夫教授の元で臨床面での御指導を受けられた。岡田教授は腎生検などの体を傷害する検査ではなく，無限の情報が含まれている尿検体を検討することの重要性をかねてから述べておられた。なお，岡田教授は特発性尿細管性蛋白尿症（Dent 病）をわが国で初めて提唱され，疾患概念として確立された優れた臨床家である。原先生も優れた臨床家であるだけでなく，優れた研究者であることをこれまで目指してこられた。原先生は，岡田先生の子どもへの優しい気持ちと御指導を忘れずに，それまで誰も気づくことのなかった尿中 podocyte の臨床的意義を確立したのであり，優れた physician scientist に他ならない。米国の Dr. Lemly は原先生のことを尊敬の念を込めて the father of all urinary podocyte research と呼んでいる.

　本書「イラストレイテッド Podocytopathy—尿からポドサイト障害を診る」は，原先生が生涯をかけて確立した尿中 podocyte の臨床的意義を十分に理解することのできる力作であり，臨床家としての原先生の腎臓病研究への熱き思いを随所で感じることができる。腎臓病の臨床・研究に携わる多くの方に御一読いただきたく願う。

　2017 年春

国立成育医療研究センター理事長

五十嵐　隆

推薦の言葉 ②

■ ■ ■

　このたび，わが同志原　正則先生が新潟県立吉田病院の定年退職を機に，氏のライフワークでもある尿中ポドサイト研究の成果を「イラストレイテッド Podocytopathy—尿からポドサイト障害を診る」として上梓された。26 年間同じ職場で，ともに地域の一般小児科医として働いた同僚として，誇らしくもあり喜ばしいことである。

　それは人口約 8 万人の地方都市にある県立病院小児科病棟の一角にある暗室から始まった。当時私が主治医であった紫斑病性腎炎女児の尿沈渣が蛍光顕微鏡下で，まるで暗夜にきらめく星空のごとく光を発している像を見せられたのである。彼が尿中に脱落したポドサイトを発見したまさにその瞬間であった。それからの長い臨床研究の道のりは本書の根幹を成すものである。「継続は力なり」という言葉はあるが，私には山登りの師匠と仰ぐ故小野健さんの「継続は成果なり」という言葉のほうがふさわしいように思われた。

　私は著者の二つ年長で，学年は 1 級上である。われわれ二人がこれほど長い期間，職場を同じくしてきたことは今考えると奇跡的であると思う。馬が合ったとは思えないし，性格も真逆である。しかし私は彼を「道標」としたり，「反面教師」としたりして，結構影響を受けながら自分の成長の糧としてきたように思う。私にとって彼は「異才」であり「奇才」である。彼の類い稀なる才能は「集中力」，「継続力」，「持続力」であり，それこそが彼を「異才」たらしめているものと思う。

　「天才とは 1%のひらめきと 99%の努力である」という名言があるが，どうもこれは誤訳で，本当は「1%のひらめきがあれば 99%の無駄な努力はいらない」とエジソンは言いたかったという説がある。しかしよく考えてみると，その 1%を引き出すものが何かということも重要である。著者はサイエンティストとして「セレンディピティー」ということを言っている。これこそが 1%を引き出す力であると思う。私はそのような彼の姿勢を尊敬している。

　「研究は楽しいものであり，最高に面白い趣味である」と著者は言う。以前彼とともにチャレンジしたマラソンやボウリングにおいて，私はとてもかなわないと感じたものである。並外れた練習量，どうしたら記録を伸ばせるかという探求など，彼にとっては目標に向かう過程こそが面白いのであった。ちなみにフルマラソンのベストタイム 3 時間 6 分，ボウリングの年間アベレージ 213 ピンが彼の到達地点である。私は彼から「苦しくなければ本当の楽しみは得られない」ということを学んだ。研究は最高に苦しく，最高に楽しいものであるということであろう。

　終章を読み終えて，本書は私には疲れを知らない少年のような男の，生き生きとした人生の足跡のようにも思われた。もちろんサイエンティストとしての業績が主ではあるが，専門外の若い研究者にも広く読まれてほしいと願わずにはいられない。

　2017 年 4 月

新潟県立吉田病院元副院長

柳原　俊雄

Reflections on an Outstanding Colleague, Scientist, and Friend

Hara sensei and I have known each other as friends and colleagues for over 10 years. During this time he has distinguished himself as among the most dedicated and persistent advocates of approaches to improve the care of children with nephrotic syndrome I have ever known. From the earliest days when we first met, he was entirely committed to the concept that urinary podocyte excretion could be a useful biomarker to better understand glomerular disease activity, as well as to predict the risk for future progression of glomerular chronic kidney disease. Over the years, he has worked tirelessly to develop an extensive collection of data and publications that collectively provide compelling evidence supporting the utility of urinary podocyte analysis to improve the diagnosis and treatment of nephrotic syndrome and other glomerular diseases in children. During this time, we have shared many hours reviewing his data, considering how to improve the technical aspects of urinary podocyte analysis, converting lectures and slides to English for presentation at international scientific meetings, and designing future studies to validate this approach as a useful biomarker of glomerular disease activity. In the pages that follow, Hara sensei has compiled an extensive collection of many of the data that have defined his very important contributions to the field of glomerular disease. It has been both a pleasure and a privilege to have had the opportunity to work with and befriend Hara sensei. I hope you will enjoy the contents of this book, and be able to share in my admiration of him for all that he has contributed to pediatric nephrology and to glomerular disease over the course of his career.

William E. Smoyer, M. D., F. A. S. N.
C. Robert Kidder Chair
Vice President, Clinical and Translational Research
Director, Center for Clinical and Translational Research
The Research Institute at Nationwide Children's Hospital
Professor of Pediatrics
The Ohio State University

はじめに

　私が富山医科薬科大学（現 富山大学医学部）小児科学教室を辞し新潟県立吉田病院に赴任したのは 1990 年 10 月のことである。赴任後しばらくして偶然に尿中ポドサイトを発見する好機に恵まれた。当時はまだ学会でもポドサイトにあまり関心が払われていない頃であったが，恩師である新潟大学医学部腎研究施設の木原達教授とともに尿中ポドサイトの研究を始めた。以後，今日まで夢中で臨床の合間をみて研究を継続し，気が付いたら来年の 3 月に新潟県立吉田病院を定年退職する年齢に達した。20 年以上の長きにわたって尿中ポドサイト障害に関する研究をしてきたことになる。こうした状況の中で，これまでの研究に区切りを付け，今までの研究を総括し，単著による本を執筆してみたいという気持ちが次第に湧いてきた。

　このような気持ちに加えて，他のいくつかの動機やきっかけもあった。その一つは，私の研究を近くにいながら見守ってくれた元 新潟大学医学部，現 藤田保健衛生大学医学部小児科の池住洋平先生が 2012 年の発達腎研究会の特別講演として，私のポドサイト研究について話す機会を与えてくれたことである。私のポドサイト研究を通して感じたことや学んだことをまとめて発表させていただいた。一般病院にいながら clinical scientist を目指して臨床と研究を継続してきた特異な経歴が，聴衆に多少なりとも感動を与えたようであった。そんなこともあり，私の行ってきた臨床研究スタイルが，これから臨床研究をしてゆきたいと考える若い世代に少しでも参考になればいいなというようなことを感じていた。また，元 新潟大学医学部泌尿器科教授の髙橋公太先生のご助言も，本執筆の動機であったように思っている。髙橋公太先生は，皆様もご存知のように ABO 不適合腎移植は生着の確率が低いという常識に果敢にチャレンジし，積極的に医学的根拠を示しながら ABO 不適合腎移植を推進されてきた先生である。髙橋先生は，従来の常識を覆すようなオリジナルな研究成果をあげた研究者，またライフワークと言えるような研究を継続してきた研究者は，より多くの人にそれを知ってもらう責務があるというお考えを何かの機会に私に話してくださった。そのときはさほど感じてはいなかったが，定年退職を迎えるこの時期になり，私も世界で初めて尿中にポドサイトを発見した者として，その臨床的な意義や検査法についてもっと広く多くの人に知ってもらいたいという気持ちが次第に強くなってきた。

　最後に，本執筆を決意した直接の動機は，下重暁子さんの『人生の作文』という単行本をたまたま読んだことである。自分をより深く知りたいなら文章を書きなさい，文章を書くことによって今まで知らなかった自分に気づくようになり，より豊かな人生をおくることができる，ようなことが書かれていた。また人は誰でも少なくとも一つの小説を書くことができる。それは自分の人生について記すことによって可能であると。『人生の作文』が定年を迎える私に本執筆の決定的な後押しをしてくれた。

　こうした理由により，私のポドサイト研究の歴史を紹介し，研究を通して考えたこと，仮説の紹介なども加えながら，「イラストレイテッド Podocytopathy―尿からポドサイト障害を診る―」を執筆することにした。

2016 年 8 月

原　正則

本書の特徴・読み方

1．Figure，table を多く用いた

　サイエンスの世界では figure や table がしばしば使われる。腎臓病領域においても同様であり，多くの実験データは figure や table によって説明されることが多い。また，仮説や発症メカニズムがイラストでわかりやすく説明されることもしばしばである。本書においても多くの figure や table が使用されており，ときどき私の手書きのイラスト，あるいは写真なども含まれている。このように多くのイラストを多く用いることにより読者に理解しやすいように心がけた。本書のタイトルに「イラストレイテッド」と入れたのも，そうした理由による。

2．それぞれの研究の最後に現時点での解釈，見解を加えた

　私の書いた論文のディスカッションはその当時のポドサイト研究の知見に基づいて書かれたものであり，それは現在の時点でのものとは異なることも多い。近年のポドサイト研究の進歩は著しいものであり，そのような食い違いが起きるのは当然のことである。それぞれの研究紹介については最後に，現時点での解釈や見解を追加した。

3．単一，少数施設でのデータ，1症例，少数症例での検討成績が多く含まれている

　本書の中で紹介する研究データの多くは少数例あるいは単一症例での検討であり，今後validation のプロセスが必要となるものが多い。このことは本書で書かれてあることは必ずしも正しくない，真実ではないかもしれないことを意味している。そうした気持ちで読んでいただきたい。しかし，一方でそうしたデータには新たな研究のヒントや示唆が含まれる可能性もあろうかと思い，恥を忍んで提示することにした。

4．研究をどのように進めたかを理解できるように配慮した

　私がどのようにして研究を進めてきたか，そのプロセスがわかるように心がけた。それは，大学や研究施設ではなく一般病院においても研究は可能であることを医療に関わる若い世代の人たちに示したかったからである。これから臨床研究を行おうとする皆さんに参考となれば嬉しく思う。

5．研究を始める動機やきっかけ，秘話なども紹介した

　研究論文を書く際には何が一番重要かと聞かれれば，introduction であると考える研究者は少なくないと思う。すなわち，研究においては何を明らかにしたいかを明確にしておくことが極めて重要である。私も研究をする際にはそのことを重要視してきた。そんなこともあり，研究を始める動機やきっかけなども随所に示した。

目　次

推薦の言葉 ① ………………………………………………………… 五十嵐　隆　*iii*

推薦の言葉 ② ………………………………………………………… 柳原　俊雄　*iv*

Reflections on an Outstanding Colleague, Scientist, and Friend …… William E. Smoyer　*v*

Keyword

①ポドサイト ……………………………………………………………………………… *1*

②ポドカリキシン ………………………………………………………………………… *4*

③尿バイオマーカー ……………………………………………………………………… *6*

序　章　尿中ポドサイトとの出会い ……………………………………………… *9*

Ⅰ　ポドサイト研究の歴史 …………………………………………………………… *10*

Ⅱ　尿中ポドサイトの発見 …………………………………………………………… *16*

第 2 章　ポドサイト障害の発症進展機序 …………………………………………… *23*

Ⅰ　Podocytopathy …………………………………………………………………… *24*

Ⅱ　Podocyturia ……………………………………………………………………… *28*

　サイエンス秘話① PHM 物語 …………………………………………………… *32*

Ⅲ　Podocytopenia …………………………………………………………………… *33*

Ⅳ　Glomerular sclerosis …………………………………………………………… *37*

第 3 章　抗ポドカリキシンモノクローナル抗体の作製 ………………………… *41*

Ⅰ　Phase Ⅰ抗ポドカリキシンモノクローナル抗体 ……………………………… *42*

Ⅱ　Phase Ⅱ抗ポドカリキシンモノクローナル抗体 ……………………………… *46*

　サイエンス秘話② The New England Journal of Medicine（NEJM）リジェクト …… *50*

第 4 章　ポドサイト細胞膜の尿中排泄 …………………………………………… *51*

Ⅰ　Shedding of apical cell membrane …………………………………………… *52*

Ⅱ　Tip vesiculation ………………………………………………………………… *59*

Ⅲ　PPGS と exosomes との相違 …………………………………………………… *67*

第 5 章　尿中ポドサイト検出の実際 ……………………………………………… *71*

Ⅰ　尿中ポドサイト検査 ……………………………………………………………… *72*

Ⅱ　ELISA 検査 ………………………………………………………………………… *77*

第6章　光学顕微鏡を用いた尿中ポドサイトの検出 ……………………………… 83
Ⅰ 尿沈渣検査の現状と課題 ………………………………………………………… 84
Ⅱ Sternheimer–Malbin 染色を用いた尿中ポドサイトの検出 ………………… 86
Ⅲ 抗 PCX 抗体結合ラテックスを用いた尿中ポドサイトの検出 ……………… 92

第7章　腎組織，尿からみたポドサイト障害 …………………………………… 97
Ⅰ ポドカリキシンの免疫組織学的安定性 ………………………………………… 98
Ⅱ 腎生検組織，および尿によるポドサイト障害の評価 ……………………… 100

第8章　病態を反映する尿中ポドサイト検査 …………………………………… 105
Ⅰ 小児糸球体疾患における尿中ポドサイト ……………………………………… 106
Ⅱ ループス腎炎における尿中ポドサイト ……………………………………… 110
Ⅲ 慢性腎不全における尿中ポドサイト …………………………………………… 113
Ⅳ 急性管外性病変の存在を予測する ……………………………………………… 114
Ⅴ 糸球体硬化を予測する …………………………………………………………… 122
Ⅵ 尿中2核ポドサイトの臨床病理学的意義 …………………………………… 127

第9章　尿中ポドサイト検査の診断的有用性 …………………………………… 131
Ⅰ 成人の糸球体疾患における尿中ポドサイトの臨床的意義 ………………… 132
Ⅱ 小児紫斑病性腎炎における尿中ポドサイト ………………………………… 138
サイエンス秘話③ 尿は糸球体という心を映す鏡 ………………………………… 141
Ⅲ 溶連菌感染後急性糸球体腎炎（PSAGN）における尿中ポドサイト ……… 142
Ⅳ ネフローゼ症候群における尿中ポドサイト排泄 …………………………… 146
Ⅴ 抗がん剤治療による尿中ポドサイト出現 …………………………………… 153
Ⅵ 妊娠中毒症（現在名は妊娠高血圧症候群）における尿中ポドサイト排泄 …… 158
Ⅶ Alport 症候群，Fabry 病における尿中ポドサイト ………………………… 161

第10章　尿中ポドサイト検査の治療マーカーとしての有用性 ……………… 165
Ⅰ 小児 IgA 腎症における治療マーカー ………………………………………… 166
Ⅱ 成人 IgA 腎症における治療と尿中ポドサイト ……………………………… 174
Ⅲ ループス腎炎治療における尿中ポドサイトの推移 ………………………… 177
Ⅳ ネフローゼ症候群における LDL 吸着療法と尿中ポドサイト ……………… 180
Ⅴ スタチンによる腎疾患治療と尿中ポドサイト ……………………………… 182
Ⅵ 重症敗血症における polymyxin B–immobilized fiber（PMX–F）による
血液濾過と尿中ポドサイト …………………………………………………… 185
サイエンス秘話④ 神頼み ……………………………………………………… 186

第 11 章　ELISA による尿中ポドカリキシン測定の臨床的有用性 ……………… 187

　　Ⅰ　Phase Ⅰ ELISA による尿中ポドカリキシン測定の臨床的有用性 ……… 188

　　Ⅱ　Phase Ⅱ ELISA による尿中ポドカリキシン測定の臨床的有用性 ……… 201

第 12 章　糖尿病性腎症診療における臨床的有用性 …………………………… 215

　　Ⅰ　糖尿病性腎症における尿中ポドサイト ……………………………… 216

　　　サイエンス秘話⑤ Junge Niere ストーリー ………………………… 219

　　Ⅱ　糖尿病性腎症における尿中ポドカリキシン排泄—ELISA の有用性：早期診断 …… 220

　　Ⅲ　糖尿病性腎症における治療マーカー ………………………………… 223

　　Ⅳ　糖尿病性腎症治療薬の開発に向けて ………………………………… 229

第 13 章　仮説の提唱 …………………………………………………………… 231

　　Ⅰ　河川仮説 ……………………………………………………………… 232

　　Ⅱ　estimated urinary podocyte number（eUPN）仮説 ………………… 238

　　Ⅲ　Mitotic catastrophe（MC）仮説 …………………………………… 243

　　　サイエンス秘話⑥ Bill Smoyer との出会い ………………………… 252

終　章　Clinical scientist として生きる ……………………………………… 253

　　Ⅰ　Clinical scientist として生きる …………………………………… 254

　　Ⅱ　Clinical scientist を志す若い先生方へ …………………………… 267

索　引 ……………………………………………………………………………… 269

あとがき …………………………………………………………………………… 271

Keyword ❶
ポドサイト

　ヒトは左右に 1 個ずつ握りこぶし大の 2 個の腎臓を有する．一つの腎臓には人種差，個人差はあるが約 100 万個の糸球体が存在する．糸球体は血液を濾過し原尿を産生し，原尿は尿細管で再吸収されて最終的な尿を産生する．ポドサイト（podocyte，糸球体上皮細胞）は血液を濾過している糸球体に存在し，濾過機能において主要な役割を演じている．

　図 1A に糸球体の位相差顕微鏡の写真を示す．ボウマン腔内に糸球体が収まって，名前が示すように糸球のごとくに見える．図 1B に糸球体断面の位相差顕微鏡写真を示す．糸球体内腔と内皮細胞，基底膜，ポドサイトの位置関係が理解できる．

　図 1C は糸球体係蹄の一部をボウマン腔側から見た位相差顕微鏡写真である．ポドサイトの一次突起から foot process が出て，隣のポドサイトの foot process と絡み合って interdigitation といわれる構造をとっている．Foot process の拡大電子顕微鏡写真を図 2C に示す．糸球体係蹄壁の構造が内皮細胞，糸球体基底膜，ポドサイトの 3 層から形成されているのがわかる．

　糸球体構成細胞におけるポドサイトの位置関係，係蹄壁断面におけるポドサイト foot process，基底膜，内皮細胞の位置関係を図 2A，B に示す．糸球体係蹄の内腔側に内皮細胞が，外側にポドサイトが存在し，メサンギウム細胞とメサンギウム

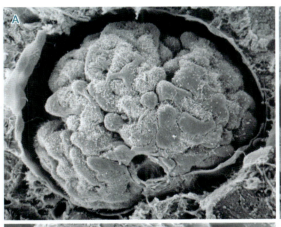

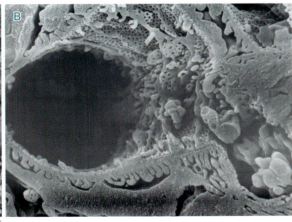

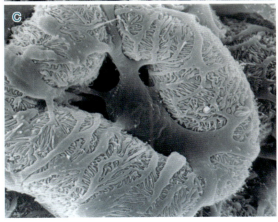

▶ 図 1　糸球体，ポドサイトの位相差電子顕微鏡写真
A：ボウマン腔内に位置する糸球体
B：糸球体係蹄壁の横断面
C：ポドサイトの body，primary process，foot process から成る構造

①ポドサイト

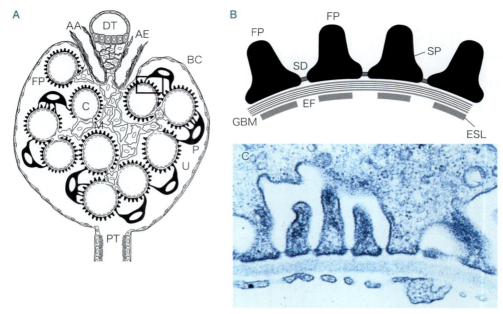

AA：afferent arteriole, AE：efferent arteriole, DT：distal tubule, C：capillary loop, P：podocyte, FP：podocyte foot-processes, M：mesangium, U：urinary space, BC：Bowman's capsule, PT：urinary pole of the proximal tubule. FP：podocyte foot-process, GBM：glomerular basement membrane, EF：endothelial fenestration, SD：slit-diaphragm. Subpodocyte space (SP) and the endothelial surface layer (ESL) are also considered as main components of the GFB.

▶図2　糸球体を構成する細胞〔ポドサイト（P），内皮細胞，メサンギウム細胞（M）：A〕，糸球体濾過構造〔ポドサイト（FP，SD，SP），糸球体基底膜（GBM），内皮細胞（ESL，EF）：B〕および糸球体係蹄壁の微細構造（C）
(Machuca E, et al：Genetics of nephrotic syndrome：connecting molecular genetics to podocyte physiology. Hum Mol Genet 2009；18：R185-R194 より引用，改変)

基質が内皮細胞，基底膜，ポドサイトを束ねる構造となっている．図2Bは3層構造に加えてfoot process間にスリット膜が存在していることを示している．

ポドサイトには，近年明らかになった多くの分子が存在しているが，その一部を図3に示す．スリット膜にはnephrinなどスリット膜関連分子が数多く存在し，シグナル伝達を介してactin cytoskeleton remodeling, cell porality, cell survivalに関わっている．Apical cell membraneにはAT1あるいはTRPC6が存在し，Caイオンのinfluxに関わっている．同じくapical cell membraneにはポドカリキシンが存在し，actin cytoskeleton分子と関わっている．Phospholipase C epsilon（PLCε1）はPIP_2, DAG, IP_3などを介してPKC（protein kinase C）の活性化，endoplasmic reticulum（ER）からのCaイオンのeffluxに関与している．GBMとの接着にはintegrin α3β1, laminin α5β2γ1, dystroglycanなどの分子が関与している．これらの多くの分子が生理学的，病理学的な役割を演じていることが明らかになってきた．

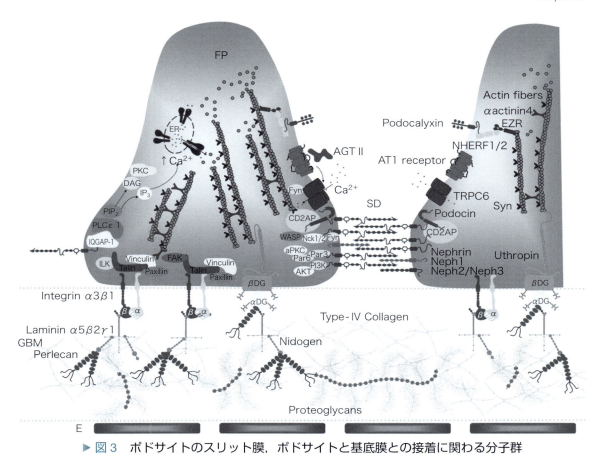

▶図3 ポドサイトのスリット膜，ポドサイトと基底膜との接着に関わる分子群
(Machuca E, et al：Genetics of nephrotic syndrome：connecting molecular genetics to podocyte physiology. Hum Mol Genet 2009；18：R185-R194 より引用)

Keyword ❷
ポドカリキシン

　私たちは尿中のポドサイトを研究するにあたり，ポドサイトマーカーとしてポドカリキシンを使用してきた。ポドカリキシンの概要については表1に示す。ポドサイト（podocyte）のpodoとglycocalyxのcalyをとって命名された。

　概要については表1に示すとおりであるが，ポドカリキシンはポドサイトに特異的に発現する分子ではなく，糸球体内皮細胞の表面にポドサイトより少ないが存在する。また骨髄のmegacaryo-cytesにも存在するし，一部の癌細胞にも存在し，転移に関わっているようである。このように，体の中のいろいろな所に分布しているにもかかわらず尿バイオマーカーとしてポドサイト障害を特異的に反映するのは，ポドサイトが糸球体基底膜のボウマン腔側に位置していて尿にポドサイト情報が選択的に与えられるためと考えられている。

　図4は糸球体内におけるポドカリキシンの分布を示す。ポドサイトのapical cell membraneに存

▶表1　ポドカリキシン（podocalyxin：PCX）

- ポドサイト表面の主要glycocalyxである。
- D. Kerjaschkiによってラットのポドカリキシンに命名された（J Cell Biol 1984；98：1591）。その後，ヒトの場合も同様にポドカリキシンと呼ばれている。
- 糸球体の主要シアル蛋白である。
- ポドサイトの陰性荷電として重要である。
- SDS-PAGE（ポリアクリルアミド電気泳動）でヒトのポドカリキシンは分子量が165-170 kDa，ラットの場合は130-140 kDaと少し小さい。
- 1997年にmolecular cloningされた（J Biol Chem 1995；270：29439）。
- ポドカリキシンの機能についてはノックアウト実験から糸球体構造の維持，蛋白尿の出現に重要であることが明らかにされた（J Exp Med 2001；194：13）。

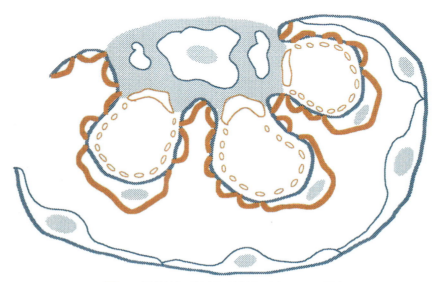

▶図4　糸球体におけるポドカリキシンの局在
ポドサイトのボウマン腔側の細胞膜に多量にポドカリキシン（茶色）が存在する。

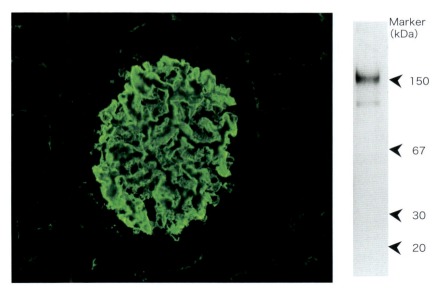

▶図5 正常腎切片における抗PCX抗体の蛍光抗体染色とWestern blot所見

在し，基底膜側には存在しない．ボウマン腔の上皮細胞にポドカリキシンが存在するかについては議論のあるところであるが，私たちが使用している抗体での検討ではほとんど存在しないか，存在してもごくわずかである．ポドカリキシンは内皮細胞表面にもわずかに存在することがわかっている．内皮細胞のfenestrationにおける透過性に関与していると予想される．

図5に蛍光抗体法による免疫染色の写真とWestern blotの所見を示す．正常腎切片を抗ポドカリキシン抗体で染色すると，糸球体が強く染色される．ポドサイト，内皮細胞のポドカリキシンの区別はつかない．ボウマン腔の上皮細胞はほとんど染まっていない．糸球体周囲に血管の内皮細胞がわずかに染色されている．一方，ヒトの単離糸球体から得たポドカリキシンをWestern blotで分析すると，150 kDaよりわずかに分子量の多い部位にバンドが検出される．

Keyword ❸

尿バイオマーカー

バイオマーカーとは「通常の生物学的過程，病理学的過程，もしくは治療的介入に対する薬理学的応答の指標として，客観的に測定され評価される特性」と定義されており，広義には日常診療で用いられるバイタルサインや，生化学検査，血液検査，腫瘍マーカーなどの臨床検査値やCT，MRIなどの画像診断データも含まれる。

バイオマーカーは，その目的に応じて以下のような種類に分類される。

・診断マーカー（diagnostic marker）：疾患の診断に用いる。
・予後マーカー（prognostic marker）：疾病の経過を予測する。
・薬力学マーカー（pharmacodynamic marker）：薬剤の作用機序を見る。
・予測マーカー（predictive marker）：特定の治療による効果を予測する。
・代替マーカー（surrogate marker）：臨床試験の真のエンドポイントを代替する。
・モニタリングマーカー（monitoring marker）：疾患の判断や，治療への反応を見る。
・患者層別マーカー（stratification marker）：薬剤に関連した特定の分子を発現している患者を選別する。
・安全性・毒性マーカー（safety/toxicity marker）：薬物の安全性，毒性を評価する。

一方，バイオマーカーは何を検体として用いて検査するかにより血液バイオマーカー，尿バイオマーカーなどと呼ばれる。

尿バイオマーカーの定義については森によって提唱されたものが用いられている（表2）。

尿バイオマーカーの中にも，腎臓のどの部位の障害，あるいはどのような障害を検出するかによって種々の尿バイオマーカーが存在する。図6に示すように糸球体障害を反映するバイオマーカー，尿細管障害を反映するもの，糸球体基底膜

▶ 表2　尿バイオマーカー

1	腎障害の早期に鋭敏に増加する。
2	腎障害に特異的で他の疾患では増加しない。
3	腎臓内での再吸収の有無や発現部位が明確である。
4	増加は一過性であり，経過観察に有用である。
5	他の分子との結合の有無が解析されている。
6	分解されにくい。
7	測定法が簡便である。
8	下部尿路から分泌されたり，膀胱炎の影響を受けたりしない。

（森潔，日腎総会シンポ，2008より引用）

や細胞外基底膜の状態を反映するもの，成長因子で腎臓の障害を見るもの，oxidative stress関連の分子を見るもの，炎症のメディエーターを見るもの，腎臓内のrenin-angiotenshin系を反映するもの，などがある。それぞれの代表的な尿バイオマーカーを図6に示す。

尿バイオマーカーは，尿中のどのような物質を用いてバイオマーカーにしているかによっても分類される（表3）。大きくsoluble proteinsとsolid phase componentsの二つに分けられる。Soluble proteinsについては，糸球体濾過蛋白と上皮細胞（ネフロンを構成する上皮細胞群，尿管，膀胱の内腔を覆う上皮細胞群など）が分泌する蛋白質の二つから成る。一方，solid phase componentsのほうは上皮細胞に関連する細胞そのもの，細胞膜関連の細胞の一部，exosomesなどが含まれる。腎臓に直接関連しない赤血球，白血球，腫瘍細胞なども solid phase componentsに含まれる。

私たちが注目しているポドサイトは，solid phase componentsの細胞そのものに該当する。ポドサイトは糸球体基底膜のボウマン腔側に位置しているので，ポドサイトに障害が見られた際にはその障害状態が尿に反映される可能性が高くなる。これが，ポドサイトを尿バイオマーカーある

Keyword

Glomerular damage
 Albumin
 Transferrin
Podocyte Injury
 Nephrin
 Podocalyxin
 Podocin
 α-actinin-4
 Synaptopodin
 Wilms' tumor-1 （WT1）
 Vascular endothelial growth factor A（VEGF-A）
Glomerular endothelial Injury
 Glycosaminoglycan （GAG）

Tubular damage
 Cubilin and megalin
 α1-microglobulin
 Retinol-binding protein （RBP）
 Neutrophil gelatinase-associated
  lipocalin （NGAL）
 Kidney injury molecule 1 （KIM-1）
 Cystatin C
 Glycosaminoglycan （GAG）

Glomerular/tubular basement membrane and extracellular matrix proteins
 Type IV collagen
 Type I collagen fragments
 Matrix metalloproteinase （MMP）-9
 Fibronectin
 TGF-β-induced protein h3 （βig-h3）

Growth factors
 Transforming growth factor （TGF）-β1
 Connective tissue growth factor （CTGF）

Oxidative stress
 8-hydroxy-2'-deoxyguanosine （8-OHdG）
 8-oxo-7, 8-dihydro-2'-deoxyguanosine（8-oxodG）

Inflammation
 Tumor necrosis factor-α （TNF-α）

Intrarenal renin-angiotensin system
 Renin

▶ 図6 　代表的な尿バイオマーカー

(Lee SY, et al：Urinary biomarkers for early diabetic nephropathy：beyond albuminuria. Pediatr Nephrol 2015；30：1063-1075 より引用)

いは糸球体障害尿バイオマーカーとして利用する最大の根拠である。

　尿バイオマーカーは図6のように多数のものがあるが，これらはすべて実際の臨床現場で使用されているわけではない。糸球体障害尿バイオマーカーについて言えば，未だ蛋白尿，アルブミン尿が糸球体障害の最も信頼できるバイオマーカーで

あり，多くのものは図7で示す discovery レベルのものばかりである。今後，多施設において多くのサンプルでその臨床的有用性が確認されなければならない。Validation と言われるプロセスである。尿バイオマーカーは臨床的有用性の確認が困難な領域なので，今後ますます信頼できる尿バイオマーカー開発のための努力が必要である。

③尿バイオマーカー

▶表3 尿バイオマーカーのソース

Sources of urinary proteins	Comments
Soluble proteins ・Glomerular filtration of plasma proteins	Normally present (＜150 mg/day). Defects in glomerular filter increase high molecular weight protein (e. g. albumin) excretion. Defects in proximal tubule reabsorption or abnormal production of low molecular weight plasma proteins increase low molecular weight protein (e. g. β_2-microglobulin, immunoglobulin light chains, retinol-binding protein, and amino acids) excretion.
・Epithelial cell secretion of soluble proteins	Via exocytosis (e. g. epidermal growth factor) or glycosylphosphatidylinositol-anchored protein detachment (e. g. Tamm-Horsfall protein).
Solid phase components ・Epithelial cells 　Whole cell shedding	Increased cell number compatible with several diseases including acute tubular necrosis (e. g. renal tubule cell shedding) and glomerular diseases (e. g. podocyte shedding).
Plasma membrane and intracellular component shedding	Could be due to nonspecific, nephrotoxic, or apoptotic processes.
Exosome secretion	Normal process, see "Proteomics of Urinary Exosomes."
・Other cells	In certain diseases, red blood cells, white blood cells, or tumor cells (e. g. bladder cancer and lymphoma) can be present in urine.

(Pisitkun T, et al：Discovery of urinary biomarkers. Mol Cell Proteomics 2006；5：1760-1771 より引用)

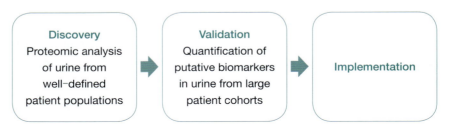

▶図7　尿バイオマーカー開発のために必要な3つのステップ

(Pisitkun T, et al：Discovery of urinary biomarkers. Mol Cell Proteomics 2006；5：1760-1771 より引用)

序章

尿中ポドサイトとの出会い

I ポドサイト研究の歴史

　私が新潟大学医学部の学生時代（1970-1976）の5年生の時に，当時の新潟大学医学部教授の木下康民先生がBergerの報告によるIgA腎症の話題について学生講義で話されたことを覚えている。それから1978-1982年の4年間，新潟大学医学部腎研究施設の大学院で研究生活を過ごす機会があったが，ポドサイトのことが話題に上がることはほとんどなかった。糸球体腎炎の首座はメサンギウムにある，また蛋白尿は糸球体基底膜の透過性の亢進によるものとの考えが当時の主流であった。したがって，腎臓病学における研究の主流は糸球体であり，メサンギウムや糸球体基底膜に関する研究が多かった。PubMedでポドサイトをkeywordにして検索すると1975，1980年頃は年20編以下であった。この数が少しずつ増加するのは1990年代に入ってからである。1990年代にドイツ，ハイデルベルク大学のKrizらが糸球体硬化に至るプロセスにポドサイトが重要であることを形態学的（主に電子顕微鏡による）に明らかにし，彼らの研究はその後のポドサイト研究のパイオニア的なものになったと著者は考えている。一方，もう一つのパイオニア的研究はネフリンの発見であると思われる。この二つのパイオニア的研究がその後のポドサイト研究発展の端緒となり，論文数は年々増加し，最近では年間600編を超える数の研究発表がなされるようになった（図1）。これらのポドサイト研究の歴史すべてを概説することは著者の能力を超えているので，ポドサイト障害，あるいはバイオマーカーに関連した主要な研究の概要について触れてみたいと思う。大まかな年代的なポドサイト研究の主要研究トピックスを表1に，私自身が行ってきた研究の歴史も図1に示す。

1. Development of glomerular sclerosis[1], Origin of cellular crescents[2]

　糸球体がどのようにして硬化していくかについては，いまも議論があるところである。メサンギウム硬化が原因であるとの考え方もあるが，近年ではポドサイト障害に起因すると考える研究者が多いようである。1990年代に始まるKrizらのパイオニア的研究によれば，ポドサイト障害の結果ポドサイトが剥離・脱落すると，裸になった糸球体基底膜を覆うようにボウマン側の上皮細胞が反応し，基質の産生を伴いながら糸球体係蹄壁とボウマン壁との癒着が形成される。これが糸球体硬化病変の初期であり，次第に癒着病変が増大し，尿流の一部はこの癒着病変から尿細管間質に漏れ出てしまうというstoryが彼らの考え方である。多くの研究者はこの考え方を受け入れ，現在では一般的な考え方となっている。

　一方，ポドサイトの剥離・脱落に伴う上皮細胞の反応は見方を変えると，細胞性半月体の形成ということになる。この細胞性半月体の成り立ち，とりわけ組成については議論のあるところである。ポドサイト以外の細胞であると考える人が多いようである。

2. Podocyturia[3,4]

　私たちが初めて尿中にポドサイトが出現するのを見つけたのは1990年代であり，1994，1996年に論文化している。尿中ポドサイトの発見は世界に先駆けての研究であり，その後の尿バイオマーカー研究のパイオニアになった。

序章　尿中ポドサイトとの出会い

3. ネフリン，ポドシンの発見[5,6]

1998 年に Tryggvason らは，Finish 型先天性ネ

フローゼ症候群の責任遺伝子を発見し，その遺伝子がコードする分子をネフリンと命名し，これがポドサイトのスリット膜に存在することを見出した。また，2 年後に Antignac らがネフリンと同様

年	論文数	新規発見分子など	主要研究トピックス	尿バイオマーカー	ポドサイト研究（原）
1975	14		ポドサイト研究		
1980	18		EMによる形態学的研究		
1985	23				
1990	41				尿中ポドサイトの発見（1991）
1995	41		Podocytes in glomerular scarring（Kriz, 1994），origin of crescents	Podocyturia（1995）	尿中ポドサイトの臨床病理学的意義
			Podocytopenia in DM（1998），in IgA nepropathy（2000）		弥彦ポドサイトセミナー主催（1996-）
2000	83	Nephrin発見（1998） Podocine（2000） CD2AP alpha-actinin 4	Podocytopathy（2002）	Nephrinuria（2003）	国際ポドサイトカンファレンス（新潟, 2000）
			Poodcyte loss		
			Apoptosis（2001），cell death	ポドサイト障害バイオマーカーの進歩	Microvesicle shedding研究
2005	209	TRPC6 and others Molecular podocytology の隆盛	Podocytes in diabetic nephropathy		累積ポドサイト数と糸球体硬化の関係についての研究
			in situ Podo Ag-Ab interaction in MGN（2002,2009）		尿中PCX測定ELISAキット開発
			Disease model for podocytopenia（2005）		糖尿病性腎症におけるポドカリキシン排泄研究
2010	397		A circulating permeability factor, suPAR（2011）		Tip vesiculation研究
					全国医療機関との共同研究
			Therapeutic targets on podocytes		抗体感作ラテックス試薬開発
			Podometrics（2015）		
2015	604				

▶ 図1　ポドサイト研究の歴史

11

Ⅰ. ポドサイト研究の歴史

▶ 表1　ポドサイト研究の主要トピックス

☐ Development of glomerular sclerosis
☐ Podocyturia
☐ Discovery of nephrin and other molecules and their relation to the cause of proteinuria
☐ Podocytopenia
☐ Biomarkers of podocyte injury
☐ Origin of crescents-progenitor cells
☐ Circulating permeability factor
☐ Antigens of MGN
☐ Cause for podocyte loss-apoptosis, other cell death
☐ Disease model for podocytopenia-podometrics
☐ Therapeutic targets

に positional cloning によってポドシンを発見した。こちらも，この分子の遺伝子異常が家族性に発症する巣状分節性糸球体硬化症（FSGS）の原因となることを突き止めた。この二つの発見は，その後のポドサイト研究の発展に大きく寄与するところとなった。ポドサイトに発現する分子の異常とポドサイトの病気との関連を明らかにする道筋を示し，molecular podocytology の発端を作った。

4. Podocytopenia[7,8]

　Podocytopenia という言葉が最初に使われたのは 2002 年の Lemley らの論文[8]であり，IgA 腎症における podocytopenia が重症度と関連していることを明らかにしている。"……penia"とはラテン語で「少なくなっている，減少している」という意味であり，thrombocytopenia は血小板減少症を示す。学生時代に"……penia"は血液中から減少することであると学んだ記憶があるので，当初はpodocytopenia の使い方に困惑した。First author の Dr. Lemley（ラテン語に造詣が深い）本人に聞いたら，"……penia"はもっと広い意味があり必ずしも血液に限定する必要はなく，腎臓あるいは糸球体に当てはめても全く問題ないとの返答であった。このように，糸球体からポドサイトが失われた状態を podocytopenia と呼んでいる。

5. Podocytopathy[9-11]

　ポドサイトの糸球体疾患における重要性が次第に明らかになるにつれて，ポドサイトとポドサイト障害あるいはポドサイト障害による疾患との関係を示す概念あるいは概念名の必要性が生じてきた。そうした研究の流れの中で 2002 年に初めてpodocytopathy なる名称が出現した。先天性FSGS における alpha actinin 4 の遺伝子異常を見出した Pollack が，初めてこの言葉を使用した。

　その後，2007 年に Wiggins は podocytopathy の疾患概念のスペクトラムを疾患の先天性，後天性の面から 10 種類に分類した（p.24）。また podocytopathy はネフローゼ症候群の病理組織像と結び付いて理解されることが多く，2009 年には Barisoni が 4 つの病理組織像を分類・提唱した。すなわち minimal change nephropathy（MCN），focal segmental glomerulosclerosis（FSGS），diffuse mesangial sclerosis（DMS），collapsing glomerulopathy（CG）の 4 組織像である。

6. 尿バイオマーカー（ポドサイト障害を反映する）

　1995 年に私たちが尿中にポドサイトが出現していることを報告した以後，ポドサイト障害を反映する尿バイオマーカーへの関心が高まった。アルブミン尿は糸球体係蹄壁の透過性を反映するマーカーとして，糖尿病性腎症においては蛋白尿

より重要なバイオマーカーとなっているが，やはりポドサイト障害を直接反映するような尿バイオマーカーが求められていた。そんな状況のなかで2000年あたりからポドサイトを直接検出する検査法，あるいはポドサイト関連分子の尿中検索が精力的になされるようになった。2003年には糖尿病性腎症におけるネフリンの検出がなされた（nephrinuria）。その後もポドサイト関連分子の蛋白のみに限らず，メッセージレベルでの検出が可能になってきた。これからも，この分野での研究開発が進むと予想される。

7. Circulating permeability factor[12-14]

糸球体係蹄壁の透過性を亢進させるfactorの存在は以前から知られていた。とりわけネフローゼ症候群における透過性亢進因子の検索がなされた。ネフローゼ症候群ではリンパ球の異常が認められることよりリンパ球の産生する分子が研究された。その中でKoyamaらが見出したA glomerular permeability factor produced by human T cell hybridomas（1991）は特記すべきものであった。Koyama先生に確認したら，残念ながら現在このhybridomaは残存していない，とのことであった。その後1996年にSavinらは，腎移植後の再発性FSGSで透過性亢進因子を見出している。この際，特記すべきはラットの単離糸球体を用いて透過性亢進を検出するアッセイ系を用いたことである。最近ではReiserらが腎移植後の再発性FSGSで透過性亢進因子がurokinase receptorであることを突き止め，su-PARと命名した（2011）。その後，他施設で追試されたが，必ずしもReiserらの報告と一致せず，議論のあるところである。

8. 膜性腎症の抗原検索[15-17]

膜性腎症における抗原抗体反応の抗原がポドサイトにあり，ポドサイト細胞抗原とin situで抗原抗体反応が生じることは，ラットにおけるpassive Heymann腎炎で証明されていた。同様のメカニズムがヒトでは証明されていなかった。

Wakuiらのalpha-enolaseの報告（1999）もあったが，あまり注目されなかった。そのような中で，Roncoらによるanti-neutral endopeptidaseによる膜性腎症発症の報告は世界を驚かせた。しかし新生児に発症した母児間免疫異常によるものであり，ヒトの特発性膜性腎症の責任抗原とは異なっていた。それに対してヒトの特発性膜性腎症の抗原が発見されたのは2009年のことである。Salantらのグループによって，この責任抗原がM-type phospholipase A2 receptor（PLA2R）であると報告された。この発表があった2009年の米国腎臓学会（ASN）は異常な興奮に包まれていたことを記憶している。その後，世界の多くの国で膜性腎症におけるこの抗原の関与が報告されている。日本からの報告では，他の国に比しanti-PLA2R抗体の検出頻度は少ないようである。

9. Cause of podocyte loss[18-20]

なぜポドサイトが糸球体基底膜から脱落するのかについては，未だ解明されていない。ポドサイトの細胞骨格の異常に起因するとの考え，糸球体基底膜との接着に起因するとの考え，細胞死に原因を求める考え，などがある。この中で細胞死，とりわけapoptosisによって脱落すると考える研究者が多い。この考えを支持する重要な論文として，BottingerらによるApoptosis in podocytes induced by TGF-beta and Smad7が挙げられる。一方Iwanoらは，糖尿病性腎症でポドサイトにepithelial mesenchimal transition（EMT）が起きていることを証明し，EMTがポドサイトの脱落に起因すると考えている。また最近では，細胞死の一つであるmitotic catastropheが脱落の原因とする新しい考え方も出てきている（第13章Ⅲ参照）。

10. Cell to cell cross talk

ポドサイトでは，他の糸球体構成細胞との間にクロストークがあると考えられている。糸球体内皮細胞にはVEGFのレセプターが存在する。一

方，ポドサイトは VEGF を産生している。ポドサイトの産生する VEGF が内皮細胞の機能に影響を及ぼしていることは想像に難くない。また，ポドサイト同士も同じようにクロストークをしていると考えられている。Connexin 43 を介してポドサイト間で何らかの細胞内情報交換がなされているとの報告がある。

11. Disease model, podometrics[21-23]

　ポドサイト障害を研究するにはポドサイト障害モデルが必要である。ポドサイトを選択的に障害させるには，どうしても分子生物学的手法によらねばならない。こうした手法を用いた障害モデルが開発されているが，Wiggins, Matsusaka らのモデルが広く知られている。前者においては diphteria toxin receptor をポドサイトに発現させ，そこに diphteria toxin を注射してポドサイト障害を惹起させるものである。注射 toxin 量を変化させることによりポドサイト障害の程度をコントロールすることができる。一方，Matsusaka らの方法は，遺伝子改変によりポドサイトにタグを付ける。このタグに対する抗体を注射するとポドサイト障害を惹起でき，抗体量を変化させることで障害程度をコントロールできる。いずれのモデルにおいても，障害の程度を自由にコントロールすることができる特徴がある。Wiggins らは，こうした実験を行う中から，あるいはヒトの腎生検，尿中のポドサイト関連分子メッセージを見る研究から，podometrics という概念を提唱した。Podometrics においては，Wiggins らが提唱する podocyte depletion hypothesis に基づき，ポドサイトの種々のパラメーター（腎生検のポドサイト数，サイズ，密度，体積や尿中ポドサイト脱落速度）を駆使して実際の腎疾患診療に役立たせることを目的としている。

12. 糖尿病性腎症におけるポドサイト研究

　糖尿病性腎症は，古くはキンメルスチール病変に代表されるように病変の首座はメサンギウムだと考えられてきたが，近年の研究では糖尿病性腎症の進行にはポドサイト障害が深く関与していることが明らかになってきた。日本だけではなく他国においても糖尿病性腎症による末期腎不全患者数が増加し，医療経済的な面からも糖尿病性腎症の治療法の開発が急務となっている。こうした二つの背景が，糖尿病性腎症におけるポドサイト研究が盛んになっている原因と考えられる。ポドサイト障害メカニズムに関する研究，障害の診断に関する研究（バイオマーカー研究），治療法に関する研究と，研究内容も多岐にわたっている。

13. ポドサイト創薬

　現在，ポドサイト選択的に薬効を有する薬剤は存在しない。製薬会社の多くはこのポドサイト創薬に力を入れているが，なかなか開発は困難である。レニン・アンジオテンシン系（RAS）阻害薬，糖尿病治療薬などの腎保護作用を研究する中で，ポドサイトへの作用がどれくらいあるのか検討されているレベルである。本格的にポドサイト創薬を考えるならば，もっともっとポドサイト障害のメカニズムが解明されないといけないと感じている。ポドサイト障害が糸球体障害の進行に関わっていることは明らかであるが，その中で一番 critical なメカニズムが何であるかがわからないと，薬の開発は難しいのかもしれない。

文　献

1) Kriz W, Elger M, Nagata M, et al：The role of podocytes in the development of glomerular sclerosis. Kidney Int Suppl 1994；**45**：S64–S72
2) Singh SK, Jeansson M, Quaggin SE：New insights into the pathogenesis of cellular crescents. Curr Opin Nephrol Hypertens 2011；**20**：258–262
3) Hara M, Yamamoto T, Yanagihara T, et al：Urinary excretion of podocalyxin indicates glomerular epithelial cell injuries in glomerulonephritis. Nephron 1995；**69**：397–403
4) Hara M, Yanagihara T, Takada T, et al：Urinary excretion of podocytes reflects disease activity in children with glomerulonephritis. Am J Nephrol 1998；**18**：35–41
5) Kestilä M, Lenkkeri U, Männikkö M, et al：Positionally cloned gene for a novel glomerular protein--nephrin--is mutated in congenital nephrotic syn-

drome. Mol Cell 1998 ; **1** : 575-582

6) Boute N, Gribouval O, Roselli S, et al : NPHS2, encoding the glomerular protein podocin, is mutated in autosomal recessive steroid-resistant nephrotic syndrome. Nat Genet 2000 ; **24** : 349-354

7) Pagtalunan ME, Miller PL, Jumping-Eagle S, et al : Podocyte loss and progressive glomerular injury in type Ⅱ diabetes. J Clin Invest 1997 ; **99** : 342-348

8) Lemley KV, Lafayette RA, Safai M, et al : Podocytopenia and disease severity in IgA nephropathy. Kidney Int 2002 ; **61** : 1475-1485

9) Pollak MR : Inherited podocytopathies : FSGS and nephrotic syndrome from a genetic viewpoint. J Am Soc Nephrol 2002 ; **13** : 3016-3023

10) Wiggins RC : The spectrum of podocytopathies : a unifying view of glomerular diseases. Kidney Int 2007 ; **71** : 1205-1214

11) Barisoni L, Schnaper HW, Kopp JB : Advances in the biology and genetics of the podocytopathies : implications for diagnosis and therapy. Arch Pathol Lab Med 2009 ; **133** : 201-216

12) Koyama A, Fujisaki M, Kobayashi M, et al : A glomerular permeability factor produced by human T cell hybridomas. Kidney Int 1991 ; **40** : 453-460

13) Savin VJ, Sharma R, Sharma M, et al : Circulating factor associated with increased glomerular permeability to albumin in recurrent focal segmental glomerulosclerosis. N Engl J Med 1996 ; **334** : 878-883

14) Wei C, El Hindi S, Li J, et al : Circulating urokinase receptor as a cause of focal segmental glomerulosclerosis. Nat Med 2011 ; **17** : 952-960

15) Wakui H, Imai H, Komatsuda A, et al : Circulating antibodies against alpha-enolase in patients with primary membranous nephropathy (MN). Clin Exp Immunol 1999 ; **118** : 445-450

16) Debiec H, Guigonis V, Mougenot B, et al : Antenatal membranous glomerulonephritis due to anti-neutral endopeptidase antibodies. N Engl J Med 2002 ; **346** : 2053-2060

17) Beck LH Jr, Bonegio RG, Lambeau G, et al : M-type phospholipase A2 receptor as target antigen in idiopathic membranous nephropathy. N Engl J Med 2009 ; **361** : 11-21

18) Schiffer M, Bitzer M, Roberts IS, et al : Apoptosis in podocytes induced by TGF-beta and Smad7. J Clin Invest 2001 ; **108** : 807-816

19) Yamaguchi Y, Iwano M, Suzuki D, et al : Epithelial-mesenchymal transition as a potential explanation for podocyte depletion in diabetic nephropathy. Am J Kidney Dis 2009 ; **5** : 653-664

20) Liapis H, Romagnani P, Anders HJ : New insights into the pathology of podocyte loss : mitotic catastrophe. Am J Pathol 2013 ; **183** : 1364-1374

21) Wharram BL, Goyal M, Wiggins JE, et al : Podocyte depletion causes glomerulosclerosis : diphtheria toxin-induced podocyte depletion in rats expressing human diphtheria toxin receptor transgene. J Am Soc Nephrol 2005 ; **16** : 2941-2952

22) Asano T, Niimura F, Pastan I, et al : Permanent genetic tagging of podocytes : fate of injured podocytes in a mouse model of glomerular sclerosis. J Am Soc Nephrol 2005 ; **16** : 2257-2262

23) Kikuchi M, Wickman L, Hodgin JB, et al : Podometrics as a Potential Clinical Tool for Glomerular Disease Management. Semin Nephrol 2015 ; **35** : 245-255

Ⅱ 尿中ポドサイトの発見

私が初めて尿中ポドサイトに出会ったのは今から20年以上前の1991年の頃である。1990年に大学を辞し，新潟県立吉田病院に赴任したのが1990年である。大学時代に西ドイツ留学の機会が与えられ，留学時代には実験腎炎のメディエーター，とりわけマクロファージの関与について研究した。そんなこともあり，吉田病院でも腎炎患者の尿中マクロファージを免疫染色したり，マクロファージ数をカウントして，臨床をしながらでも可能な臨床研究を続けていた。その頃，たまたま恩師の木原達新潟大学腎研教授（当時）がポドサイトの研究をされており，その際ポドサイトマーカーとして抗ポドカリキシン抗体を使用していることを知った。その抗体を分与していただき尿沈渣を染めてみたのが，ポドサイトに出会ったきっかけである。

1. 最初に尿中ポドサイトを見出した症例

分与していただいた抗体で，吉田病院に入院治療している数名の腎炎患者の尿を蛍光染色してみた。いずれの患者も治療が進み，だいぶ経過していることもあってか全く染色されなかった。ポドサイトのような細胞はそう簡単に尿中に出現するものではないとあきらめかけていた頃に，6歳女児の紫斑病性腎炎の患者が入院してきた。中等度の蛋白尿があり，肉眼的血尿を呈しており，ポドサイト障害があってもおかしくない病態であった。沈渣量も多く，期待しながら尿沈渣をサイトスピンし試料を作製した。蛍光抗体染色を終え，暗室で蛍光顕微鏡をのぞいてみたら，意外な所見にびっくりした。細胞が染色されるものと思っていたが，そこに染色されていたのは細胞らしきも

のもあるが，真夏の夜空に無数の星が散在しているかのごとくの所見であった。その時の蛍光顕微鏡の所見を図2に示す。この無数の蛍光抗体陽性の所見は何者であろうかという疑問から，私の尿中ポドサイト研究の歴史が始まった。

2. この蛍光顕微鏡での陽性所見は特異的？

尿中にポドサイトが出現する可能性があるだろうと予想していたので，細胞と思われるものはポドサイトであろうと容易に理解できたが，それ以外の無数なポドカリキシン陽性の顆粒状の構造物は非特異に染まっているのであろうと最初は予想した。まず蛍光抗体の染色方法から検討することとした。最初に検討したのが固定の条件，すなわち，スライドガラスにサイトスピンした後の尿沈渣の未固定がいいのか，アルコール固定がいいのか，あるいはアセトン固定がいいのかを検討したものの，いずれの条件でも染色パターンは全く変化がなかった。次に前処理について検討した。すなわち，カゼインブロックがいいのか，スキムミルクブロックがいいのか，あるいはブロックなしがいいのか検討した。こちらも，どの条件でも染色パターンに変化は認められなかった。そうすると，蛍光色素が標識された二次抗体が怪しいと感じた。一次抗体はマウス抗ポドカリキシン抗体なので，蛍光色素標識二次抗体は抗マウス抗体を，種々の免疫動物のもの，またwhole IgG，$F(ab)^2$などの二次抗体の種類を変えて試みたが染色パターンに全く変化なく，二次抗体の問題もないことがわかった。そうすると，あの無数の陽性顆粒は特異的なものであるように思えてきた。

そこで，次に特異性をチェックするために行っ

序章　尿中ポドサイトとの出会い

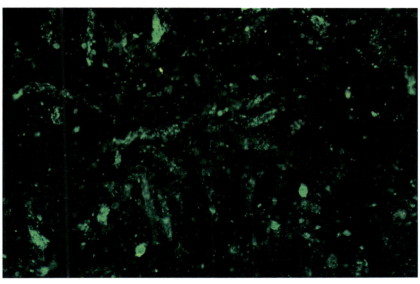

▶ 図2　6歳女児・紫斑病性腎炎患者尿の尿沈渣中に見られたポドカリキシン陽性の蛍光抗体所見

たのが吸収実験である。一次抗体のマウス抗ポドカリキシン抗体を尿沈渣で吸収操作をしてから蛍光抗体をしてみよう、という考えになった。尿沈渣を加えた一次抗体をオーバーナイトで吸収後に蛍光抗体を行うと、見事にあの無数のポドカリキシン陽性構造物は完全に消えてしまった。ここまで来てようやく、蛍光抗体法のあの所見は特異的に染色されているだろうと次第に確信を持てるようになってきた。しかし特異性の最後のチェックとしては、やはりWestern blotが必要になる。尿沈渣をWestern blotで解析した所見を図3に示す。ポドカリキシンは160–170 kDaの分子量を有するので、単離糸球体から得たポドカリキシンを陽性コントロールとして、正常尿、ループス腎炎患者尿（急性期を過ぎた）、紫斑病性腎炎（発症初期）の患者尿で比較すると、紫斑病性腎炎患者尿で160–170 kDaのポドカリキシンが認められた。一方、低分子のポドカリキシンはいずれの尿でも認められ、ループス腎炎、紫斑病性腎炎患者尿で種々のレベルの低分子ポドカリキシンが多く出現していた。図3のWestern blot像はオートラジオグラフィーで撮ったものである。尿中にはそれほど多くのポドカリキシンは存在していないだろうと予想し、最初のトライアルはオートラジオグラフィーで行った。ここまで来て、蛍光抗体法で見たポドカリキシン陽性所見は特異的であり、細胞を含む顆粒状の構造物として尿中に排泄されていることを確信した次第である。

3. ポドカリキシン陽性所見の整理
（図4）

ポドカリキシン陽性所見が特異的であるということになったので、もう一度この陽性所見を整理してみることとした。一見して気づくことは、円柱の内部がポドカリキシン陽性顆粒でいっぱいになっている所見である。全体としては検尿の尿沈渣検査で見られる顆粒状円柱のごとくに見える。これをポドカリキシン陽性円柱と呼ぶことにした。この顆粒状構造物は明らかに円柱内に見られる場合以外はフリーの状態で存在していた。これをポドカリキシン陽性顆粒と呼ぶことにした。さらに、これらの構造物とは異なり明らかに細胞と思われるものも存在し、これは糸球体基底膜から剥離・脱落したポドサイトであると思われた。ただ、ここで注意しなくてはいけないポイントとしては、小さな細胞と、先ほどの顆粒状構造物のなかで比較的大きいものとは区別が難しいものも存在したということである。このことは後に問題と

Ⅱ. 尿中ポドサイトの発見

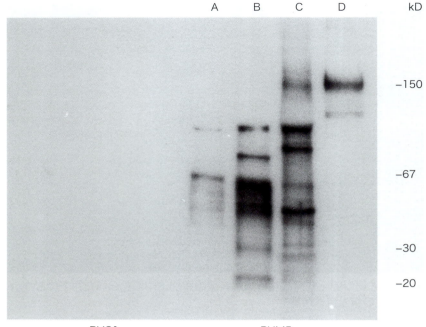

レーンA：正常尿，レーンB：ループス腎炎，レーンC：紫斑病性腎炎，レーンD：単離糸球体から抽出したポドカリキシン
PHM5：抗ポドカリキシン抗体，RVG1：コントロール抗体
▶ 図3　尿沈渣のWestern blot
(Hara M, et al：Urinary excretion of podocalyxin indicates glomerular epithelial cell injuries in glomerulonephritis. Nephron 1995；69：397-403 より引用)

なるが，ポドカリキシン陽性細胞の数をカウントする際に，どの細胞をポドサイトとしてカウントするのかしないのかということにつながり，やっかいなことになる．すなわち正確にポドサイト数を算定することは意外と難しいものなのである．

4. 細胞らしきものもあるが本当にポドサイト？

蛍光抗体によるポドカリキシン陽性所見の中に，細胞らしきものが数は多くはないが存在しているように見えた．これは本当に細胞かということの証明は，一つは核染色をしてみることであった．現在ではあまり使用されることが少なくなったethidium bromideで染色してみると，核を有していることが明らかになり，細胞である，すなわちポドサイトであるとわかった．しかし詳細に検討してみると，ポドカリキシン陽性であっても必ずしも核を有していないものもあり，これは脱核

したポドサイトも存在するのだろうか，と当時思ったりしていた．ポドカリキシン陽性細胞，すなわちポドサイトがどんな形で尿中に剝離・脱落しているのであろうかと興味が湧いてきたが，これには免疫電顕の手法が必要であった．そのため恩師の木原教授に協力をお願いすることにした．吉田病院で尿沈渣をサイトスピンせずに液層状態で酵素抗体法で染色し，最後にグルタールで固定した．この状態で腎研に送り，あとのエポン封埋，薄切は大学にお願いした．この免疫電顕の手法は，pre-embedding法と言われているものである．ポドカリキシン陽性細胞はそんなに多数存在するものではないので，ポドサイト探しには大変労力を使ったが，木原教授が何日もかけ数個のポドサイトの電顕写真を撮ってくれた．図5はそのうちの一枚である．脱落したあとポドサイトは表面が丸くなると予想していたが，突起状のものがいくつも細胞表面から突出していることがわかっ

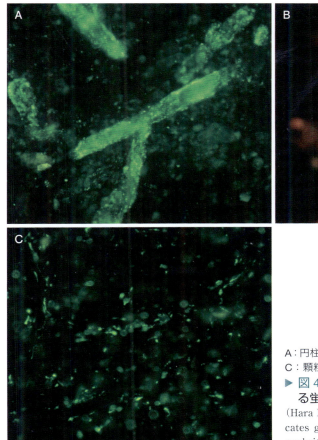
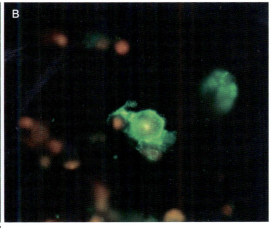

A：円柱状ポドカリキシン陽性構造物，B：ポドサイト，
C：顆粒状ポドカリキシン陽性構造物
▶ 図4　尿沈渣の抗ポドカリキシン抗体による蛍光抗体所見
(Hara M, et al：Urinary excretion of podocalyxin indicates glomerular epithelial cell injuries in glomerulonephritis. Nephron 1995：69：397-403 より引用)

た。ポドサイトは，糸球体ではあのような一次突起，足突起を有していることから，脱落しても全くのスムースな細胞表面にはならないのかもしれない。細胞内の構造物にそれほど特異的なものは見られず，通常の細胞で見られるものの範囲を越えていなかった。Ethidium bromide 染色，免疫電顕所見より，尿沈渣中には少なくとも核を有する細胞の形でポドサイトが出現していることが明らかになった。

5．種々の腎疾患での検討

腎炎患者尿に種々の形態をとったポドカリキシン陽性の構造物が排泄されていることが明らかとなったので，次は本当にポドサイトが障害された際にこれらのものが排泄されているのかを確かめる必要があると考えた。ポドサイト障害が見られるということは，糸球体障害が存在することを意味している。吉田病院で入院治療あるいは外来治療している患者を片っ端から調べてみた。尿路感染症のような非糸球体疾患，あるいは正常の子どもたちの尿も検査してみた。その結果は図6に示すようなものとなった。非糸球体疾患あるいは糸球体疾患でも非炎症性の疾患では，尿沈渣中にポドカリキシン陽性の構造物は認めなかった。一方，糸球体疾患のなかで炎症性疾患に分類されるような疾患の患者尿には，尿中ポドサイトを含めてポドカリキシン陽性構造物が種々の程度に出現していた。

6．ポドサイト障害のゴールデンスタンダードは何か

前述のように糸球体疾患で出現していることは明らかになったが，それはポドサイト障害を直接

II. 尿中ポドサイトの発見

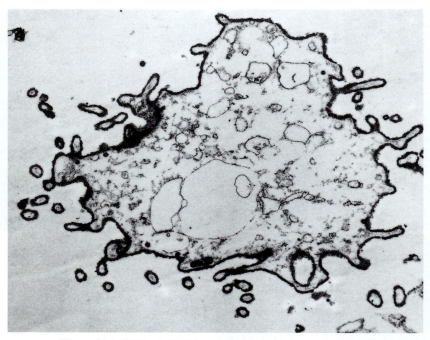

▶図5 免疫電顕による尿中ポドサイト（pre-embedding法）
（Hara M, et al：Urinary excretion of podocalyxin indicates glomerular epithelial cell injuries in glomerulonephritis. Nephron 1995；69：397-403 より引用）

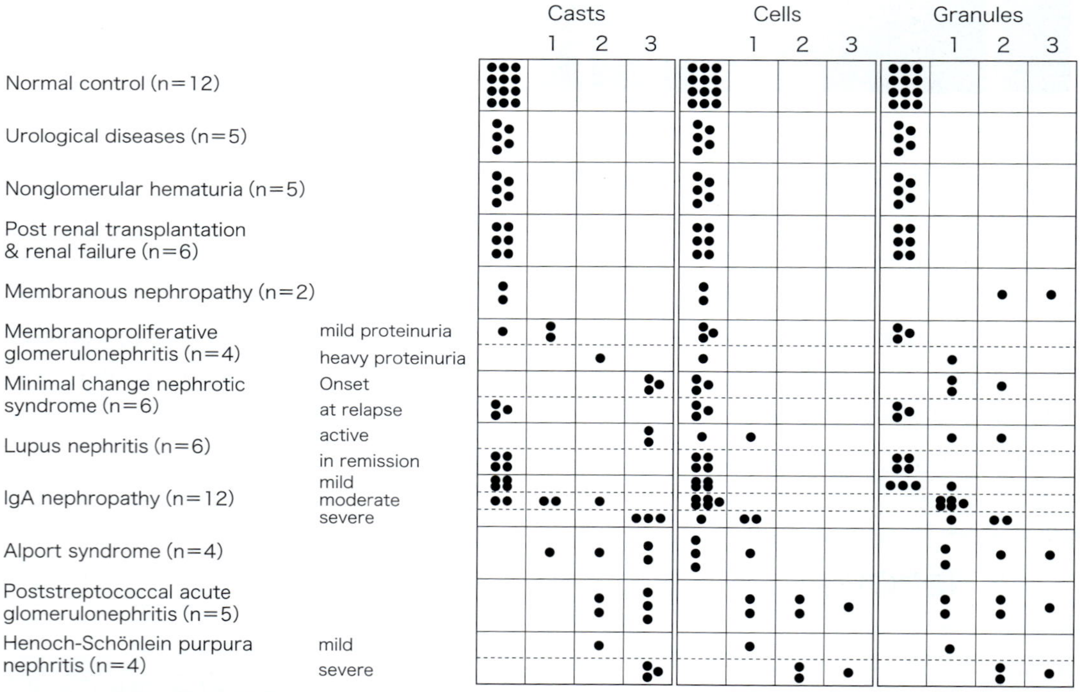

▶図6 各種腎疾患におけるポドカリキシン陽性円柱，ポドサイト，ポドカリキシン陽性顆粒の尿中排泄
（Hara M, et al：Urinary excretion of podocalyxin indicates glomerular epithelial cell injuries in glomerulonephritis. Nephron 1995；69：397-403 より引用）

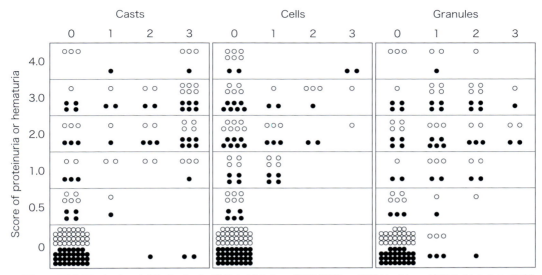

▶図7　蛋白尿（○），血尿（●）とポドカリキシン陽性円柱，ポドサイト，ポドカリキシン陽性顆粒との関係

尿所見の程度とポドカリキシン陽性構造物の排泄程度が相関している。

(Hara M, et al：Urinary excretion of podocalyxin indicates glomerular epithelial cell injuries in glomerulonephritis. Nephron 1995；69：397-403 より引用)

反映しているものではない。ポドカリキシン陽性細胞が出現していることの臨床的意味はポドサイト障害を反映しているはずである。しかし，これを証明することは結構難しいものがある。理想的には，ポドサイト障害を直接反映するような検査法があり，これによる結果，すなわちポドサイト障害のゴールデンスタンダードがあり，この結果に尿中ポドカリキシンがどのくらい相関するかということがわかれば，尿中ポドカリキシンの検査としての意味，意義付けができるのであるが，現実にはポドサイト障害のゴールデンスタンダードなどは存在しない。尿蛋白あるいは尿アルブミンは糸球体障害のいいマーカーではあるが，ポドサイト障害のゴールデンスタンダードにはならない。腎生検によって腎組織が得られたにしても，何をもってポドサイト障害を評価するかは決まったものもない。また今回尿検査をしたすべての症例で腎生検が施行されているわけでもないので，現実的にはこちらの所見と尿所見を突き合わせることもできない。結局そのようなポドサイト障害のゴールデンスタンダードなど存在しないので，各種腎疾患の尿検査結果で蛋白尿陽性，血尿陽性患者でポドカリキシン陽性構造物が見られたという結果と，臨床経過を追ってその経過と尿中ポドカリキシンの推移が一致する所見をもって，尿中ポドカリキシンはポドサイト障害を反映しているという結論に持っていった。尿所見と尿中ポドカリキシンの関係を図7に示す。臨床経過を追った成績を図8に示す。紫斑病性腎炎患者4名，急性糸球体腎炎患者4名，ループス腎炎患者1名の経過を追って尿中のポドカリキシンを調べた成績である。いずれの構造物，すなわち円柱状のポドカリキシン陽性構造物，フリーのポドカリキシン陽性構造物，それにポドカリキシン陽性細胞のいずれのスコアも，経過を追うとスコアが減少していることが明らかになった。

尿バイオマーカーとして尿中ポドカリキシンを含めいろいろな尿ポドサイト検査をしていく際には，常にこの問題がつきまとうことになる。尿中ポドサイト検査とポドサイト障害の陽性コントロールとの関係は大事なポイントなので，ポドカリキシン以外の検査においても念頭に置くべきである。

Ⅱ．尿中ポドサイトの発見

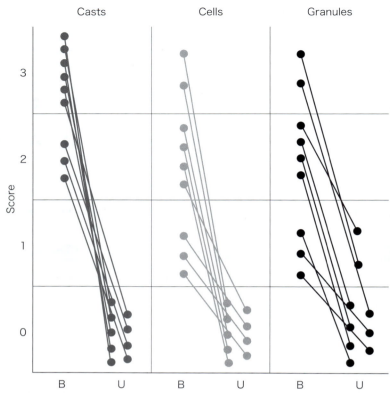

▶図8　急性糸球体腎炎患者4名，紫斑病性腎炎患者4名，ループス腎炎患者1名の治療前（B）と治療後3カ月後（U）の尿中ポドカリキシン排泄の推移
（Hara M, et al：Urinary excretion of podocalyxin indicates glomerular epithelial cell injuries in glomerulonephritis. Nephron 1995；69：397-403 より引用）

7．論文投稿

　尿中ポドカリキシンが腎炎患者の尿中に出現しており，それがポドサイト障害を反映している実験成績が出たところで当然それを論文にしていく必要がある．尿からポドサイト障害を検出する試みはほとんどなかったので最初はいい雑誌にトライした．無謀を承知して最初のトライはThe New England Journal of Medicine（NEJM）であった．案の定，一発editor's kickであった（p.50）．その後The Lancetを経て最終的にNephronに投稿することになった[1]．今でもこの論文は時々引用されているが，20年以上近く経った今，もう少しいい腎の雑誌に投稿すべきであったと反省している．

文　献

1) Hara M, Yamamoto T, Yanagihara T, et al：Urinary excretion of podocalyxin indicates glomerular epithelial cell injuries in glomerulonephritis. Nephron 1995；**69**：397-403

第2章

ポドサイト障害の発症進展機序

I Podocytopathy

　私たちが尿中ポドサイトについて発表したのが1995年である。ネフリンが発見されたのは1998年である。1990年代後半あたりからポドサイトへの関心が高まり，ポドサイトの糸球体疾患における重要性が次第に明らかになってきた。こうしたポドサイト研究の流れの中で，ポドサイトとポドサイト障害あるいはポドサイト障害による疾患との関係を示す概念あるいは概念名の必要性が生じてきた。そうした中で2002年に初めてpodocytopathyなる名称が出現した。先天性FSGSにおけるalpha actinin 4の遺伝子異常を見出したPollackが初めてこの言葉を使用した[1]。

　その後，2007年にWigginsはpodocytopathyの疾患概念のスペクトラムを疾患の先天性，後天性の面から10種類に分類した（図1）[2]。先天性の要素の強いほうから10種類の病気を並べると，diffuse mesangial sclerosis（DMS），congenital nephritic syndrome of Finnish type（CNSF），Alport syndrome with variant（Alport＋），minimal change disease（MCD），focal segmental glomerulosclerosis（FSGS），collapsing glomerulonephropathy（collapsing GN），immune and inflammatory glomeruonephropathies（Imm/infl GN），hypertensive nephropathy（HTN），diabetic

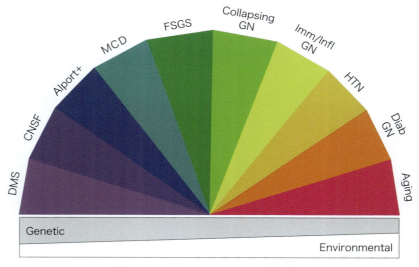

▶図1　Podocytopathyのスペクトラム
diffuse mesangial sclerosis（DMS），congenital nephrotic syndrome of the Finnish type（CNSF），Alport's syndrome and variants（Alport＋），MCD，FSGS，collapsing glomerulonephropathy（Collapsing GN），immune and inflammatory glomeruonephropathies（Imm/Inf GN），hypertensive nephropathy（HTN），diabetic glomerulonephropathy（Diab GN），and age-associated glomerulonephropathy（Aging）.
（Wiggins RC：The spectrum of podocytopathies：a unifying view of glomerular diseases. Kidney Int 2007；71：1205-1214 より引用）

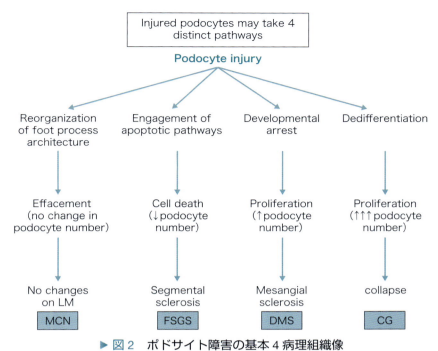

▶ 図2　ポドサイト障害の基本4病理組織像
(Barisoni L, et al：Advances in the biology and genetics of the podocytopathies：implications for diagnosis and therapy. Arch Pathol Lab Med 2009；133：201-216 より引用)

glomerulonephropathy（diab GN），age-associated glomerunonephropathy（aging）となる。

また podocytopathy はネフローゼ症候群の病理組織像と結びついて理解されることが多く，2009年には Barisoni が4つの病理組織像を分類，提唱した（図2）[3]。すなわち minimal change nephropathy（MCN），focal segmental glomerulosclerosis（FSGS），diffuse mesangial sclerosis（DMS），collapsing glomerulopathy（CG）の4組織像である。MCN においては foot process 構造の reorganization が本態であり光学顕微鏡的にはほとんど変化なく，電子顕微鏡観察にて foot process の effacement がみられる。FSGS は cell death が本態であり，糸球体のポドサイト数が減少し，糸球体硬化像が見られる。DMS においてはポドサイトの増殖が見られ，組織学的には mesangial sclerosis になる。CG の本態はポドサイトの dedifferentiation であり，組織学的には collapsing type となる。これらの4病理組織像の光学顕微鏡所見，電子顕微鏡所見の詳細を表1に示す。これらの4病理組織像の形態学的な特徴を図3に示す。MCN においては foot process の effacement 以外の異常を認めない。FSGS においては糸球体係蹄壁の一部がボウマン嚢と癒着し，細胞外基質の増加を伴っている。DMS においては mesangial sclerosis が主体であり，ポドサイトは immature の形態をとる。CG においては糸球体係蹄は虚脱し，糸球体基底膜の wrinkling や folding が認められる。ポドサイトは増殖し，一見細胞性半月体のように見える（pseudocrescents）。

文　献

1) Pollak MR：Inherited podocytopathies：FSGS and nephrotic syndrome from a genetic viewpoint. J Am Soc Nephrol 2002；**13**：3016-3023
2) Wiggins RC：The spectrum of podocytopathies：a unifying view of glomerular diseases. Kidney Int 2007；**71**：1205-1214
3) Barisoni L, Schnaper HW, Kopp JB：Advances in the biology and genetics of the podocytopathies：implications for diagnosis and therapy. Arch Pathol Lab Med 2009；**133**：201-216

Ⅰ. Podocytopathy

▶ 表1　ポドサイト障害の病理組織像─光学顕微鏡所見，電子顕微鏡所見

	Light Microscopy		Electron Microscopy
	Glomeruli	Tubulointerstitium	
MCN	Normal morphology	Generally normal	Extensive foot process effacement Condensation of the actin-based cytocskeleton against the abluminal surface of podocytes Microvillous transformation of the luminal surface of podocytes
FSGS	Focal and segmental solidification of the tuft Adhesion of the tuft to the Bowman capsule (sinechae) Hyalinosis Foam cells Hypertrophy of podocytes Bridging of parietal cells	Focal interstitial fibrosis Focal tubular atrophy Minimal inflammation, generally restricted to the areas of fibrosis	Variable degree of foot process effacement Focal condensation of the actin-based cytoskeleton against the abluminal surface of podocytes Focal microvillous transformation of the luminal surface of pcdocytes Focal detachment from the underlying GBM with interposition of newly formed extracellular matrix
DMS	Diffuse and global increased mesangial matrix Mild mesangial cell hypercellularity Marked podocyte hypertrophy Occasionally, slight immature appearance of the glomeruli	Focal interstitial fibrosis Focal tubular atrophy Minimal inflammation, generally restricted to the areas of fibrosis Microcysts can be seen	Extensive foot process effacement Lack of primary processes Podocytes have a cuboidal (immature) appearance
CG	Segmental or global wrinkling and folding of the GBM (collapse) Podocyte hypertrophy and hyperplasia (pseudocrescents)	Extensive interstitial fibrosis and inflammation Tubular atrophy Microcysts	Extensive foot process effacement Loss of primary processes Podocytes acquire a cuboidal appearance with pale cytoplasm Absent actin-based cytoskeleton Protein reabsorption droplets In podocyte cytoplasm Wrinkling and folding of the underlying GEM Focal detachment from the underlying GBM with interposition of newly formed extracellular matrix Loss of fenestration of endothelial cells In HIV-CG, tubuloreticular inclusions in endothelial cell cytoplasm

*MCN indicates minimal change nephropathy；FSGS, focal segmental glomerulosclerosis；GBM, glomerular basement membrane；DMS, diffuse mesangial sclerosis；CG, collapsing glomerulopathy；and HIV, human immunodeficiency virus.

(Barisoni L, et al：Advances in the biology and genetics of the podocytopathies：implications for diagnosis and therapy. Arch Pathol Lab Med 2009；133：201-216 より引用)

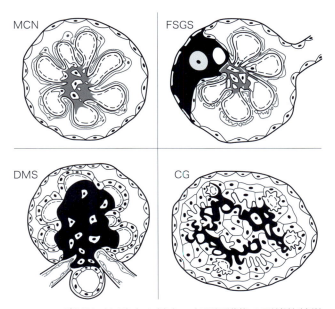

▶図3 ポドサイト障害の基本4病理組織像の形態的特徴
(Barisoni L, et al：Advances in the biology and genetics of the podocytopathies：implications for diagnosis and therapy. Arch Pathol Lab Med 2009；133：201-216 より引用)

II Podocyturia

　私たちが初めて尿中にポドサイトが出現するのを見つけたのは1990年代であり，1995，1996年に論文化している。尿中ポドサイトの発見は世界に先駆けての研究であり，その後の尿バイオマーカー研究のパイオニアになった。Podocyturiaという用語は，2005年にShankland，Floegeらがラットの腎炎モデルにおける尿中ポドサイトについて記した論文の中で使われている[1]。Podocyturiaは糸球体障害におけるon goingの障害を，蛋白尿よりも選択的に反映していると報告している。Nephrinuriaのような使い方もpodocyturiaと同様に使われている。ヒトの腎炎における尿中ポドサイトを図4，図5に示す。尿中ポドサイトの蛍光抗体所見では，ポドサイトは概ね円形〜楕円型で辺縁はスムースのことが多い。ときに毛羽立ったように見えることもある。細胞は単核のことが多いが，しばしば多核になる。図5に抗ポドカリキシン抗体による免疫電顕所見を示す。細胞周囲はDAB（diacetylbenzidine）により黒っぽく発色している。細胞辺縁は概ねスムースであるが，細かい突起状に突出した所が見られる。Podocyturiaといっても尿中にポドサイトの細胞そのものが出ていることだけを示すだけではない。表2にpodocyturiaのsouceについてまとめた。すなわち3,000 rpm遠心で沈む分画には，ポドサイトの細胞だけではなくその壊れたcell debrisも多く含まれている。一方，3,000 rpm遠心の上清部分にはmicroparticles，exosomes等が含まれる。こうしたsourceをポドカリキシンをはじめとするポドサイトマーカーを用いて，immunohisto-

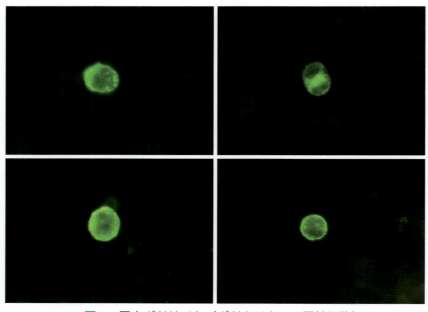

▶ 図4　尿中ポドサイト（ポドカリキシン陽性細胞）

第2章 ポドサイト障害の発症進展機序

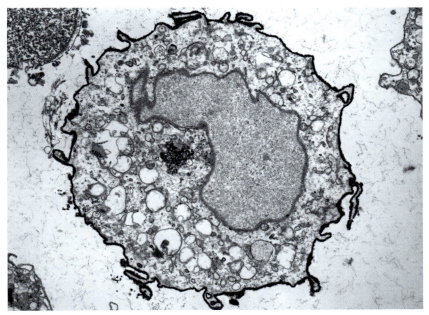

▶図5　尿中ポドサイトの免疫電顕所見（pre-embedding法）

▶表2　Podocyturiaのsource

Centrifugation	Source	Detection methods	Podocyte markers
3,000 rpm Sediments	Podocytes Cell debris	Immnuohistochemical FACS PCR（mRNA）	Podocalyxin, WT1 Synaptopodin Podocine, nephrin
100,000 rpm Sediments	Microparticles（＞80 nm） Exosomes（＜80 nm）	Western blot ELISA	Podocalyxin Nephrin（nephrinuria）
100,000 rpm Supernatant	Soluble protein （not characterized）		

chemicalな手法，Western blot, ELISA, FACS, あるいはRNAを用いたPCR法などによってポドサイトおよびその関連物質を検出するのである．

　ポドサイトがなぜ尿中に脱落するかについての議論は種々あるところだが，cell deathによって脱落すると考える人が多い．表3にポドサイトのcell deathについてのまとめを示す[2]．この中でapoptosisに原因を求める研究者が多い．

　近年の研究ではapoptosisによらない新たな機序（mitotic catastrophe，後述）を考える研究者も出てきた．

　尿中に脱落したポドサイトは死んでいると考える人が多いなか，2002年，尿中のポドサイトの一部は生きているという衝撃的な論文がLemleyらによって報告された[3]．彼らの論文では，ポドサイトの検出には当初私たちが使っていたものと同様の抗ポドカリキシン抗体（PHM5）が使用され，我々と全く同様な手法で尿中ポドサイトを検出した．Active FSGS，活動性ループス腎炎患者で多数の尿中ポドサイトが検出されており，これは私たちとほとんど同様な結果であった．しかし驚くべきことに，こうした患者背景の患者尿で一部のポドサイトは培養可能であったと報告されたのである．培養された細胞は種々のポドサイトマーカーを有していた．さらに，正常人の尿からも培養可能なポドサイトが検出されたと報告されてい

Ⅱ. Podocyturia

▶ 表3　ヒトの腎炎および実験腎炎におけるポドサイトの細胞死

Cell death type	Definition	Morphologic features	Disease	Experimental glomerular disease
Mitotic catastrophe	Aberrant mitosis	Binucleation, micronuclei, aberrant mitotic spindles	HIVAN, FSGS, MCD, IgA, other	Adriamycin nephropathy
Apoptosis	Nuclear death	Nuclear condensation, blebbing, nuclear fragmentation, apoptotic bodies	Uncertain	TGF-β overexpression in cultured podocytes
Autophagy	Nutrient starvation-induced death	Autophagosomes, autophagolysosomes (transient vacuoles and RER stress)	Lysosomal storage diseases	Puromycin aminonucleoside-induced nephrosis
Anoikis	Absence of cell-matrix interactions	Apoptosis induced by lack of correct cell/ECM attachment	Unknown	
Entosis	Cell cannibalism	Cell-in cell	Unknown	
Necrosis	Cell lysis	Early：cytoplasmic and nuclear edema Late：plasma membrane rupture nuclear and cytoplasmic disintegration	Toxic-ischemic and necrotizing glomerular injury	
Necroptosis	Regulated necrosis	Cell membrane rupture, oncosis, but no nuclear fragmentation into apoptotic bodies	Unknown	

ECM：extracellular matrix, RER：respiratory exchange ratio, TGF-β：transforming growth factor β.
(Liapis H, Romagnani P, Anders HJ：New insights into the pathology of podocyte loss：mitotic catastrophe. Am J Pathol 2013：183：1364-1374 より引用)

る。こうした結果からは，尿中に出現するポドサイトの多くは死んでいるが，一部は生きていると考えざるを得ない。ポドサイトの progenitor cell が出てきている可能性も考えられるが，今後の研究が必要である。

Cell death とは関係なく，epithelial-mesenthymal transition（EMT）が脱落の原因であると考える研究者（Iwano ら）もいる[4]。彼らは糖尿病性腎症の患者を研究対象とした。彼らの研究においても，尿中のポドサイトを検出する方法は私たちと同様であった。私たちが供与した抗ポドカリキシン抗体（22A4）を使用したほか，EMT マーカーとして FSP1 を使用し，蛍光抗体の二重染色で染めた。ポドカリキシンと FSP1 が一緒に染色された像を図6に示す。彼らの結果では多くのポドサイトが FSP1 陽性であった（図7）。このような結果から彼らは，尿中ポドサイトの脱落の原因として EMT が関与していると結論づけている。

このように尿中に存在するポドサイトは，種々の原因によって脱落してきたいくつかの subpopulation があると考えられる。今後どのような原因によるものが主要なのかを明らかにしていく必要がある。

第 2 章　ポドサイト障害の発症進展機序

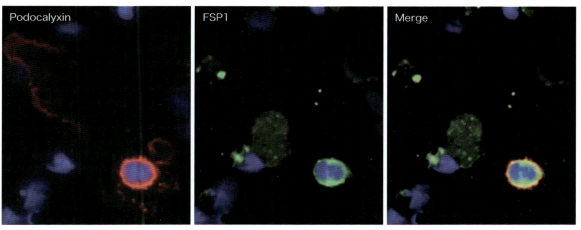

▶図6　糖尿病性腎症患者の尿沈渣の蛍光抗体所見
ポドカリキシンと FSP1 が一緒に染色されている。
(Yamaguchi Y, et al：Epithelial-mesenchymal transition as a potential explanation for podocyte depletion in diabetic nephropathy. Am J Kidney Dis 2009；54：653-664[4] より許諾を得て引用)

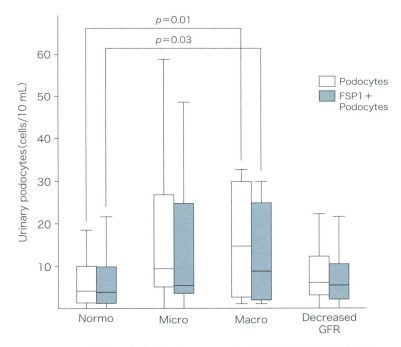

▶図7　糖尿病性腎症患者の各ステージにおける尿中ポドサイト，FSP1 陽性ポドサイトの出現
多くのポドサイトが FSP1 陽性である。
(Yamaguchi Y, et al：Epithelial-mesenchymal transition as a potential explanation for podocyte depletion in diabetic nephropathy. Am J Kidney Dis 2009；54：653-664[4] より引用)

文献

1) Yu D, Petermann A, Kunter U, et al : Urinary podocyte loss is a more specific marker of ongoing glomerular damage than proteinuria. J Am Soc Nephrol 2005 ; **16** : 1733-1741
2) Liapis H, Romagnani P, Anders HJ : New insights into the pathology of podocyte loss : mitotic catastrophe. Am J Pathol 2013 ; **183** : 1364-1374
3) Vogelmann SU, Nelson WJ, Myers BD, et al : Urinary excretion of viable podocytes in health and renal disease. Am J Physiol Renal Physiol 2003 ; **285** : F40-F48
4) Yamaguchi Y, Iwano M, Suzuki D, et al : Epithelial-mesenchymal transition as a potential explanation for podocyte depletion in diabetic nephropathy. Am J Kidney Dis 2009 ; **54** : 653-664

❖ サイエンス秘話①

PHM 物語

　私が尿中ポドサイトに出会ったときに使用したポドカリキシンに対する抗体は市販のものであり，PHM5 という名前のクローン名が付いていた。PHM5 の PHM は Prince Henry of Melbourne の略で，メルボルンのプリンス・ヘンリー病院の Dr. Atkins のラボで作製された抗体であり，その作製方法や characterization は Nephron 1983 ; 33 : 83-90 に記載されている。私にとっては初めて尿中ポドサイトを蛍光染色した記念すべき抗体なので，一度この抗体が誕生したプリンス・ヘンリー病院を訪れてみたいと思っていた。

　1996 年にシドニーで ISN が開催された際に，メルボルンを訪れるチャンスが巡ってきた。新潟県立吉田病院の柳原俊雄先生，Dr. Atkins のラボに留学されていた東京女子医科大学の服部元史先生と3人で，ISN 終了後にシドニーからメルボルンへ飛んだ。地図に示されたプリンス・ヘンリー病院の位置には病院らしき建物はなく，そこはフェンスで仕切られ，わずかに瓦礫が残っているのみであった。フェンスの周囲をぐるぐると回りながら地図で病院の位置関係を確認するが病院の建物はなく，どうもそのフェンスの中に病院があったに違いないと想像された。フェンスを無理やり乗り越え，フェンス内の瓦礫を調べてみると，病院の外壁を構成していたと思われる薄茶色と焦茶色の二種類のレンガが確認できた。柳原先生が焦茶色のレンガを，私が薄茶色のレンガを持ち帰ることにした。

　翌日，これらのレンガを持参して Monash Medical Center の Dr. Atkins のラボを訪れた。ラボの人たちの話では，プリンス・ヘンリー病院はほんの数カ月前に取り壊されたばかりであるとのことであった。そして，私たちが持参したレンガは間違いなくプリンス・ヘンリー病院のものである，確かに病院は薄茶色と焦茶色のツートンカラーであったと証言してくれた。そして，その記念に私たちが持参したレンガに「This is an original brick from PRINCE HENRY'S HOSPITAL, Melbourne.」と書いてくれた（図）。帰りの空港でこのレンガが何であるかを説明するのに少し苦労したが，なんとか無事に吉田病院まで持ち帰ることができた。

　このレンガは，吉田病院の私の自室の窓際から毎日，ポドサイト研究に励む私を見守っていた。

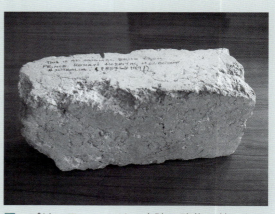

図 プリンス・ヘンリー病院の建物に使われていたレンガ

III Podocytopenia

　ポドサイトは神経細胞と同様，再生されることの少ない細胞と考えられている．アルツハイマー病は，神経細胞が消失しグリア細胞で置き換わってしまった病態といわれている（図10）．これと同様なことが糸球体でも生じる．糸球体濾過において重要な役割を演じるポドサイトが糸球体から失われると，ポドサイトは再生されることがないので糸球体は重症な機能不全に陥る．このように糸球体からポドサイトが失われた状態をpodocytopeniaと呼ぶ．

　このpodocytopeniaを論じる前に，podocyte depletion hypothesisについて説明する必要がある．その概略を図11に示す．糸球体障害の結果，糸球体からポドサイトが失われない場合はglomerulosclerosisは生じず，末期腎不全に進行することはない．一方，ポドサイトが糸球体から失われる場合，すなわちapoptosisや脱落の結果podocyte lossが起きる，糸球体肥大が生じる，ポドサイトのphenotypeが変化する，などにより実質的なポドサイトの消失が生じた場合には，糸球体はglomerulosclerosisを惹起し，末期腎不全に進行するという仮説である．現在この仮説は広く受け入れられている．

　Podocytopeniaを論じる際，次の二つの論文は極めて重要な意味を持つ．

1) Pagtalunan ME, Miller PL, Jumping-Eagle S, Nelson RG, Myers BD, Rennke HG, Coplon NS, Sun L, Meyer TW. Podocyte loss and progressive glomerular injury in type II diabetes. J Clin Invest 1997；**99**（2）：342-348
2) Lemley KV, Lafayette RA, Safai M, Derby G, Blouch K, Squarer A, Myers BD. Podocytopenia and disease severity in IgA nephropathy. Kidney Int 2002；**61**（4）：1475-1485

　前者は，糖尿病性腎症におけるpodocytopeniaが糸球体障害の進行に深く関わっているという

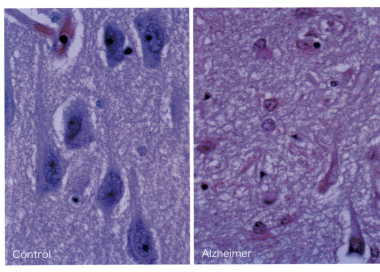

▶ 図10　アルツハイマー病における神経細胞の消失

III. Podocytopenia

1997年の報告である。この論文においては，糖尿病性腎症患者の腎生検を用いて糸球体の正確なmorphometryを行っている。その結果，microalbuminuriaおよびclinical nephropathyを起こしている症例では糸球体でのポドサイト数が減少していた(表4)。糖尿病性腎症の進展にpodocyte loss

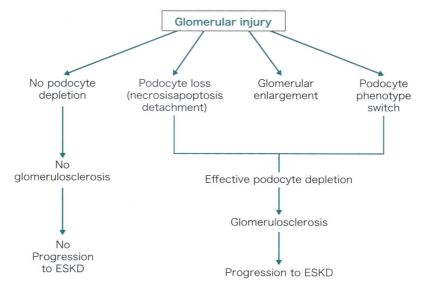

▶ 図11　Podocyte depletion hypothesis
(Wiggins RC：The spectrum of podocytopathies：a unifying view of glomerular diseases. Kidney Int 2007；71：1205-1214 より引用)

▶ 表4　糖尿病患者の腎糸球体におけるポドサイトの計測

	Early diabetes	Long term normoalbuminuria	Microalbuminuria	Clinical nephropathy	Control
Epithelial cell number	476±32	512±41	464±34*	351±21*‡§∥	575±45
Epithelial cell density (No./10^6 μm^3)	89±6*	75±3*	70±5*	43±3*‡§∥	235±25
Area per epithelial cell (10^3 μm^2)	1.8±0.1*	1.9±0.1*	2.0±0.1*	2.8±0.3*‡§∥	0.9±0.1
Epithelial cell volume (10^3 μm^3)	3.1±0.3*	2.9±0.2*	3.1±0.2*	4.1±0.3*‡§∥	1.35±0.14
Epithelial cell nuclear volume (μm^3)	249±13*	228±9*	230±10*	281±17‡§∥	158±10
Nonepithelial cell number	2,294±204*	2,967±256*	3,153±288*‡	4,153±266*‡§∥	1,118±122
Nonepithelial cell density (No./10^6 μm^3)	426±34	427±19	454±24	491±21	436±32

*$p<0.05$ Pima groups vs. controls, ‡$p<0.05$ vs. early diabetes, §$p<0.05$ vs. long term normoalbuminuria, and ∥$p<0.05$ vs. microalbuminuria.
Abbreviations：Area per epithelial cell, average peripheral capillary and mesangial-epithelial surface covered by each epithelial cell.
(Pagtalunan ME, et al：Podocyte loss and progressive glomerular injury in type II diabetes. J Clin Invest 1997；99：342-348 より引用，改変)

第2章　ポドサイト障害の発症進展機序

▶ 表5　糸球体を構成する細胞，基底膜の計測

Group	IgA nephropathy	Control	p
Global sclerosis（%）	28±23	0	0.002[*1]
Glomerular volume×10^6（μm^3）	2.77±1.11	1.97±0.91	<0.05[*2]
Basement membrane thickness（nm）	457±61	385±55	<0.005[*2]
Fractional interstitial area（%）	27±10	16±4	<0.01[*2]
Fractional mesangial volume（%）	27±6	18±4	<0.001[*2]
Filtration surface density（$\mu m^2/\mu m^3$）	0.087±0.024	0.105±0.019	<0.05[*2]
Foot process width（nm）	425±76	438±36	NS
Number of podocytes per glomerulus	238±147	300±107	0.10[*1]
Number of endocapillary cells per glomerulus	1268±595	852±350	<0.04[*2]

[*1] Mann-Whitny test，　[*2] t test

(Lemley KV, et al：Podocytopenia and disease severity in IgA nephropathy. Kidney Int 2002；61：1475-1485 より引用，改変)

が関与することを明らかにした画期的な論文と言えよう。ただ，この論文の中ではpodocytopeniaという用語は使用されていない。Podocytopeniaという用語が初めて現れるのは，後者の論文である。この論文ではIgA腎症が対象疾患として使用され，IgA腎症においても糸球体障害の進行とpodocytopeniaが深く関与していることを明らかにしている。この論文も1）と同様に，腎生検における糸球体の正確なmorphometryを行っている（表5）。p valueは統計学的な有意差を示さなかったが，腎炎進行例において糸球体のポドサイト数の減少傾向が認められた。Lemleyらがこの論文でpodocytopeniaを使用して以来，現在では広くこの用語が受け入れられている。

私たちは，このpodocyte depletion hypothesis，podocytopeniaの考え方を検証する目的で動物実験を行った。WKYラットに馬杉腎炎を作製するとほぼ100%に半月体の形成される激しい腎炎が惹起されることがわかっているので，この腎炎モデルを用いて実験した。ウサギ抗GBM血清を注射して経時的に採尿し尿蛋白量，尿中排泄ポドサイト数を測定した。抗血清注射後10日目に屠殺して腎組織を評価すると，いずれのラットにおいてもほぼ100%の半月体が形成されていた。尿蛋白，尿中ポドサイト数の経過を図12に示す。尿中ポドサイトは6日目に一日10万個程度が尿中に脱落して，10日目には一日に20万個もの多数のポド

サイトが脱落した。この腎炎では10日目での尿中全ポドサイト数は約60万個と算定された。ラットの糸球体数は約6万個であり，一個の糸球体あたりのポドサイト数は160個と言われている。したがって，ラットの場合は1個体あたりのポドサイト数は約1,000万個という計算になる。100%半月体形成腎炎ラットで60万個のポドサイトが尿中に脱落していたので，これは総ポドサイトの約6%に相当する。100%の半月体が形成されるには，必ずしも糸球体のすべてのポドサイトが失われる必要はないことを意味しているのかもしれない。この計算をヒトの場合に当てはめ，暴力的に計算すると（ヒトの場合，糸球体数が200万個，1個の糸球体のポドサイト数が300，全ポドサイト数が6億個である。1日の尿量が1,000 mLと仮定する），尿中ポドサイト数と100%管外性病変が形成されるまでの期間の関係は図13のようになる。1 mLあたり100個のポドサイトが毎日剝離・脱落し続ければ1年で100%管外性病変が形成され，また1 mLあたり10個程度なら10年はかかるという計算になる。

こうした計算はかなり暴力的ではあるが，Wigginsらの提唱するpodometricsに相当する[3]。今後，こうした計算式が実際の臨床の場に活かされる時が来るものと思われる。

III. Podocytopenia

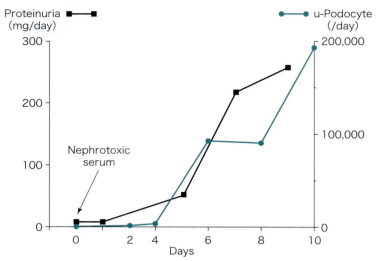

▶ 図12 ラット半月体形成腎炎における尿蛋白と尿中ポドサイト数の推移

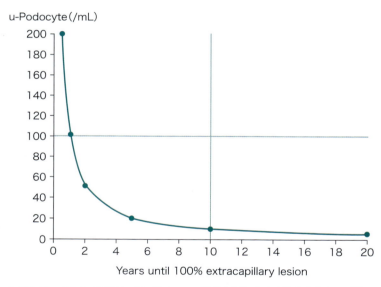

▶ 図13 尿中ポドサイト数と100%管外性病変が形成される期間との関係

文 献

1) Pagtalunan ME, Miller PL, Jumping-Eagle S, et al：Podocyte loss and progressive glomerular injury in type II diabetes. J Clin Invest 1997；99：342-348
2) Lemley KV, Lafayette RA, Safai M, et al：Podocytopenia and disease severity in IgA nephropathy. Kidney Int 2002；61：1475-1485
3) Kikuchi M, Wickman L, Hodgin JB, et al：Podometrics as a Potential Clinical Tool for Glomerular Disease Management. Semin Nephrol 2015；35：245-255
4) Wiggins RC：The spectrum of podocytopathies：a unifying view of glomerular diseases. Kidney Int 2007；71：1205-1214

Ⅳ Glomerular sclerosis

　糸球体がどのようにして硬化していくかについては，今も議論があるところである．新潟大学医学部腎研施設の大学院時代の恩師・木原達先生との共同研究の中で1990年代，私たちは図14に示すようなworking hypothesisを設定していた．すなわち，ポドサイト障害は種々の糸球体腎炎において生じているが，その最重症型はポドサイトの糸球体基底膜からの剥離・脱落である．一度剥離・脱落すると，ポドサイトは自ら増殖できないため，それに代わってボウマン囊側の上皮細胞が増殖し，この裸になった糸球体基底膜部を覆うようになる．そこに糸球体とボウマン囊の癒着，あるいは小さな半月体が形成され，さらに細胞外基質が産生され分節状の硬化病変が形成されると考えていた．

　現在でも糸球体硬化はメサンギウム硬化が原因であるとの考えもあるが，近年ではポドサイト障害に起因すると考える研究者が多いようである．1990年代に始まる，ハイデルベルク大学のKrizらのパイオニア的研究によれば，ポドサイト障害の結果ポドサイトが剥離・脱落すると，裸になった糸球体基底膜を覆うようにボウマン側の上皮細胞が反応し，基質の産生を伴いながら糸球体係蹄壁とボウマン壁との癒着が形成される．これが糸球体硬化病変の初期であり，次第に癒着病変が増大し，尿流の一部はこの癒着病変から尿細管間質に漏れ出てしまうというstoryが彼らの考え方である（図15)[1]．多くの研究者はこの考え方を受け

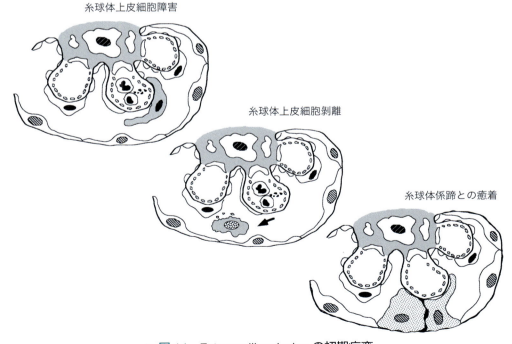

▶ 図14　Extracapillary lesion の初期病変

Ⅳ. Glomerular sclerosis

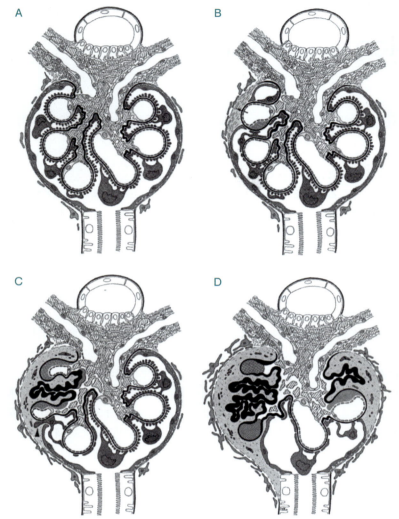

▶ 図15　Krizらによる糸球体硬化病変形成の仮説
(Kriz W, Elger M, Nagata M, et al : The role of podocytes in the development of glomerular sclerosis. Kidney Int Suppl 1994 ; 45 : S64-S72 より引用)

入れ，現在では一般的な考え方となっている。
　糸球体硬化の初期病変についてはKrizらの提唱する考えで異論はないが，実際のヒトの糸球体腎炎の進行過程においては，こうした初期病変で見られるような病態が繰り返して次第に糸球体硬化が進行していくと考えられる。とりわけIgA腎症においては，このようなプロセスがよく当てはまる（図16）。すなわち，分節状糸球体硬化が進行していく途中でまた新たなポドサイト障害，剝離・脱落が生じ，そこに初期病変と同様なことが加わり，さらに分節状病変が増大していくと考え

られる。何回も何回もこのようなポドサイト障害が繰り返し生じ，雪だるま式に糸球体硬化病変が進行していくものと考えられる。
　それでは次に，このボウマン側の上皮細胞の反応について少し触れる。ポドサイトの剝離・脱落に伴う上皮細胞の反応は，見方を変えると小さな細胞性半月体の形成ということになる。この細胞性半月体の成り立ち，とりわけ組成については議論のあるところである[2]。ポドサイトには増殖機能がないからポドサイト以外のボウマン側の上皮細胞が主体であると考える研究者，半月体部位に

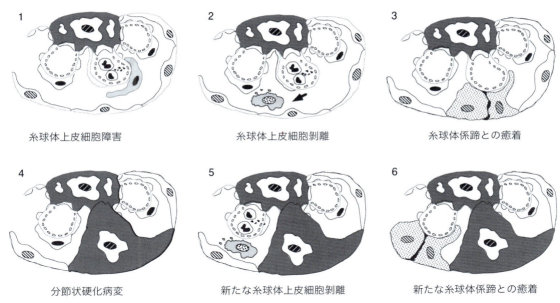

▶ 図 16　IgA 腎症における管外性病変の進展

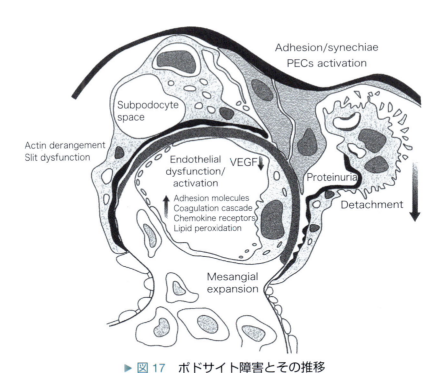

▶ 図 17　ポドサイト障害とその推移
(Nagata M：Podocyte injury and its consequences. Kidney Int 2016；89：1221-1230 より引用)

滲出してきたマクロファージと考える者，あるいは血管極部位に存在する progenitor cell と考える者など，いろいろな考え方がある．現在では，ポドサイト以外の細胞であると考える者が多いようである．

こうしたポドサイト脱落後の糸球体内での糸球体硬化に至るプロセスは，Nagata の総説[3]によくまとめられている（図 17）．障害ポドサイトは

cytoplasmic bleb, protein droplets, subpodocyte spaceの拡大などの形態変化を伴う。Actin derangementによりfoot process effacementが生じ，これはslit membrane障害の原因となる。激しく障害されたポドサイトは糸球体基底膜から剝離・脱落する。これは内皮細胞障害，接着因子の異常，凝固異常，ケモカインレセプター発現，lipid peroxidationなどの原因となる。このようにポドサイト障害は，ポドサイト自身の障害にとどまらず他の糸球体構成細胞に大きく影響すると考えられている。

文　献

1) Kriz W, Elger M, Nagata M, et al：The role of podocytes in the development of glomerular sclerosis. Kidney Int Suppl 1994；**45**：S64-S72
2) Singh SK, Jeansson M, Quaggin SE：New insights into the pathogenesis of cellular crescents. Curr Opin Nephrol Hypertens 2011；**20**：258-262
3) Nagata M：Podocyte injury and its consequences. Kidney Int 2016；**89**：1221-1230

第3章

抗ポドカリキシンモノクローナル抗体の作製

I Phase I 抗ポドカリキシン モノクローナル抗体

1991年頃，私たちが初めて尿中ポドサイトを検出する際に用いた抗体は，ヒトのポドカリキシンに対する抗体であり，市販されていたものであった。PHM5というクローン名のついたマウスモノクローナル抗体であり，データシートからはオーストラリア，メルボルンのAtkinsのラボで作製されたことがわかり，その作製方法はNephron誌に掲載されていることが判明した[1]。この論文には抗体はポドカリキシンを認識するとは明記されていないが，carbohydrate antigenを認識し，その抗原は糸球体上皮細胞に存在すると書かれていた。その後の私たちが行ったWestern blotによる検討の結果，糸球体のsialidase処理によって抗体の結合性が失われることなどからPHM5はポドカリキシンを認識すると考えて間違いないだろう，ということになった。

尿中ポドサイトの研究はその当時，新潟大学医学部腎研究施設（木原達教授時代）と共同で行っていた。診断薬の開発の面からも面白そうな研究なので，某診断薬会社と話し合いがあり，1992年にポドサイト障害を診断する診断薬の開発をこの診断薬会社と共同で行うことになった。そのため，ポドカリキシンに対するモノクローナル抗体を作製する必要が出てきた。抗体を作製するための抗原をどのようにして入手しようか，いろいろと思案した。Nephron誌に書かれている免疫抗原は単離糸球体そのものであり参考にならず，一方，純粋な抗原を得ることもできなかった（当時まだポドカリキシンはクローニングされていなかった）。仕方なく，J Cell Biol誌にKerjaschkiらが報告したように，ラットからポドカリキシンを部分精製した方法に準じてヒトのポドカリキシンを部分精製する方法を用いた[2]。すなわち，ヒト

▶ 表1 Phase I 抗ポドカリキシンモノクローナル抗体の作製

Immunogen：
  PCX partially purified from human isolated glomeruli using WGA column by method of Kerjaschki D et al（J Cell Biol, 1984）
Immunized in BALB/c mice and cell-fused with myeloma cells
First screening（PHM5 is used as reference）：
  ELISA
  Western blot
Second screening（PHM5 is used as reference）：
  IF；kidney sections
  IF；urine samples

の腎臓から糸球体を単離してTritonで可溶化し，その可溶化物をWheat germ agglutinin（WGA）カラムに通して精製したものを免疫抗原とした。精製作業は主に吉田病院で，一部の行程は大学で私自身が行い，最終的に精製したポドカリキシンを診断薬会社に渡した。この抗原を用いてマウスに免疫し，細胞融合してモノクローナル抗体を得る作業は診断薬会社にお願いした。モノクローナル抗体作製の概略を表1に示す。

細胞融合して得られる培養上清中の抗体をスクリーニングする作業は，診断薬会社と私の双方で行った。まず，診断薬会社のほうがELISA，Western blotで一次スクリーニングを行う。ELISAにおいては免疫原として使用した部分精製ポドカリキシンをコートしたプレートを使用した。この際，陽性コントロール抗体としてPHM5を用いた。またWestern blotにおいては部分精製ポドカリキシンを電気泳動サンプルとして用い，陽性コントロールの抗体としてELISA同様に

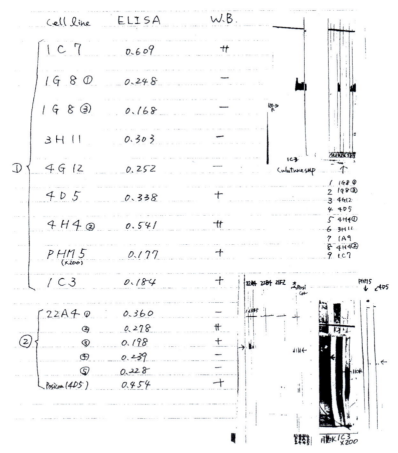

▶ 図1 抗ポドカリキシンモノクローナル抗体作製時の抗体スクリーニングに関する診断薬会社のメモ書き

PHM5を用いた。こうして一次スクリーニングの済んだ培養上清が私たちの所に送られてくる。培養上清のスクリーニングに関する情報は図1に示すような形で私のもとに送られてくる。

　二次スクリーニングは吉田病院で私自身が行った。私が行った方法は，正常腎切片を用いた蛍光抗体法によるスクリーニング，最後は実際の患者尿を用いたスクリーニングである。いずれのスクリーニングにおいても，一次スクリーニング同様にPHM5を陽性コントロール抗体として用いた。毎週毎週，一次スクリーニングが済んだ培養上清が送られてくるので，その後の二次スクリーニングの作業は大変であった。吉田病院での診療が終わってからの作業なので，しばしば深夜に及ぶこともあった。腎切片では糸球体のポドカリキシンパターンを絶対的な必要条件とし，間質の血管内皮細胞のわずかな陽性所見も合わせてポドカリキシンに対する抗体かどうかを判定した。一方，腎炎患者尿のスクリーニングにおいてはPHM5を用いて尿中ポドサイト，ポドカリキシン陽性円柱が確認されている患者尿を用いて，これらの所見が認められるかどうかで判定した（図2）。腎切片，患者尿でともに強陽性所見を呈するクローンを最終的に選んだ。全部で10種類のクローンが選ばれた。このうち，クローン22A4，4D5の正常腎切片における蛍光抗体所見を図3に示す。10種類の抗体がポドカリキシンのどこを認識するかの検討は十分にできなかったが，この中から3種類の抗体（22A4，3H11，4D5）が選ばれた。3種類のクローンは表2のように目的に応じて臨床応用

Ⅰ．PhaseⅠ抗ポドカリキシンモノクローナル抗体

	FujiRebio MoAb to PCX		92.07.28
	Normal Kidney (x10)	Sediment(x10)	Sediment(x1)
1A9 (1)	* (2+)		
1A9 (2)	* (2+)	(±)	
1A9 (3)	* (2+)		
1A9 (4)	* (2+)		
1C7 (2)	negative		
1C7 (3)	PCX (2+)	(−)	
1C7 (4)	negative		
1C7 (5)	negative		
1G8 (1)	PCX* (3+)	(±-1+)	
1G8 (3)	PCX* (3+)	(±-1+)	(1+)
3E4 (1)	negative		
3E4 (4)	negative		
3H11 (1)	negative		
3H11 (2)	PCX (3+)	(1+)	
3H11 (3)	negative		
3H11 (4)	PCX (3+)	(1-1.5+)	
3H11 (5)	PCX (3+)	(1+1.5+)	(2-3+)
3H11 (6)	PCX (3+)	(1-1.5+)	
4B7 (1)	negative		
4B7 (2)	negative		
4B7 (3)	negative		
4G12 (1)	negative		
4G12 (2)	PCX (3+)	(1-1.5+)	
4G12 (4)	negative		
4G12 (5)	negative		
4D5 (1)	PCX (2+)	(±)	
4D5 (3)	PCX (2-3+)	(1+)	(1+)
4D5 (5)	PCX (3+)	(±-1+)	
4D5 (6)	PCX (3+)	(±-1+)	
4H4 (1)	* (2+)		
4H4 (2)	PCX (3+)	(±-1+)	(1+)
4H4 (3)	PCX (2-3+)	(±)	
4H4 (4)	PCX (2-3+)	(±)	
4H4 (50	* (1+)		
2H7 (4)	negative		
2H7 (5)	negative		
	*: Glomerulus + Bowmann's BB		
	PCX*: Glomerulus (+), Vessel (−)		

▶ 図2　抗ポドカリキシンモノクローナル抗体の二次スクリーニングを行った際の筆者の実験メモ書き

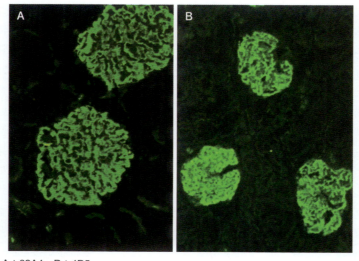

A：22A4，B：4D5
糸球体が強く染色され，糸球体周囲の毛細血管も弱く染色されている。
▶ 図3　クローン22A4，4D5の正常腎切片を用いた蛍光抗体所見

表2　PhaseⅠ抗ポドカリキシンモノクローナル抗体の臨床利用

Phase	Clone	Immunogen	Epitope	利用方法
Phase I	22A4	native PCX	Sugar	PHM5とほぼ同様の抗体特性を有し，多くの研究施設に供与している
	3H11	native PCX	Sugar +peptide?	ELISA（サンドイッチ法）　22A4；coated Ab, 3H11；capture Ab
	4D5	native PCX	Sugar	パラフィン切片でも免疫染色可能
Phase II	No9	recom. PCX	Extracellular	
	No45	recom. PCX	Extracellular	
	#5	recom. PCX	Intracellular	
	#16	recom. PCX	Intracellular	
	No44	recom. PCX	Intracellular	
	70-4	recom. PCX	Intracellular	
	No147	recom. PCX	Intracellular	

されている。

文　献

1) Hancock WW, Atkins RC：Monoclonal antibodies to human glomerular cells：a marker for glomerular epithelial cells. Nephron 1983；33：83-90
2) Kerjaschki D, Sharkey DJ, Farquhar MG：Identification and characterization of podocalyxin--the major sialoprotein of the renal glomerular epithelial cell. J Cell Biol 1984；98：1591-1596

II PhaseⅡ抗ポドカリキシンモノクローナル抗体

　PhaseⅠモノクローナル抗体はヒトの単離糸球体から精製したポドカリキシンをマウスに免疫して得た抗体であるため，腎組織や尿サンプルなどのnativeな抗原に対する反応性は極めて良好であり，免疫組織学的な研究には大いに貢献した。しかし，尿中のポドカリキシンを例えばELISAなどにより定量する場合は，phaseⅠモノクローナル抗体については診断薬開発会社側での問題点が出てきた。すなわち，スタンダードとなるポドカリキシンをコマーシャルレベルで十分に入手することが困難であるという問題点である。また，nativeなポドカリキシンを得るには腎組織あるいは尿を用いなければならない。十分に安定したレベルでポドカリキシンを入手するには，分子生物学的手法を用いたリコンビナントのポドカリキシンの入手がどうしても必要となる。PhaseⅠモノクローナル抗体を作製した頃はポドカリキシンはまだクローニングされていなかったので，仕方のない時代であった。幸いなことにリコンビナントのポドカリキシンを用いたELISAを開発したいと申し出た診断薬会社が現れ，phaseⅡ抗ポドカリキシンモノクローナル抗体を作製することが決まった。2002年9月のことである。

　モノクローナル抗体作製用のimmunogenのデザイニングの検討から始めた。参考とするのは，やはりヒトのポドカリキシンをクローニングした論文を頼るのが一番であると判断した。文献1)のfirst authorはミシガン大学小児科のDavid Kershawであり，Kershawとは同じポドサイト研究者仲間なので，事情を話し，モノクローナル抗体作製に必要な研究資料（彼らが用いた抗ポドカリキシン抗体，ウサギのリコンビナントポドカリキシンなど）を供与してもらった。図4にポドカリキシンの分子組成を示す。ポドカリキシン（PCX）は膜一回貫通型のシアル蛋白で，蛋白部分はintracellular, transmenbranous, extracellularの3 partsから成り，extracellularに多数の糖鎖が結合している。抗体作製は糖鎖ではなく，この蛋白

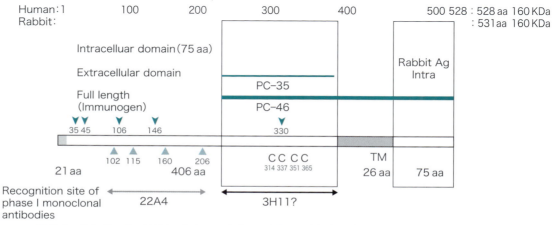

▶図4　ポドカリキシンの分子組成

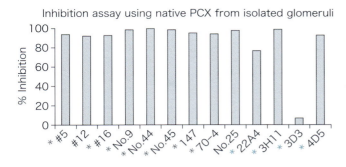

▶図5 抗PCXモノクローナル抗体作製時の抗体特異性の検討

部分にいずれかを認識する抗体を得たいと考えた。文献1)に準じて extracellular domain recombinant PCX (PC35), full length recombinant PCX (PC46) を作製した。Intracellular domain recombinant PCX は Kershaw から供与されたウサギのものを使用した。この中からPCXのいずれの部位に対しても抗体ができる可能性を考え, immunogen として PC46 を選んだ。

Phase I モノクローナル抗体の時と同様に, BALB/c に免疫して myeloma cell と細胞融合した。スクリーニングには phase I モノクローナル抗体の 22A4 (PHM5 とほぼ同じ抗体特性を有する) を reference antibody として用いた。最初のスクリーニング行程は, ヒトの単離糸球体から得た native podocalyxin を用いた inhibition assay で行った (図5上段)。ここで反応性のある抗体を PC46, PC35, intra (cellular recombinat, Rabbit) を用いてそれぞれのポドカリキシンに対する反応性を検討した (図5下段)。この検討では, 予想どおりに intracellular podocalyxin を認識する抗体, extracellular podocalyxin を認識する抗体の2種類ができてきた。

これらの抗体がポドカリキシンのどの部位を認識するかを, さらに Western blot および IF (surface, intracellular) で確認した。図6Aにおいてはクローン No.147, #5 は GST-PC46, GST-Intraと反応し, クローン #45 は GST-PC46, GST-PC36 と反応している。IF はポドカリキシンを強制発現させた HEK-HPC1 細胞を用いて細胞を permealize してあるかどうかで検討している。#45, No.147 は intracellular domain を認識しているので permealize 処理の後では細胞が陽性に染色される (図6B左)。HEK および HEK-HPC1 細胞から得たポドカリキシンを用いた #46, #5, No.147 の Western blot の所見を図6B右に示す。正常腎切片を用いた蛍光抗体所見を図6Cに示す。いずれの抗体も糸球体が強く染色され, いわゆるポドカリキシンパターンであった。

これらのスクリーニングを経て, 最終的に7種類のモノクローナル抗体が得られた。すなわち2種類は extracellular domain を認識し, 5種類のモノクローナル抗体は intracellular domain を認識していた。ポドカリキシン抗体の抗体認識部位と抗体の種類を図7に示す。

Ⅱ．Phase Ⅱ抗ポドカリキシンモノクローナル抗体

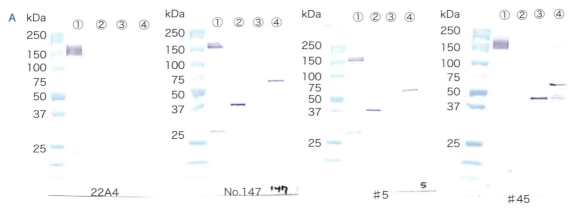

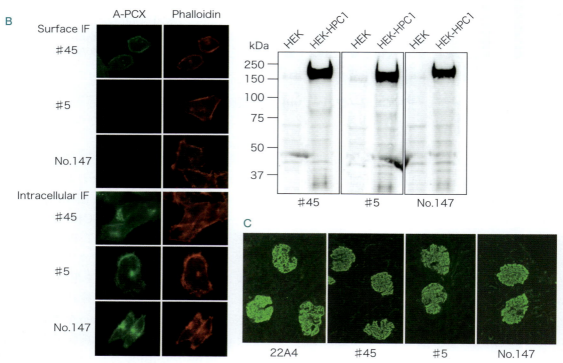

▶図6 抗PCXモノクローナル抗体の特異性についての詳細な検討
A：Western blot，B：蛍光抗体法＋Western blot，C：腎組織での染色パターン

第3章 抗ポドカリキシンモノクローナル抗体の作製

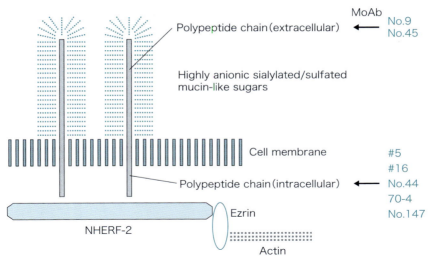

▶図7 最終的に得られたphase II 抗PCXモノクローナル抗体（7種類）

文献

1) Kershaw DB, Beck SG, Wharram BL, et al：Molecular cloning and characterization of human podocalyxin-like protein. Orthologous relationship to rabbit PCLP1 and rat podocalyxin. J Biol Chem 1997；**272**：15708-15714

❖サイエンス秘話②
The New England Journal of Medicine(NEJM)リジェクト

　尿中ポドカリキシンが腎炎患者の尿中に出現しており，それがポドサイト障害を反映している実験成績が出たところで，当然それの論文化が必要となる。尿からポドサイト障害を検出する試みはほとんどなかったので，originalityはかなり高いと思った。ポドサイトの話だから当然のごとく腎臓領域の雑誌が適していると考えるのが普通である。しかし，尿から腎臓の，しかもポドサイト情報が得られるというのは画期的なことだし，検尿は医学のどの領域も関わる重要な検査であるので一般医学雑誌も悪い選択ではないと考えた。それであれば，臨床医学で一番インパクトファクターの高いNEJM誌はどうかという話になった。この雑誌ならリジェクトになったとしても恥ずかしくないだろうと思い，一発大勝負に出てみることにした。結果，当然のごとくレフリーにもまわらず，いわゆるeditor's kickであった。ボクシングで言えばリングの上にも立てなかったことになる。その時のNEJMのリジェクトの手紙をに示す。返事の中にあるように，私たちの書いた論文原稿はoriginality, content, interest to our readersの面からNEJMよりは専門誌への投稿がふさわしいという返事であった。リジェクトをくらっても，元々だめだろうと予想していたのでさほどショックなく，NEJMがだめならThe Lancet誌だということになり，ほとんど書き換えることなく今度はThe Lancetに投稿した。当然こちらもリジェクトであった。

　このようなことをしている間にどんどんと時間が経過してゆき，周囲からは早く論文にしたほうがいいのではないかと言われるようになった。確かに，さほど難しい実験をした論文ではないので，早くしないと同じようなことを発表されてはoriginalityが失われてしまうとの単純な発想から，それならば絶対に通るであろうNephron誌に投稿することになった。案の定，この雑誌ではほとんどreviseすることもなく，すぐにacceptされた。こうした経緯をとり，私の最初の尿中ポドカリキシンについての論文はNephronであった。今でもこの論文は時々引用されているが，20年近く経った今，もう少しいい腎の雑誌に書くべきであったか，と思っている。近畿大学医学部小児科の故 吉岡加寿夫教授が「先生は投稿論文誌の選択を誤っている」と言われた言葉が思い出される。

図　NEJMからの返事

第4章

ポドサイト細胞膜の尿中排泄

I　Shedding of apical cell membrane

　尿中にポドサイトが出現しており，その臨床病理学的意義について研究していく過程でいくつかの疑問が湧いてきた。その一つは，尿中ポドサイトとその周囲に無数に存在するポドカリキシン陽性の顆粒状構造物の存在である（図1）。矢印で示す二つのポドサイトが見られるが，その周囲の無数のポドカリキシン陽性の構造物はこの2個程のポドサイトに由来するものなのかという疑問である。無数のポドカリキシン陽性構造物が数個のポドサイトかに由来する，例えば壊れた cell debris のようなものだとすればあまりにも多すぎるのではないかという疑問が次の研究のきっかけとなった。このポドカリキシン陽性構造物，私たちはこれを podocalyxin positive granular structures（PPGS）と呼んで研究を進めた。その結果，PPGS はポドサイトの apical cell membrane に由来することが明らかになった。

　以下，その証明プロセスを示す[1]。

1. PPGS は障害ポドサイトに由来する

　尿中の sediments に対して抗ポドカリキシン抗体で蛍光免疫染色をすると，図1に示したように細胞（ポドサイト）と PPGS の2種類の所見に大別される。この PPGS がどこに由来するかを検討するため，PPGS を多く排泄する症例の腎生検の腎切片を蛍光染色し，正常腎切片と比較した（図2）。腎炎患者の腎切片では係蹄壁の表面が顆粒状に染色され，正常腎の腎切片のようにスムースな辺縁を呈していなかった。また，この腎炎患者の腎切片を詳細に見ると，尿細管の内腔内に PPGS 類似のものが認められた（図3）。以上の結果か

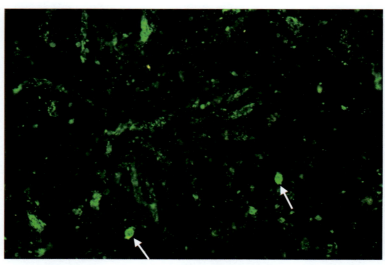

▶図1　尿中ポドサイト（矢印）とその周囲の無数のポドカリキシン陽性の顆粒状構造物（紫斑病性腎炎患者尿の尿沈渣，抗ポドカリキシン抗体による蛍光染色）

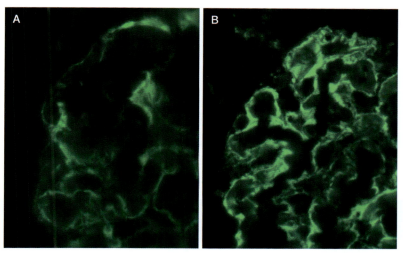

A：Normal, B：HSPN
▶図2　正常腎および紫斑病性腎炎患者腎の抗ポドカリキシン抗体による蛍光抗体所見

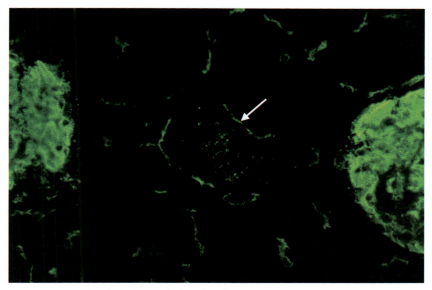

▶図3　紫斑病性腎炎患者の腎切片の抗ポドカリキシン抗体による蛍光抗体所見
矢印は，尿細管腔内のポドカリキシン。

ら，尿中のPPGSは障害ポドサイトの表面から排泄されてくるものと考えられた．

2．PPGSは特定の細胞極性を有する

尿中のPPGSはポドサイトのどの部位，すなわちapical region，slit diaphragm region，basal regionのいずれに由来するものかを検討した．図4のように，apical regionを認識する抗体は抗ポドカリキシン抗体，slit diaphragm regionを認識する抗体は抗ネフリン抗体，basal regionを認識する抗体は抗α3インテグリン抗体を用いた．その結果を図5に示す．ポドカリキシン抗体のみが反応し，それ以外の抗体は結合しなかった．これらの所見から，PPGSはapical regionに由来すると考えられた．

Ⅰ. Shedding of apical cell membrane

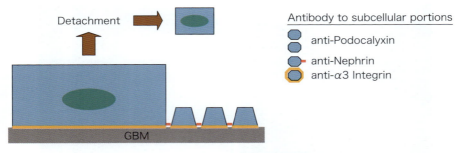

▶図4 ポドサイトの各部位を認識する抗体

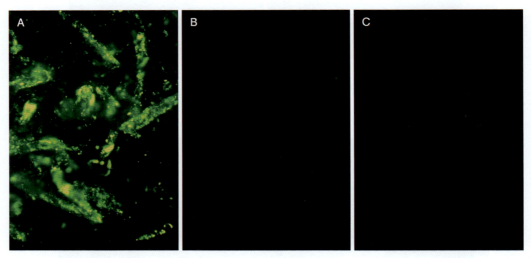

A：anti-PCX, B：anti-Nephrin, C：anti-Integrin α3
▶図5 抗ポドカリキシン，ネフリン，α3インテグリン抗体を用いた腎炎患者尿沈渣の蛍光抗体所見

3. 尿中にはポドサイトのmicrovilliに類似のvesiclesが見られる

　PPGSがどのような構造をとっているのかを検討するため免疫電顕を行った。紫斑病性腎炎患者の尿沈渣に対して抗ポドカリキシン抗体を用いて型のごとくに免疫電顕で染色した。図6Aに脱落したポドサイトを示す。ポドサイト表面にはmicrovilli様な突起が認められた。一方，PPGSと思われる箇所は図6Bのようにvesicle様の構造をとっていた。図7に同患者の腎生検の電顕所見を示す。ポドサイトの表面に突出するmicrovilliはPPGSのvesicleに似ていた。以上の所見から，PPGSはmicrovilliに由来する可能性が高いと考えた。

4. PPGSは細胞膜の全層性の組成を有する

　PPGSが細胞膜に由来するかを確認するため，蛍光抗体法の二重染色を行った。ポドカリキシンのsugar componentを認識する抗体とextracellular regionを認識する抗体による二重染色をすると，両者は同一局在であった（図8）。同様にsugar componentに対する抗体とintracellular regionに対する抗体を用いて二重染色をすると，こちらも同一局在であった（図9）。これらの所見からPPGSは細胞膜由来であると考えた。

5. PPGSは脱落ポドサイト由来のcell debrisではない

　ポドサイト周囲のPPGSがすべてポドサイトの

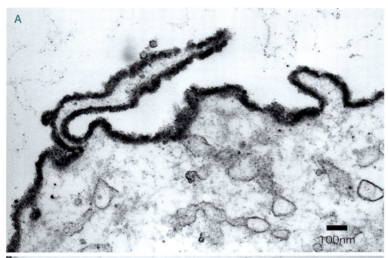
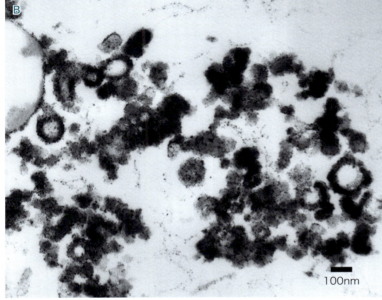

IEM of 3,000 rpm sediment from HSPN. Urine samples；3000 rpm sediment from HSPN, IEM；pre-embedding methods, Antibody；anti-PCX antibody（22A4）

▶ 図6　紫斑病性腎炎患者尿沈渣の免疫電顕所見（抗ポドカリキシン抗体を使用）

cell debris に由来するとすれば，尿沈渣中の全PCX量はそこに存在するポドサイト数に匹敵すると考えて実験をした．単離糸球体のPCX含量を定量し，糸球体1個あたりのポドサイト数を300と仮定してポドサイト1個あたりのPCX量を計算すると，約 4 pg/podocyte となった．一方，尿沈渣中のPCX量をそこに存在するポドサイト数で除すると 16 pg/podocyte となり，単離糸球体からの計算式とはかなりずれているという結果になった（表1）．このことから，尿沈渣中のPPGSは必ずしも脱落したポドサイトの cell debris に由来するものではないと考えられる．

6. PPGS は actin filaments と関連していない

　PPGS は細胞骨格成分を含むものかどうか検討した．Ezrin に対する抗体と phalloidin を用いて尿沈渣の蛍光抗体染色を行った（図10）．抗 ezrin 抗体および phalloidin のいずれの染色も陰性であった（図10下段のA'，B'，C'は抗ポドカリキシン抗体，抗 ezrin 抗体，phalloidin による正常腎切片での染色所見である）．これらの所見は，PPGSが細胞骨格成分を含んでいないことを意味している．

Ⅰ. Shedding of apical cell membrane

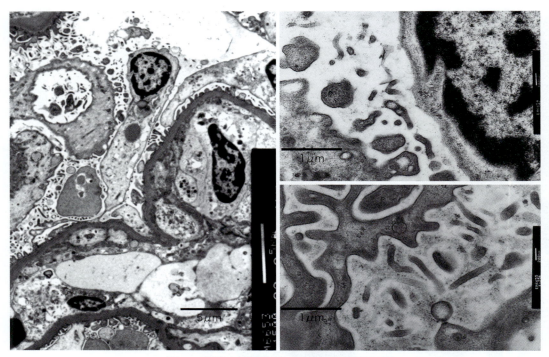

▶図7 紫斑病性腎炎患者の腎組織電顕所見
Microvillous transformation が著明に認められる。

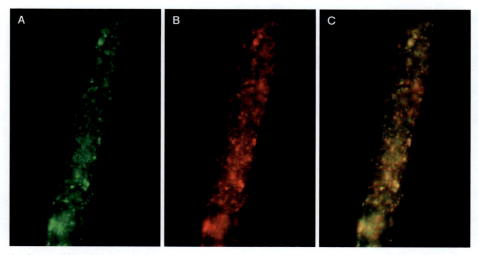

A：Sugar-PCX, B：Extra-PCX, C：Merge
▶図8 ポドカリキシンの糖鎖領域（sugar），細胞外領域（extra）を認識する2種類の抗体を用いた，尿沈渣の二重蛍光染色（merge）

7. PPGS は acute podocyte injury を反映する

正常腎コントロール，ネフローゼ症候群患者，腎炎患者（IgA 腎症，紫斑病性腎炎，ループス腎炎）における尿沈渣中ポドカリキシン，蛋白尿，尿中ポドサイト数を算定した。尿中ポドサイトの脱落の見られる腎炎症例で尿沈渣ポドカリキシンが高値であった（表2）。これらの所見から，尿中 PPGS は acute podocyte injury を反映していると

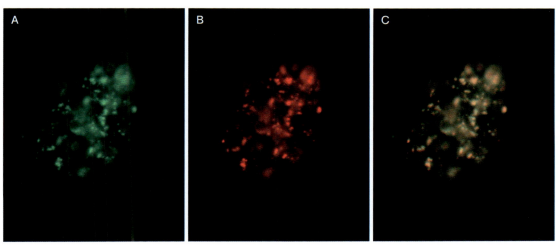

A：Sugar-PCX，B：Intra-PCX，C：Merge
▶ 図9　ポドカリキシンの糖鎖領域（sugar），細胞内領域（intra）を認識する2種類の抗体を用いた，尿沈渣の二重蛍光染色（merge）

▶ 表1　尿沈渣および単離糸球体中に存在するポドサイト1個あたりのポドカリキシン量[*1]

	PCX content	No. of podocytes	PCX/podocyte
Isolated glomeruli[*2]	170.0-350.0 μg	49,440,000-77,600,000 podocytes	4.0±0.35 pg/podocyte
Urinary sediments[*3]	3.6-321.0 ng/mL	0.5-43.0 podocytes/mL	16.1±4.1 ng/podocyte[*4]

[*1] Data are expressed as means±SEM. PCX：podocalyxin
[*2] From three kidneys.
[*3] From 15 cases with IgA nephropathy (IgAN), Henoch-Schönlein purpura nephritis (HSPN), and lupus nephritis (LN).
[*4] $p<0.01$ versus isolated glomeruli.

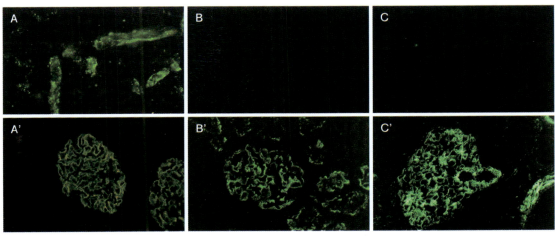

▶ 図10　抗ポドカリキシン抗体，抗ezrin抗体，およびphalloidinによる尿沈渣，腎組織の蛍光染色（上段A〜C：尿沈渣，下段A'〜C'：腎組織）

▶ 表2 正常腎コントロール，ネフローゼ症候群，IgA 腎症，紫斑病性腎炎，ループス腎炎患者尿の尿沈渣中のポドカリキシン量[*1]

	u-sed-PCX (ng/mL)	Proteinuria (mg/dL)	u-podocytes (cells/mL)
Normal controls (n=50)	0.13±0.04	8.6±0.5	0
Nephrotic syndrome (n=15)	1.59±0.43[*2,3]	605.3±135.6[*5,6]	0
IgAN/HSPN/LN (n=15)	50.63±20.24[*4]	176.9±40.6[*7]	6.0±2.8

[*1] Data are expressed as means±SE. u-sed-PCX：urinary sediment PCX.
[*2] $p<0.0001$ versus normal controls.
[*3] $p<0.03$ versus IgAN/HSPN/LN.
[*4] $p<0.0002$ versus normal controls.
[*5] $p<0.0001$ versus normal controls.
[*6] $p<0.006$ versus IgAN/HSPN/LN.
[*7] $p<0.0001$ versus normal controls.

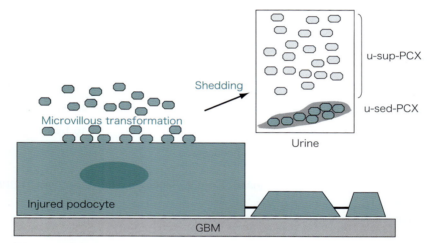

▶ 図11 尿沈渣中の PPGS は障害ポドサイトの microvilli から shedding される

考えた。

8. 結論

尿沈渣中のPPGSは細胞膜に由来するvesicle構造をとり，障害ポドサイトのmicrovilliからshedding される（図11）。

9. 現在の見解

この論文では，尿中に存在するポドカリキシン陽性顆粒状構造物は脱落ポドサイトとは違ったメカニズムで排泄されてきていることが明らかとなり，それはポドサイトの apical cell memmbrane に由来していることを示した。このように，ポドサイトの apical cell membrane が障害ポドサイトから shedding されるという，今までに報告のなかった新しいポドサイト障害の病態を明らかにしたという点に価値があると思っている。

文　献

1) Hara M, Yanagihara T, Kihara I, et al：Apical cell membranes are shed into urine from injured podocytes：a novel phenomenon of podocyte injury. J Am Soc Nephrol 2005；16：408-416

Ⅱ Tip vesiculation

　PPGSが障害ポドサイトのapical cell membraneからvesicle sheddingされることが明らかになったが，このvesiclesは尿沈渣中にのみ見られて遠心上清中には見られないものなのか，という疑問が湧いてきた。また，apical cell membraneからどのようにして尿中に排泄されるのだろうか，という疑問も解決したいと考えた。

　結果，これらの疑問を明らかにすることができ，その研究結果を論文にまとめることができた[1]。以下はその研究結果の概要である。

1. 沈渣ポドカリキシン，上清ポドカリキシンともに腎炎患者尿で排泄が増加している

　正常人，患者尿について3,000回転遠心操作による沈渣部分（sediment PCX：u-sed-PCX）と上清部分（supernatant PCX：u-sup-PCX）のポドカリキシン量（podocalyxin：PCX）をELISAで定量した（図12）。その結果，上清部分には尿沈渣中のPCXよりもはるかに多くの量が含まれていた。また，正常人尿と患者尿を比較すると，尿沈渣，上清ともに腎炎患者尿で有意に多くのPCXが排泄されていた。尿沈渣，上清のいずれにもPCXが排泄されていることをWestern blotで確認した（図13）。確かに160-170 kDa付近に陽性バンドが見られる。

2. Sediment PCXは円柱内にトラップされている

　尿沈渣，上清中のPCXの形態を蛍光抗体法で確認した。尿沈渣中には，図14のようにポドサイトあるいはpodocalyxin positive granular structures（PPGS）の形で存在していた。3,000回転遠心操作後の上清をさらに100,000回転で遠心

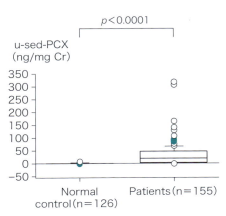 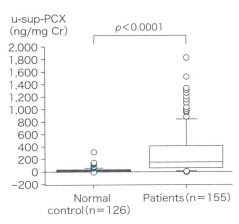

Small amount of PCX was excreted in normal control and urine PCX is elevated in nephritic patients. The level of supernatant PCX was higher than that of urine sediment in both normal control and nephritic patients.

▶ 図12　正常コントロールおよび腎炎患者尿の沈渣ポドカリキシン（u-sed-PCX），上清ポドカリキシン（u-sup-PCX）量の比較

Ⅱ．Tip vesiculation

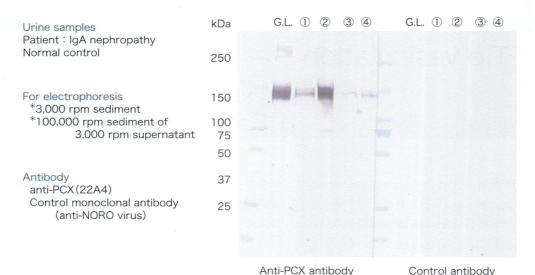

Urine samples
　Patient：IgA nephropathy
　Normal control

For electrophoresis
　*3,000 rpm sediment
　*100,000 rpm sediment of
　　3,000 rpm supernatant

Antibody
　anti-PCX(22A4)
　Control monoclonal antibody
　　(anti-NORO virus)

G.L.：glomerular lysate
①：3,000 rpm SED(patient)　　②：100,000 rpm SED(patient)
③：3,000 rpm SED(normal control)　④：100,000 rpm SED(normal control)
u-sup-PCXは100,000回転円心の沈渣をサンプルとして使用した．
▶ 図13　尿中ポドカリキシンのWestern blot所見

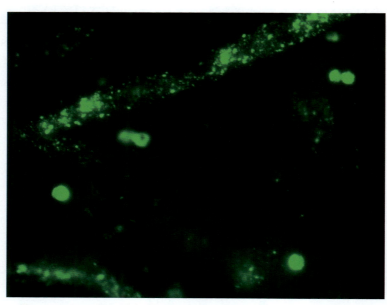

▶ 図14　3,000回転遠心後の尿沈渣の抗ポドカリキシン抗体による
　　　　蛍光抗体法の染色所見（IgA腎症）

し，その沈渣を蛍光抗体で染色した（図15）。上清中にも，沈渣中に見られたPPGSと同様にPCX陽性顆粒状のパターンでPCXが存在していた。尿沈渣中のPCXの存在パターンが円柱の中に取り込まれて存在しているように見えたので，蛍光抗体法とNomarski顕微鏡とを併用して観察すると，予想どおり，PPGSは円柱内に存在していた（図16）。

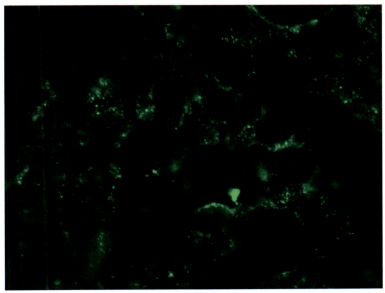

▶ 図15　3,000回転遠心後，さらに100,000回転して得られた尿沈渣の抗ポドカリキシン抗体による蛍光抗体法の染色所見（IgA腎症）

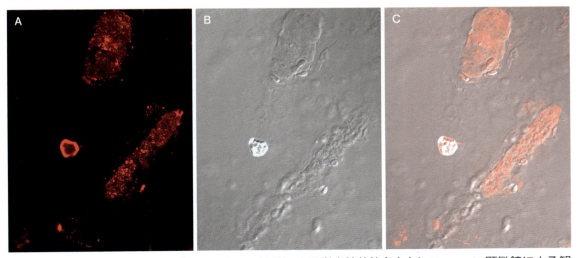

▶ 図16　腎炎患者尿沈渣の抗ポドカリキシン抗体による蛍光抗体染色（A）とNomarski顕微鏡による観察（B），Cはmerge像

3. Sediment PCX, supernatant PCX ともに細胞膜と関連しvesiclesの形態をとっている

　尿中に存在するPCXがどのような形で存在するのかを確認した．まず，沈渣中のPPGSに対してintracellular regionを認識する抗体とextracellular regionを認識する抗体を用いて蛍光抗体法で二重染色した（図17）．両者は局在が一致し，細胞膜関連であることがわかった．また，intracellular regionを認識する抗体とextracellular regionを認識する抗体の2種類を組み合わせたサンドイッチELISAと，intracellular regionを認識する2種類の抗体で作製したサンドイッチELISAのデータを比較すると，両者に相関関係がみられた（図18）．この所見も，PPGSが細胞膜に関連

Ⅱ. Tip vesiculation

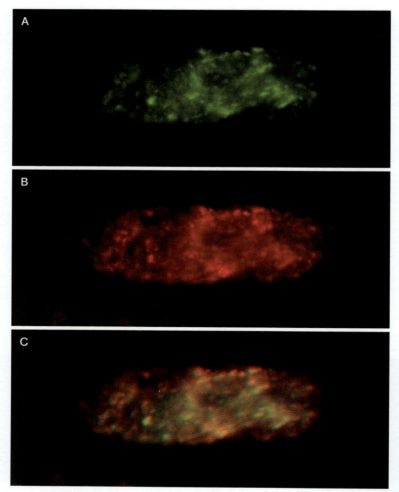

A：anti-intracellular PCX Ab（No.147）
B：anti-extracellular PCX Ab（No.45）
C：Merge

▶ 図17　腎炎患者（IgA 腎症）尿の 3,000 回転遠心後沈渣を，細胞膜内外を認識する 2 種の抗ポドカリキシン抗体を用いて蛍光抗体染色を施行

していることを示唆している。
　さらに，患者尿の 3,000 回転遠心沈渣，上清，100,000 回転遠心沈渣のそれぞれの分画中の PCX 量を ELISA で定量した（図 19）。3,000 回転後の上清中の PCX は，100,000 回転でほとんど沈んでしまうことが明らかになった。これは，3,000 回転上清中の PCX は可溶性のものではないことを示している。これらの実験結果は，3,000 回転上清中の PCX は沈渣中のものと同様に PPGS の形態をとっていることを示している。

4. Sediment, supernatant PCX のサイズはポドサイトの microvilli の大きさに近い

　尿沈渣中および上清中の PPGS を免疫電顕あるいは磁気ビーズを使って PPGS を選択的に集めて電顕で検索するという手法を用いて，vesicles のサイズを比較した。図 20 の上段に沈渣中の vesicles，中段に上清中の vesicles の電子顕微鏡所見を示す。Vesicles のサイズを測定すると，どちらの vesicles も 125 μm 前後でほぼ同じ大きさで

第4章 ポドサイト細胞膜の尿中排泄

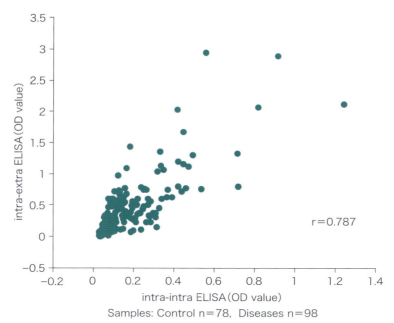

▶ 図18 Intracellular region，extracellular region のポドカリキシンを認識する2種類の ELISA で sup-PCX を測定

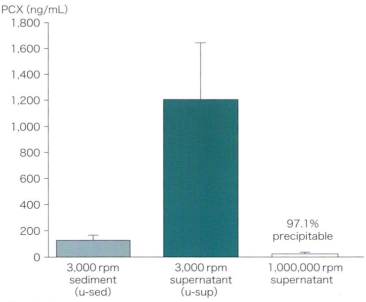

Samples (n=8)
IgAGN; 1 case, Nephrotic synd; 2 cases, HSPN; 1 case, Lupus Nts: 1 case

▶ 図19 腎炎患者尿の3,000回転遠心沈渣部分，上清部分，3,000回転遠心上清のさらに100,000回転遠心沈渣部分のポドカリキシン量の比較

Ⅱ．Tip vesiculation

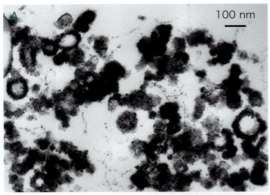
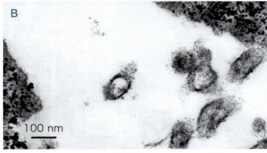
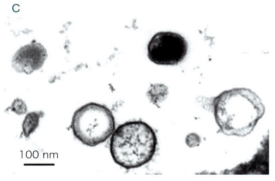

A：3,000 rpm sediment/IEM
B：3,000 rpm supernatant/Magnetic beads
C：100,000 rpm sediment/Conventional EM

▶図20　腎炎患者尿の3,000回転遠心沈渣（A），上清（B）中のポドカリキシン陽性のvesicles（免疫電顕による），3,000回転上清中のvesicles（通常電顕による）（C）

6. Membrane vesicle は microvilli の先端から tip vesiculation される

　Vesicles中の細胞骨格関連分子の存在を検索した。腎炎患者の3,000回転上清中のPPGSを蛍光抗体法の二重染色で調べた。図21の上段にあるように，PCXとポドサイトマーカーの一つであるglomerular epithelial protein-1（GLEPP1）とはcolocalizeしたが，中段にあるようにezrinとはcolocalizeしなかった。下段のphalloidinは染色されなかった。図21のA, D, GはPCX染色，D, E, Hは上からGLEPP1, ezrin, phalloidinを示す。C, Fはmerge像である。このように，PPGSは細胞骨格の分子を含んでいないことが明らかになった。

　それでは，形態学的にどのようにしてvesiclesが排泄されるのか，という疑問に対しては，電子顕微鏡による詳細な観察から結論を見出した。腎炎患者の腎生検のサンプルを電子顕微鏡で注意深く観察すると，microvilliの先端がアクチン線維等を含まず，膨れている所見がしばしば観察された（図22の矢印）。また，尿腔内には膨れた先端部がちぎれて離れたvesiclesも観察された（図22の矢印頭）。

7. 私たちの仮説

　Microvilliよりvesicleが，図23のようなプロセスでsheddingされると考えている。このプロセスを，私たちはtip vesiculationと命名した。

8. 現在の解釈，見解

　ポドサイトが障害を受けるとmicrovilliを形成することは昔からよく知られた事実であるが，その病理学的意義については全くわかっていない。今回の研究で障害ポドサイトはmicrovilliを形成するだけにとどまらず，tip vesiculationによって尿中にどんどん排泄していることが明らかとなった。しかし，microvilliの形成やtip vesiculationのメカニズムについては全くわからず，今後の研究

あった。

5. 尿中のPCX vesicles は exosome マーカーを有していない

　尿沈渣，上清中のPPGSについては，CD24等のexosome markerは陰性であった。

第4章 ポドサイト細胞膜の尿中排泄

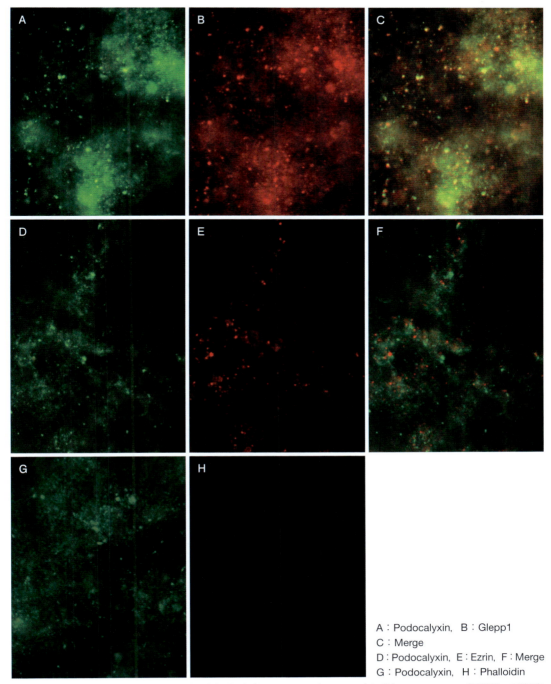

A：Podocalyxin, B：Glepp1
C：Merge
D：Podocalyxin, E：Ezrin, F：Merge
G：Podocalyxin, H：Phalloidin

▶図21 腎炎患者尿の3,000回転遠心上清中のPPGSをezrin（中段），phalloidin（下段）で蛍光抗体染色をした。Cytoskeletal componentsはいずれも陰性である

が望まれる。

文　献

1) Hara M, Yanagihara T, Hirayama Y, et al：Podocyte membrane vesicles in urine originate from tip vesiculation of podocyte microvilli. Hum Pathol 2010；41：1265-1275

Ⅱ. Tip vesiculation

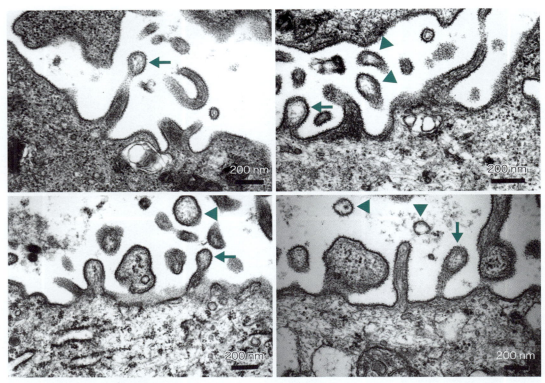

矢印：microvilli 先端部，矢頭：先端部から shedding された vesicle
▶ 図22　腎炎患者の腎生検組織の電顕所見（tip vesiculation）

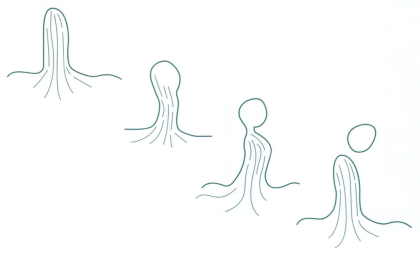

▶ 図23　Microvilli の先端から vesicle が shedding されるプロセス
Vesicle 内には cytoskeletal component は存在しない。

Ⅲ PPGSとexosomesとの相違

　尿を含む体腔液には，内腔を覆う上皮細胞からexosomesがexocytosisされることが明らかになっている。したがって，尿にもポドサイト由来のexosomesが排泄されることがわかっている[1]。ここで問題になるのが，私たちが言い出したPPGSとの関連である。

　これに関して私たちが得ている研究結果を以下に示す。

1. IgA腎症患者尿のゲル濾過（図24）

　IgA腎症患者の尿を遠心して細胞成分を除いた後，濃縮してゲル濾過を行った。採取した分画のPCX含量をELISAにて測定した。矢印は，PCXを含む分画を示している。このように，かなり分子量の大きなものがvoid volume近くに出てきており，この中にPPGSのみならずexosomesが含まれているものと思われる。

2. 尿中のvesiclesのサイズ（図25）

　これを測定すると120 nm前後であったが，なかには100 nm以下のvesiclesも含まれていた。腎組織のmicrovilliのサイズを測定すると，こち

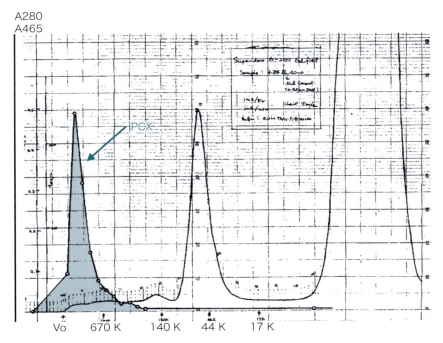

Samples：concentrated urine from IgAGN
Sephadex G-200
Measurement：A280, A465 by ELISA

▶ 図24　IgA腎症患者尿のゲル濾過

Ⅲ. PPGS と exosomes との相違

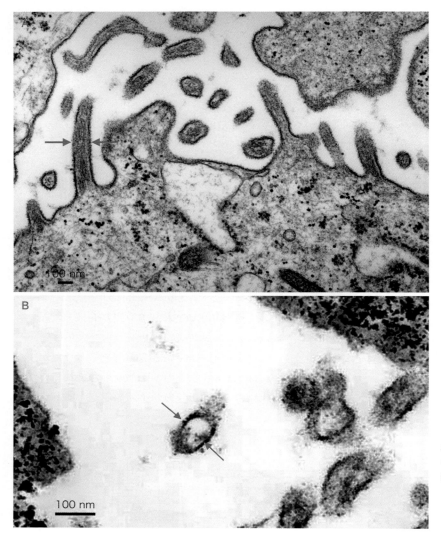

A：123.6±8.8 nm, B：121.2±6.4 nm
▶ 図25 腎組織のmicro-villiのサイズと尿中ポドカリキシン陽性vesi-clesのサイズの比較

らも120 nm前後の大きさであった。Exosomesのサイズは40-100 nmと言われているので，私たちがPPGSと呼んでいるものの中に一部exosomesが含まれている可能性がある。

3. PPGSはexosome markerが陰性であった（図26）

IgA腎症患者の尿沈渣をexosome markerであるCD63で免疫染色すると，陰性であった。この所見は，尿沈渣中にはexosomesが含まれていないことを意味している。

4. 現在の解釈，見解

最近の研究では，尿中にはmicroparticlesと言われる種々のサイズ（40-1,000 nm）のparticlesが排泄されている。このうち100 nm以下のものはexosomesであり，これはポドサイトからexocy-tosisされて尿中に出てくる。一方，100 nmよりも大きいparticlesは，exocytosisではなくapical cell membraneからvesicle sheddingされてくると考えられている。このように，microparticleはPPGSとexosomeとの両者を含む広い概念であると現時点では理解している。

Samples
peripheral blood
3,000 rpm sediment from IgA nephropathy

Antibody
anti-CD63 monoclonal antibody
　　(a marker of exosome)
anti-PCX monoclonal antibody

A：Peripheral blood for CD63
B：Urine sediment for PCX
C：Urine sediment for CD63

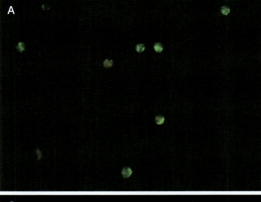
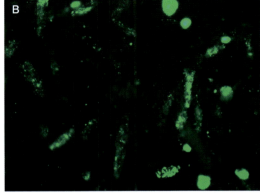
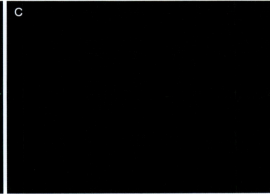

▶ 図26　IgA腎症患者尿の3,000回転遠心沈渣のCD63による免疫染色

文　献

1) Spanu S, van Roeyen CR, Denecke B, et al：Urinary exosomes：a novel means to non-invasively assess changes in renal gene and protein expression. PLoS One 2014：9：e109631

第5章

尿中ポドサイト検出の実際

I　尿中ポドサイト検査

　尿中にポドサイトが出現していることを発見したのが1991年の夏頃である。その後，尿中に出ている細胞や，podocalyxin positive granular structures（PPGS）がポドサイト由来であることを *in vitro* の実験で確認し，さらに実際の臨床例で尿中ポドサイト検査がポドサイト障害を反映している

かを検討した。最初は吉田病院小児科の腎疾患患者について，自分自身で尿中ポドサイト検査を行った。患者情報を知っての検査のため，かなりバイアスも入っていたと思われる。そこで次に，一般検査室の検査技師に協力してもらい，臨床情報を知らされていない技師さんたちに判定しても

糸球体上皮細胞研究会参加施設および研究協力者

施設	研究協力者
弘前大学小児科	和賀忍，柿崎良樹
新潟大学腎研病理	木原達，山本格
新潟大学小児科	内山聖，早川広史
新潟市民病院小児科	小田良彦，渡辺徹
国療新潟病院小児科	富沢修一
新潟県立吉田病院小児科	高田恒郎，柳原俊雄，原正則
信州大学病理，小児科	重松秀一，森哲夫
筑波大学病理	長田道夫
国療千葉東病院小児科	倉山英昭
東京女子医大腎センター小児科	伊藤克巳，川口洋，服部元史
静岡県立こども病院腎臓内科	高橋昌里
北里大学泌尿器科	酒井糾
富山医科薬科大学小児科	稲場進
近畿大学小児科	吉岡加寿夫
兵庫医大小児科	和田博義，谷沢隆邦
鳥取大学小児科	岡空輝夫
倉敷中央病院小児科	武田修明
熊本大学小児科	服部新三郎
熊本中央病院小児科	古瀬昭夫
埼玉医大総合医療センター第四内科	御手洗哲也

糸球体上皮細胞研究会の経過

第1回糸球体細胞研究会
　平成7年6月17日，ホテルリッチ横浜，横浜
　内容：研究会設立の主旨説明，研究課題，糸
　　　　球体上皮細胞障害の検査法の説明，研
　　　　究会運営に関する検討等
　参加人数：約50名

第2回糸球体上皮細胞研究会
　平成7年11月27日，高崎東武ホテル，東京
　内容：各施設よりのデータ集計の中間報告，
　　　　病例検討，今後の方針説明等
　参加人数：約50名

第3回糸球体上皮細胞研究会
　平成8年5月31日，ホテルハイザ，倉敷
　内容：各施設からのデータ集計の中間報告，
　　　　病例検討等
　参加人数：約50名

第4回糸球体上皮細胞研究会
　平成9年5月15日，ホテルイタリア軒，新潟
　内容：研究会最終結果報告
　参加人数：約70名

▶ 図1　糸球体上皮細胞研究会の参加施設および研究協力者

第 5 章　尿中ポドサイト検出の実際

▶ 表 1　蛍光抗体染色方法（旧吉田病院法）

＊尿混和ウリキープ 5 D から 10 mL をスピッツに移し遠心して尿沈渣を得る。
＊沈渣にリン酸緩衝生理食塩液（PBS）を 5 mL 加え，サスペンドする。
＊オートスメア（Sakura）を用いてスライドガラス上に尿沈渣をサイトスピンする。
＊風乾し，完全に乾いたら冷アセトンで 5 分間固定する。
＊パップペンでサイトスピン領域を囲み，1 回 PBS に浸した後 a-PCX 抗体をモイストチェンバー内で反応させる，約 1 時間。
＊PBS で数回洗浄後 FITC 標識 a-mouse IgG を一次抗体同様に反応させる，約 1 時間。
＊PBS で洗浄後，封入し，蛍光顕微鏡で検鏡する。
＊サイトスピンした領域のポドサイト数を数える。
● 6 で割り算し 1 mL 中のポドサイト数（cells/mL）を算定する。

らった（1993-1995 年）。延べサンプル数が 1,000 ほどになった時点で，尿中ポドサイト検査が本当にポドサイト障害を反映しているという自信を持つことができるようになった。

次に行ったのが，全国の小児腎疾患を診療している医療機関にお願いして尿中ポドサイト検査の有用性について検証することであった。検査試薬開発における臨床的有用性に関する，いわゆる validation のプロセスである。その目的のため，図 1 に示した施設，先生方に声をかけ，糸球体上皮細胞研究会を組織した。この研究会には，検査センターの日本細胞病理ラボラトリー（三菱化学メディエンス）が協力してくれた。この研究会での検討においても，私たちが吉田病院で得た結果とほぼ同様の結果が得られた。1995-1997 年頃のことである。この研究会での結果を踏まえて，1998 年より日本細胞病理細ラボラトリーに外注すれば尿中ポドサイト検査が可能となった（図 2）。現在でも保険外検査として外注できる。

1. 吉田病院での尿中ポドサイト検査

私たちが初めて尿中にポドサイトを見つけたときの手法を，そのまま院内スタンダードとして検査してきた。手法は腎生検の蛍光抗体法に準ずるものであるが，腎生検の凍結切片の替わりにスライドガラス上に尿沈渣をサイトスピンしたものを用いた。表 1 にその手法を示す。尿検体はできるだけ早朝尿を用いて行うようにした。抗体は当初，PHM5（Austrarilan Monoclonal Development,

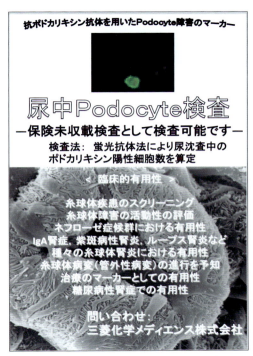

▶ 図 2　三菱化学メディエンスから出された尿中ポドサイトの外注検査用のパンフレット

Australia）を用い，その後 22A4 に変更している。
評価項目としては
(1) 細胞（ポドサイト）：個/mL で表示
(2) ポドカリキシン陽性円柱：−，±，1+，2+，3+
(3) ポドカリキシン陽性顆粒状構造物（円柱外のもの）：−，±，1+，2+，3+
の 3 項目で判定した。

73

Ⅰ. 尿中ポドサイト検査

2. 糸球体上皮細胞研究会での尿中ポドサイト検査の手法

吉田病院の院内検査では早朝尿をそのまま検体として検査に処することができたが、全国規模の多施設で行い、なおかつ東京の検査センターに検体を集めて尿中ポドサイト検査を行う必要があるため、尿の保存や輸送による影響等も考えなければならなかった。幸いなことに、図3に示すごとくに早朝尿をハルンカップに採尿した後、ウリキープ5D（細胞診用保存液）に入れて輸送すると、5日以内であればほとんど結果に影響が出ないことがわかった。この方法で全国から検体が東京に輸送された。検査手法は、検査センターの検査技師に吉田病院と同じ方法でお願いし、同じ診断基準で蛍光抗体の結果を判断してもらうように

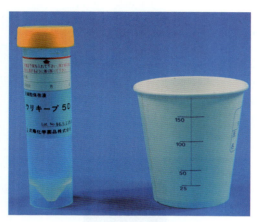

▶ 図3　ウリキープ5D（細胞診用保存液）とハルンカップ

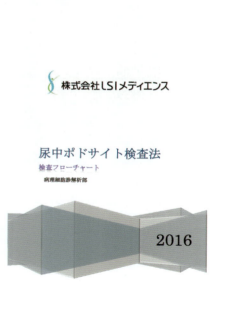

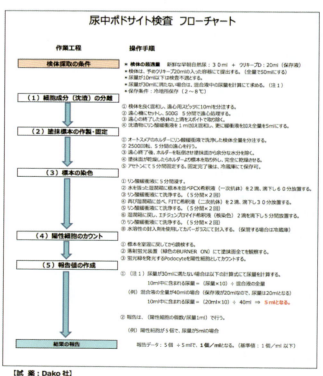

▶ 図4　外注検査用のパンフレット（株式会社 LSI メディエンス）

依頼した。

用いた抗体は 22A4 である。また，この研究会においては，評価項目は細胞（ポドサイト）と円柱の二つにした。

3. 三菱化学メディエンスでの尿中ポドサイト検査

基本的には吉田病院，糸球体上皮細胞研究会で用いた手法で行ってもらっている。その後，会社のほうで操作がしやすいように少し手法を変更している。現在，三菱化学メディエンスは会社名を LSI メディエンスと変更し，ポドサイト検査の外注委託を受注している。会社パンフレットと検査の手法を図 4 に示す。

用いている抗体は 22A4 である。評価項目は今まで私たちが行ってきた検査と同様である（表 2）。検査結果は図 5 のごとく尿中ポドサイト検査報告書に所見が記載されて依頼施設に届けられるシステムになっている。

4. 現在の吉田病院での検査法

私たちも研究目的に尿中ポドサイト検査を行う必要があるので，しばしばこの検査を施行している。その際，最近では手法を少し変更・改善している。図 6 に私たちの現行蛍光抗体法の手技を示

▶ 表 2　評価項目

# 尿中ポドサイト数：個/mL で表示	
# ポドカリキシン陽性円柱数：	
0–9 個/全視野	−
10–50 個/全視野	1+
51–150 個/全視野	2+
151 個以上/全視野	3+
# ポドカリキシン陽性構造物	あり or なし（ない場合は無記載）

尿中ポドサイト検査報告書

測　定　値

基準値
陽性細胞数　1.0個/mℓ 以下
円柱スコア　(−)

（委託）株式会社LSIメディエンス
（検査）病理・細胞診ラボラトリー
データのお問い合わせは下記にてお受けいたします
東京都板橋区小豆沢4丁目25-11
TEL 03-3558-2671（代表）

尿中ポドサイト検査報告書

施設名　様
氏名
病棟名
カルテNo.
患者名　様
年齢　性別
受付日　採取日
検査番号

測　定　値

陽性細胞数　0.7個/ml
円柱スコア　(−)

【備考】

基準値
陽性細胞数　1.0個/mℓ 以下
円柱スコア　(−)

報告日 2016/09/14　担当技師

（委託）株式会社LSIメディエンス
（検査）病理・細胞診ラボラトリー
データのお問い合わせは下記にてお受けいたします
東京都板橋区小豆沢4丁目25-11
TEL 03-3558-2671（代表）

▶ 図 5　尿中ポドサイト検査報告書と結果記載例

Ⅰ．尿中ポドサイト検査

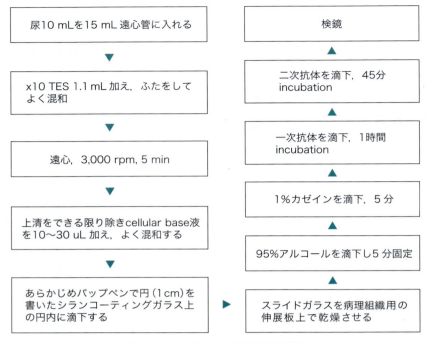

▶図6　吉田病院の現行蛍光抗体法

す。一番大きく変更した点は，尿沈渣のスライドガラスへの張り付けである。オートスメアによるサイトスピン法から，cellular base 液（DB社製，細胞を集めてスライドガラスに張り付けるノリのようなものである）を用いてスライドガラス上に沈渣を集める方法に変更した点である。

その他，アルコール固定，カゼインによるブロッキング操作を追加した。

5. 尿中ポドサイト検査の問題点と今後の課題

検査法としての最大の問題点は，基本手技が細胞診検査なので結果の判断が人の目によるということである。現在，検査センターで行われているので，さほど問題にならないかもしれないが，今後全国のいろいろな施設で行われるとこの点が問題になる。一方，尿中ポドサイトは必ずしも同じような形態はとらず，またしばしば破壊されて細胞の形態をとっていないこともあるので，この点も客観的な判断を困難にしている。しかし，尿中ポドサイトを検出するには蛍光抗体法が一番適している。酵素抗体法による検出も試みられているが，蛍光抗体法には及ばない。蛍光抗体法に準ずる検査法の開発が望まれるところである。私たちは尿沈渣ポドカリキシンのELISAによる定量法がそれに近いものであろうと期待して，現在，検討している。

Ⅱ ELISA 検査

1. Phase Ⅰ ELISA

第3章Ⅰで記載したように，某診断薬メーカーと共同で最終的に3クローンのモノクローナル抗体を得た。サンドイッチ ELISA 系を組み立てるには，この3種類の抗体をどのように組み合わせるかが問題となる。種々のトライアルを得て，最終的にはクローン 22A4 と 3H11 の組み合わせに決定した。表3に最終的に完成された ELISA システムの性能，特徴を示す。Capture antibody に 22A4 を，tracer antibody に 3H11 を選択し，3H11 にアルカリフォスファターゼを標識した。発色は pNNP を使用することにした。Detection limit は 5 ng/mL，測定レンジは 5-100 ng/mL の範囲で行った。ポドカリキシンのスタンダードとしては，単離糸球体から WGA カラムで精製してきたポドカリキシンを用いた。測定した値は尿中クレアチニンで補正し，"… ng/mg creatinine" と表記することとした。図7にはスタンダードによる検量曲線を示す。0-500 ng/mL の範囲で良好な直線性が得られた。

尿中ポドカリキシンを測定する場合，注意を要する点は尿の前処理である。尿中に存在するポドカリキシンは第3章で記載したように細胞膜の vesicle form の形態を呈しているので，ELISA で測定する場合は Triton で可溶化する必要がある。そうでないと測定値がかなり低く出てしまう。Phase Ⅰ ELISA では 0.2% Triton で前処理してから測定している。

このようにして構築したサンドイッチ ELISA を用いて，種々の腎疾患について尿中ポドカリキシンを測定した結果を図8に示す。疾患によって種々の程度の尿中ポドカリキシン排泄が認められた。

▶ 表3　Phase Ⅰ ELISA の概要

Sandwich ELISA
　Capture antibody：22A4
　Tracer antibody：3H11（ALP labeled）
Detection limit
　5 ng/mL
Measurement range
　5-100 ng/mL
Standard PCX
　PCX purified from human glomeruli
Development
　using pNNP
Standardized by creatinine and expressed as ng/mg creatinine

2. Phase Ⅱ ELISA

Phase Ⅱ ELISA は，第3章で記載した phase Ⅱ anti-PCX monoclonal antibody を用いて ELISA 系を構築した。図9に抗ポドカリキシン抗体のリストを示す。薄緑色で色を付けた抗体7種類が phase Ⅱ monoclonal antibody である。Extracellular region を認識する抗体が2種類，intracellular region を認識する抗体が5種類ある。この中から ELISA に適した組み合わせを選んでいく必要がある。種々のトライアルを得て，intra-extra の組み合わせである tracer-#5, capture-No.45 と intra-intra の組み合わせである tracer-#5, capture-No.147 がベスト2の組み合わせであった。この両者を用いて実際の臨床尿で測定したところ，非特異が少なく良好な測定が可能であった

Ⅱ．ELISA 検査

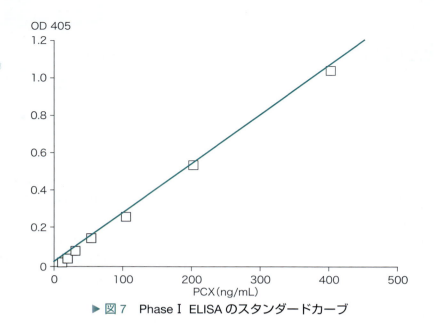

▶ 図7　PhaseⅠ ELISA のスタンダードカーブ

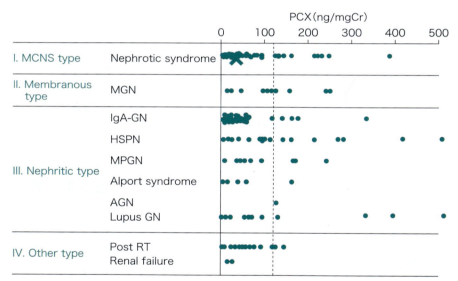

点線は，正常コントロール上限。
▶ 図8　各種腎疾患における尿中ポドカリキシン排泄（phaseⅠ ELISA による定量）

#5-No.147 が最終的に選ばれた。ELISA 系は通常のサンドイッチ系であり，図10 にその概略を示した。PhaseⅡ ELISA においては peroxidase を使用し，TMB（HRP 酵素基質）で発色した。この ELISA 系の性能を表4 に示した。

次に，検体の前処理について少し説明する必要がある。PhaseⅡ ELISA においては処理液を用いて尿検体の pH を均一化している。Triton による処理は phaseⅠ ELISA と同様である。PhaseⅡ ELISA では遠心前の尿に遠心操作を加え，沈渣のポドカリキシン（sed-PCX），上清のポドカリキシン（sup-PCX）とに分けて，それぞれのポドカリキシンを定量している（図11）。Sed-PCX は，尿沈渣中のポドサイトのポドカリキシンおよび円柱内外のポドカリキシンを測定していることになる。一方，sup-PCX は遠心上清部分の vesicle

Phase	Clone	Immunogen	Epitope	ELISA
Phase I	22A4	native PCX	Sugar	
	3H11	native PCX	Sugar＋peptide?	
	4D5	native PCX	Sugar	
Phase II	No.9	recom. PCX	Extracellular	
	No.45	recom. PCX	Extracellular	
	＃5	recom. PCX	Intracellular	Tracer　70-4　No.147　＃5　＃5　＃5　＃5　＃5
	＃16	recom. PCX	Intracellular	Capture　＃5　＃5　No.9　＃16　No.45　70-4　No.147
	No.44	recom. PCX	Intracellular	
	70-4	recom. PCX	Intracellular	
	No.147	recom. PCX	Intracellular	

▶ 図 9　Phase Ⅱ 抗ポドカリキシンモノクローナル抗体（薄緑色部分）と ELISA 用抗体の組み合わせ

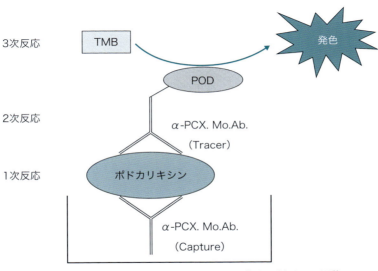

▶ 図 10　Phase Ⅱ ELISA のシェーマ（サンドイッチ系）

▶ 表 4　Phase Ⅱ ELISA の性能

1 ）感度
　　検出限界：1.5 ng/mL
　　定量限界：1.9 ng/mL
2 ）同時再現性
　　同一検体を 24 回同時に測定するとき，測定値の CV（変動係数）値は 10％以下
3 ）添加回収率
　　尿検体に既知濃度試料を添加したときの試料の回収率は 87〜97％
4 ）正確性
　　既知濃度の管理検体を測定するとき，既知濃度の±20％以内

Ⅱ. ELISA 検査

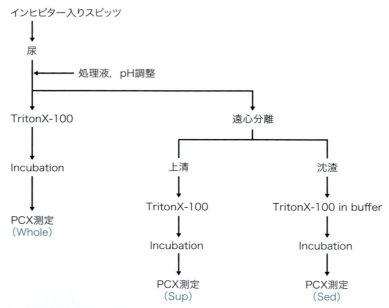

▶ 図11 尿の処理方法の検討

form に由来するポドカリキシンを測定している。Whole-PCX は，遠心操作を加えない状態の尿中全ポドカリキシン量を測定していることになる。Whole-PCX と sup-PCX の関係を図12 に示す。私たちは尿中のポドカリキシンを沈渣と上清に分けて測定したいと考えている。正確に上清中のポドカリキシンを測定するには遠心してから測定しなければならないが，図12のように whole-PCX と sup-PCX は極めて良好な相関関係が認められ，なおかつ sup-PCX は sed-PCX よりはるかにポドカリキシン含量が多いことから，whole PCX で sup-PCX を代用している。PCX 測定値とプロテアーゼインヒビター添加の有無，保存期間の影響等を検討した成績を図13 に示す。インヒビター不要，4日以内の保存安定性が確認できた。凍結融解の影響を検討した成績を図14 に示す。凍結融解の影響はわずかであることがわかった。

こうしたテクニカルな問題点を解決して phase Ⅱ ELISA が完成し，現在この ELISA システムを用いて尿中ポドカリキシンの測定を行っている。

第 5 章　尿中ポドサイト検出の実際

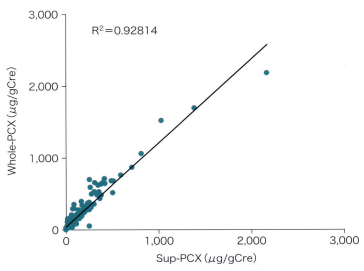

・Whole と sup が高い相関関係があるので遠心操作をして sup にする必要がない。
・遠心後の上清の吸引操作により測定誤差を生じる危険性が高く、sed 測定は望ましくない。
・利便性の点からも whole がベスト。

▶ 図 12　Whole-PCX と sup-PCX の関係

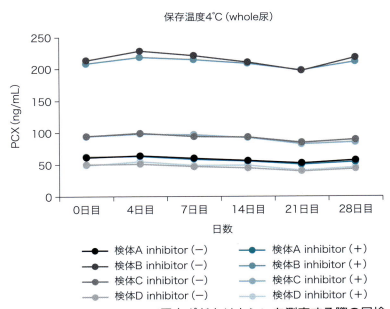

▶ 図 13　PhaseⅡ ELISA で尿中ポドカリキシンを測定する際の尿検体へのインヒビター添加の有無，保存期間の影響

81

Ⅱ．ELISA 検査

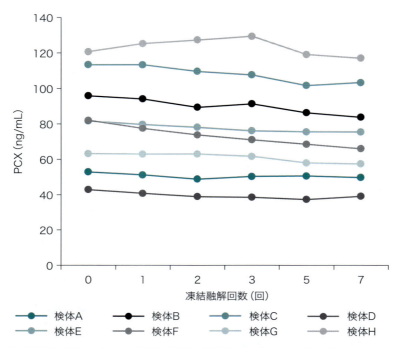

凍結融解 3 回までなら 0 回目と比較し定量値の変化は±10%以内である。
▶ 図 14　Phase Ⅱ ELISA で尿中ポドカリキシンを測定する際の尿検体（whole 尿）の凍結融解の影響

第6章

光学顕微鏡を用いた尿中ポドサイトの検出

I 尿沈渣検査の現状と課題

尿検査の歴史は古く，紀元前のヒポクラテスの時代に遡ることができる。尿検査の中でも尿沈渣検査については，顕微鏡が臨床の場に導入されてからであるので，ヒポクラテスの時代に比べればかなり新しい検査と言える。一方，私は学生時代，すなわち1970-1976年頃に，赤血球，白血球，上皮細胞，各種円柱，結晶など尿沈渣検査について臨床検査の講義を受けた。ところが，大学医学部を卒業後40年近く経つが，尿沈渣検査については学生時代の知識がそのまま今の臨床現場で十分使える。それでは，この40年の間に尿沈渣検査にどんな進歩があったのだろうかという疑問も出てくる。そこで手元の『臨床検査法提要』改訂第29版から最新の改訂第33版の尿沈渣検査の記載を概読してみた。驚いたことに，私が学生時代に学んだ知識とさほど変わっていないではないか。それでは本当にこの領域の進歩がなかったのだろうか，ということになる。そこで，この領域における検査法，臨床的意義についての進歩について自分なりに検証してみた。以下，検証をする過程で感じたことを述べてみたい。

1. 検査法についての進歩

1) 標準化が進んできている

尿沈渣の検査結果を客観的な情報として臨床サイドに伝えていくには，検査精度の向上，施設間差の是正など精度管理の問題を切り離して論じられない。こうした問題に対して日本臨床衛生検査技師会から1991年に『尿沈渣検査法』が発刊され，その後日本臨床検査標準協議会から承認を受け「イエローブック」として親しまれ，一般検査室の尿沈渣検査のバイブルとして使われてきた。

「イエローブック」はその後『尿沈渣検査法2010』（JCCLS GP1-P4）として改訂され今日に至っている。このように尿沈渣検査を行うにあたっての標準化は確実に進歩してきたと言える。一方，この標準化は日本国内での進歩は遂げているが，global standardizationの観点から見ると必ずしも進展していないようである。今後これらの領域においても，日本が率先して押し進めてほしいと願っている次第である。

2) 特殊染色を用いての沈渣検査は進展が見られる

尿沈渣検査は通常，無染色あるいはStern-heimer-Malbin染色等で検査される。しかし，これらの手法では細胞の由来などについて正確に同定することはできない。どうしても抗体などを用いた免疫染色を施し，より正確な診断が必要となる。尿中に出現するマクロファージ，あるいは尿細管上皮細胞，糸球体上皮細胞などを免疫染色して沈渣中に出現する細胞の詳細な分布がわかるようになってきた。これらの領域はそれなりに進歩している。ただ，まだ保険収載されるところまでには至っていないという問題点はある。今後そうした面での進歩が期待される。

3) 尿中有形成分自動測定の分野では著しい進歩が見られている

尿沈渣検査の実際にあたっては多くの手間と判定スキルが求められる。機械で代用できないものかと誰しも考えるところであるが，こうした動きの中で登場したのが，尿中有形成分自動測定装置の開発である。この領域での進歩は著しく，現在一般病院での依頼検体の30-40%くらいまでは機械分析の報告が可能なまでになってきた。一般検査業務の省力化や迅速化に貢献しているが，その運用にあたっては機械による特性や限界を十分理

解しておく必要がある。しかし，この領域での進歩はまだ期待できそうである。

2. 臨床的意義についての進歩

　尿沈渣中に出現する有形成分の臨床的有用性については，ほとんど進歩していないように感じられる。白血球，尿細管細胞，上皮細胞，円柱などの臨床的意義については，40年前の臨床的意義がそのまま現在でも使用されている。一方，赤血球分類については進歩が見られている。1991年の「イエローブック」での赤血球の記載はやや不明瞭であったが，2010年の「イエローブック」では赤血球は非糸球体型赤血球と糸球体型赤血球に大別されると明記され，赤血球形態の判定基準が付記されている。このように赤血球の扱いや臨床的意義が明確になったのは，この領域での特記すべき進歩の一つと言える。

3. 問題点

　次に，臨床医の立場から尿沈渣検査について日頃感じている問題点を述べる。

1）臨床医と検査サイドの認識のずれがある

　当院の腎臓内科医，小児腎臓病を専門とする小児科医に尿沈渣検査に何を期待しているか聞いてみた。①白血球の有無；尿路感染症の有無を診断するうえで有用であるから，②赤血球の形態，すなわち変形赤血球かどうか；糸球体性か非糸球体性かの血尿の鑑別に有用だから，③円柱の有無；腎実質性の障害があるかどうかがわかるから。それ以外の情報については臨床的有用性がはっきりしていないからあまり期待しない，という返答であった。その後，当院だけではなく他の病院の先生にも同様な質問をしてみたが，概ね同じような返事であった。

　一方，当院の一般検査室では沈渣を見る際には赤血球，白血球の他に上皮細胞について詳細に見ている。扁平，移行上皮はもちろんのこと，尿細管上皮についても種々の細分類まで行っている。この細分類がきちんとできるにはかなりのスキル

が必要で，研究会やセミナーなどの研修会に参加してスキル向上に努めている。ここで問題なのは，臨床側すなわち医師のほうが全く必要としない情報，結果を一般検査室の検査技師が一生懸命に提供しているという現実，すなわち臨床医が求める情報と検査サイドが提供する情報が必ずしも一致していないということである。

2）せっかくの「イエローブック」（尿沈渣検査法）が利用されていない

　先ほどの尿沈渣検査の必要性についての質問の際に，「イエローブック」についても腎臓内科医や小児科医へ尋ねてみた。一人としてこの本の存在を知らなかった。せっかく標準化された手法が臨床側に認知されていないという現実も，臨床サイドと検査サイドの認識のずれを説明するものであろう。

3）臨床サイドと検査サイドのずれの原因

　臨床サイドから見ると，尿沈渣検査の臨床的有用性についてはあまり進歩が見られず，臨床医はその方面への関心が払われなかった。他に有用な検査法（尿バイオマーカーなど）が出現してきているので，どうしても尿沈渣検査に対して臨床サイドの興味が薄れてきたことが臨床サイド側の原因のように思われる。一方，検査サイドから見ると，尿沈渣検査の標準化プロセスの中で出現する細胞の同定も標準化する必要が出てきた。しかし，その同定と臨床的意義との関連を見出すには困難が伴い，同定細胞の細分化の方向にどんどん進んでしまった。結果として，「イエローブック」を含むアトラスはページ数のみ増加してしまい，臨床的意義に関する記載の進歩はほとんど見られないままである。また，この細分化された同定法をセミナーなどで啓蒙することに力が入ってしまっているという悪循環ができあがってしまったように感じられる。

4）どうすればよいのか

　2011（平成23）年に逝去された伊藤機一先生が生前述べておられる，「もっと検査室は臨床の実情をよく知り，臨床医は検査室の実情をよく知るべきなのであろう」と。私も同感である。そのためには，臨床サイドと検査サイドの共同作業により臨床的有用性と細胞同定の客観的評価を行うべきであろうと考える。

II Sternheimer-Malbin 染色を用いた尿中ポドサイトの検出

　本章前節で述べたように，尿沈渣検査の領域においてはあまり進歩が見られていない。私たちはこれまで尿中ポドサイトの検出を蛍光抗体法によって行ってきたが，この作業の中で常々，通常のルーチン検査で尿中ポドサイトが見られないものであろうかという疑問を持ち続けてきた。通常の尿沈渣検査においては無染色あるいはSternheimer-Malbin（SM）染色を行うのが一般的である。無染色でポドサイトを検出するのは難しいであろうから，まずSM染色でどのようにポドサイトが見えるかという点から研究を始めた。以下，そのトライアルで私たちが出した結論である。

1. 尿中ポドサイトの色

　ポドサイトはSM染色でどのように染まるのであろうかという疑問に対して，まず最初に試みたのが，抗ポドカリキシン抗体を結合させた磁気ビーズを用いてポドサイトを選択的に採取してそれにSM染色を行うという方法である。これが図1であり，赤紫色に染色された。次に，蛍光抗体法とSM染色の二重染色を試みた（図2）。4個のポドサイトが見られるが，いずれも紫がかった赤で，他の細胞に比べ色濃く染色されていた。こうしたトライアルを繰り返すと，図3のようにポドサイトは濃い赤紫色で染色されることがわかった。これは「もも太郎アイス」の色に近い（「もも太郎アイス」は新潟にしかないようであるが）。私

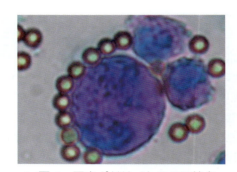

▶ 図1　尿中ポドサイトのSM染色

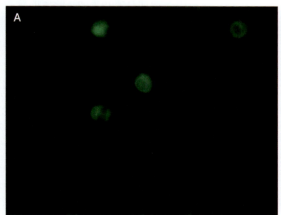

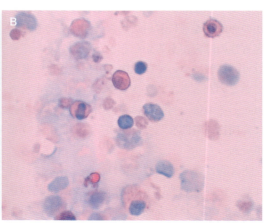

A：IF staining by anti-PCX antibody，B：SM staining
▶ 図2　尿中ポドサイトはSM染色によって紫がかった赤色に，色濃く染まる

第6章　光学顕微鏡を用いた尿中ポドサイトの検出

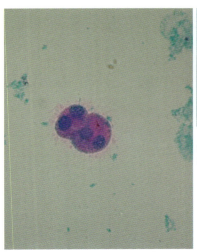

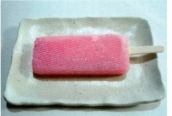

「もも太郎アイス」
violet（C30M70Y0K0 by CMYK color model）cytoplasmic color.

▶ 図3　尿中ポドサイトのSM染色の色は濃い赤紫色である（Podoviolet色と呼んでいる）

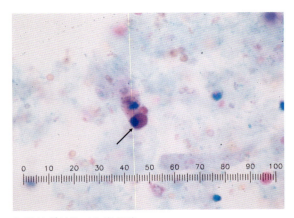

矢印はポドサイトを示す。
▶ 図4　急性腎炎患者尿の尿沈渣SM染色

たちはこのポドサイトの色をPodovioletと称している。この特徴的な色と濃さを示すポドサイトを図4に示す。小児の急性糸球体腎炎の症例である。

2. 尿中ポドサイトの大きさ，特徴

次に，尿中ポドサイトの大きさや他の特徴がないかどうかを探るために蛍光抗体法とヘマトキシリンの二重染色を行った（図5・6）。大きさは10-30 μmくらいで，かなり大きいものから小さいものまで幅が見られた。細胞質の顆粒は多くない。この点は，尿細管細胞との鑑別で重要なポイント

となる。尿細管細胞の細胞質は粗な顆粒状に染色される。また，しばしば多核である。この点は好中球との鑑別が重要になるが，ポドサイトの細胞質は色が濃く，好中球の場合は色が薄いのが鑑別ポイントとなる。図7・8にIgA腎症，急性糸球体腎炎における尿中ポドサイトを示す。尿中にポドサイトの排泄が多いとポドサイト円柱を形成することもある（図9）。細胞円柱の細胞は尿細管細胞であると教科書に書いてあるが，それは必ずしも正しくない。

3. 尿中ポドサイトを見つける際のポイント

上述の尿中ポドサイトの特徴をまとめたものを表1に示し，ポドサイトを見つける際のポイントとした。一方，蛍光抗体法によって評価したポドサイトの検出を各種検尿パラメーターがどの程度に予測できるかを検討した成績を表2に示す。円柱の存在がポドサイトを検出する際の重要な指標になることがわかったので，円柱が見られた際にはポドサイトの見られる確率が高いと思って検鏡することが大事である。こうしたポイントに気を付けて見つけたSM染色によって検出されたポドサイト数と，蛍光抗体法により検出したポドサイト数との関係を図10に示す。まずまずの相関が

87

Ⅱ．Sternheimer-Malbin染色を用いた尿中ポドサイトの検出

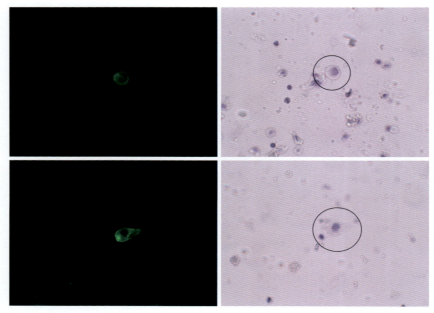

細胞の大きさは10〜30μmであり，大型のものが多い。細胞質の顆粒は少ない。
▶図5　尿中ポドサイトの蛍光抗体染色とヘマトキシリン染色

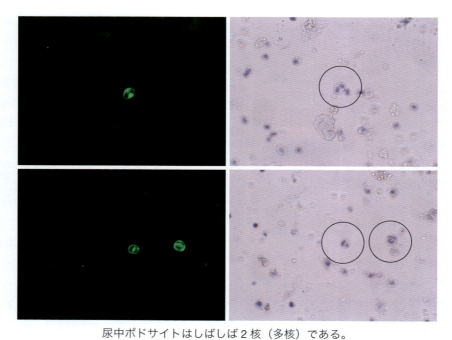

尿中ポドサイトはしばしば2核（多核）である。
▶図6　尿中ポドサイトの蛍光抗体染色とヘマトキシリン染色

88

第6章 光学顕微鏡を用いた尿中ポドサイトの検出

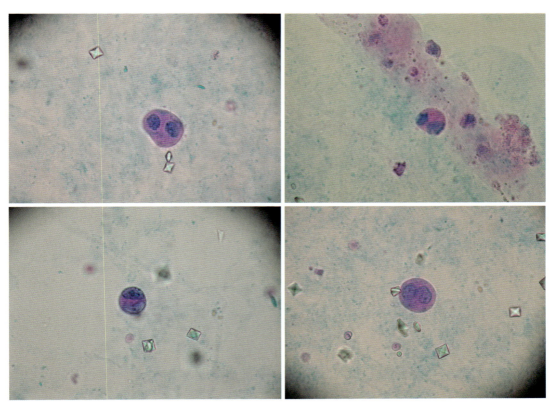

すべて2核であり，一つは円柱内に取り込まれている。
▶ 図7 IgA腎症で見られた尿中ポドサイト

▶ 表1 尿中ポドサイトを見つけるポイント（1）

1 ポドサイトを見つけるうえで大事なのは細胞質の染色性
「もも太郎アイス」の色で濃い，少ない顆粒
2 しばしば2核である
3 尿細管細胞との鑑別は細胞質の顆粒，濃さ
桜餅様は尿細管上皮細胞，そんなに濃くない
4 円柱内にポドサイトが見られることがある

▶ 表2 尿中ポドサイトを見つけるポイント(2)

	感度	特異度	有効度(感度＋特異度)
蛋白尿	66.1	65.9	132.0
血尿	63.1	74.6	137.7
尿細管細胞	69.5	55.3	124.8
円柱	77.0	62.7	139.7

（新潟県立吉田病院小児科腎外来（200検体），尿中ポドサイト検査）

認められた。

4．今後の課題

このようにSM染色でもある程度尿中ポドサイトを検出することが可能なので，今後，検査技師と協力して尿中ポドサイトの認知度を上げていく必要がある。

Ⅱ．Sternheimer-Malbin 染色を用いた尿中ポドサイトの検出

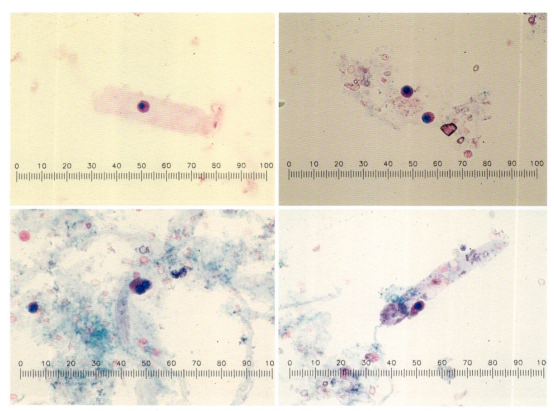

▶ 図8　溶連菌感染後急性糸球体腎炎患者（5歳男児）の尿中ポドサイト

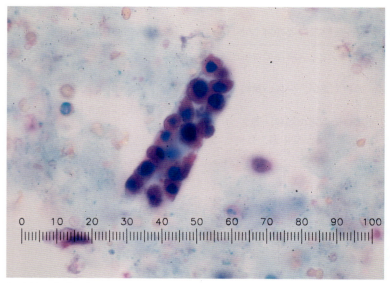

細胞性円柱内の細胞がほとんどポドサイトで占められている。
▶ 図9　ポドサイト円柱

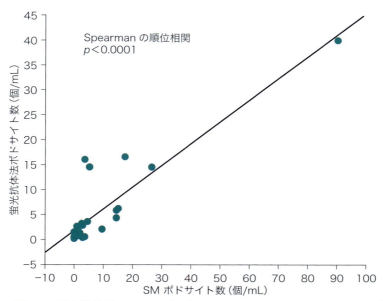

▶ 図 10　蛍光抗体法による尿中ポドサイト vs. SM 染色による尿中ポドサイト

III 抗PCX抗体結合ラテックスを用いた尿中ポドサイトの検出

尿中ポドサイトを検出するには，現時点では蛍光抗体法が一番適していると私たちは考えている．しかし，蛍光抗体法を行うには蛍光顕微鏡が必要であり，この顕微鏡を医療機関の一般検査室に置いていることはほとんどないと思われる．したがって，蛍光顕微鏡に代わって光学顕微鏡でポドサイトを検出するいい方法はないだろうかと常日頃よく考えていた．本章前節で記載したようにSM法もその一つであるが，特異的にポドサイトを検出するには問題がある．やはり，ポドサイトを特異的に検出する何らかの手立てを考案しなければならない．この考え方に基づいて私たちが試みた検査法を紹介する．

1. たまたま見つけた方法

前述のように，私たちは種々のepitopeを認識するphase I，II anti-podocalyxin antibodyを有している．この中から，ポドサイトを選択的に集めてくることを目的にした実験において細胞外を認識する抗体を選び出し，市販の磁気ビーズを用いて抗体と磁気ビーズを結合させた．その日の目的の実験が終了した際，抗体結合磁気ビーズが少しだけ余った．一方，ポドカリキシンを強制発現させた細胞も手持ちにあったので，遊び実験でこの細胞と抗ポドカリキシン抗体の結合した磁気ビーズがどのような形で結合するのか試してみた．液相で結合した場合，細胞を最初スライドガラス上に張り付けた後，磁気ビーズを加える方法との2種類で試してみた．いずれの方法でも細胞の周囲に磁気ビーズが結合している所見が観察された（図11）．このように，細胞の周囲に抗体の結合した担体が結合する現象に強い興味を覚えた．

2. ラテックスを使った方法

共同研究をしているデンカ生研に，抗体結合磁気ビーズと細胞とが結合した遊び実験のことを説

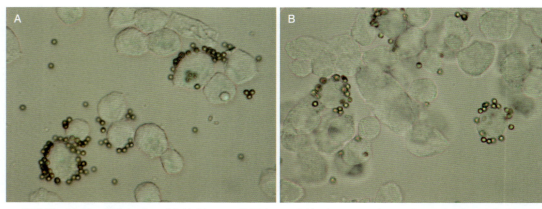

A：煙突法（液相で細胞とビーズを結合）　B：薄層クロマト法（スライド上に固定した細胞にビーズを結合）
▶ 図11　たまたま見つけた方法．22A4結合磁気ビーズが培養ポドサイトに結合することを発見（2010年11月）

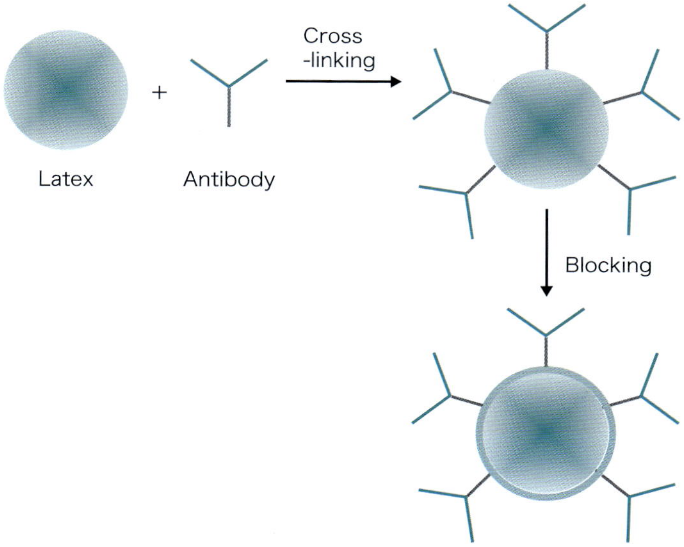

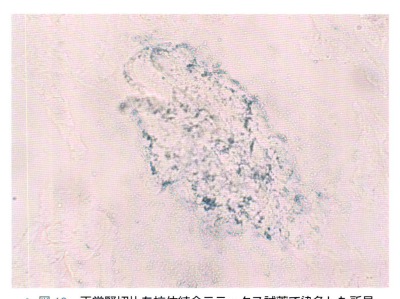

▶図12　ラテックス粒子に抗ポドカリキシン抗体を結合

▶図13　正常腎切片を抗体結合ラテックス試薬で染色した所見

明して，通常のラテックスに抗体を付けてもらうようお願いした．快く私の希望を受け入れてくれ，図12のようにラテックスに抗ポドカリキシン抗体をcross-linkingした試薬を作ってくれた．この試薬の検証実験は吉田病院で行った．まず，正常腎切片に対する結合性を調べた．腎切片上に試薬を載せオーバーナイトで反応させた結果を図13に示す．糸球体にラテックス粒子がきれいに結合している所見が得られた．また，ポドカリキシンを強制発現した細胞株への結合を検討した．図14に蛍光抗体の所見を示す．全細胞に同じようにポドカリキシンが発現しているわけではなく，一部の細胞のみに発現しており，蛍光抗体もそれと同様に一部の細胞のみが蛍光陽性であった．この細胞株をラテックス試薬で染色してみた(図15)．蛍光抗体と同じように，ポドカリキシンの発現レベルに応じて種々の程度にラテックスが結合していた．ここで大事なことは，抗体接合磁気ビーズ

Ⅲ．抗 PCX 抗体結合ラテックスを用いた尿中ポドサイトの検出

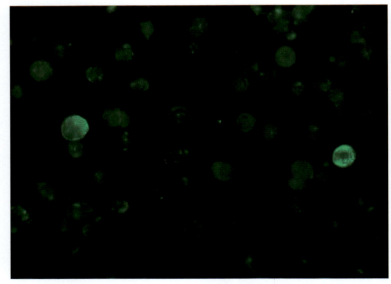

▶ 図 14　ポドカリキシン強制発現細胞の蛍光抗体所見

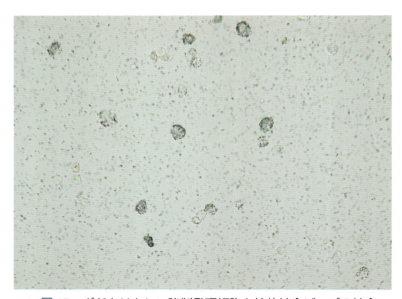

▶ 図 15　ポドカリキシン強制発現細胞と抗体結合ビーズの結合

の場合と同様に細胞の周囲に多く結合していたことである（正確には，細胞は類球状の形態をとっているので接線方向に多く結合しているように見えるだけ）．この細胞株を蛍光抗体とラテックス試薬により二重染色をした結果を図 16 に示す．ラテックス結合と蛍光抗体陽性所見が一致しており，このラテックス試薬の特異的な結合が証明された．

3．臨床例での検討

ポドカリキシン強制発現細胞株を用いて，ラテックス試薬によるポドサイト検出に適した操作法を探った．最終的に図 17 のような方法に決定した．この方法で実際の患者尿を染色してみたところ，図 18 のように尿中ポドサイトをきれいに染色することができた．このラテックス結合がポ

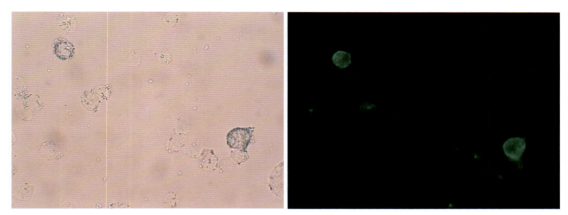

▶ 図16　ポドカリキシン強制発現細胞を用いた抗体結合ラテックス試薬と蛍光抗体の二重染色

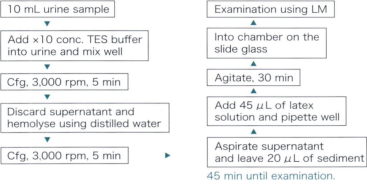

▶ 図17　抗体結合ラテックス試薬を用いたポドサイト染色法

▶ 表3　ラテックス試薬を用いた尿中ポドサイト検出の診断基準

1　Size：10〜30 μm
2　Round shape
3　Ring appearance：
　　binding of latex particles on peripheral area of cells

ドサイト特異的なものかどうかを，ラテックス試薬と蛍光抗体法の二重染色で調べてみた．図19に示すように特異性が証明された．種々の腎炎患者についてラテックス試薬を用いて染色してみると，やはりポドサイトと判定するための診断基準が必要となる．現在私たちは表3の診断基準を用いて判定している．この基準に基づいて判定したポドサイト数と，蛍光抗体法で判定したポドサイト数との関係を図20に示した．まずまずの相関関係が認められた．

4. 今後の課題

抗ポドカリキシン抗体結合ラテックスを用いた尿中ポドサイト検出の可能性が見出せたことは，光学顕微鏡でのポドサイト検出が可能なことを意味しており，今後実際の臨床現場に導入されることが多いに期待される．まだ解決しなくてはいけない問題点もあるが，現在デンカ生研と共同して開発を続けている．

Ⅲ．抗 PCX 抗体結合ラテックスを用いた尿中ポドサイトの検出

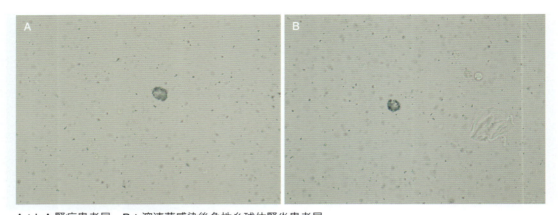

A：IgA 腎症患者尿，B：溶連菌感染後急性糸球体腎炎患者尿
▶ 図 18　IgA 腎症患者および溶連菌感染後急性糸球体腎炎患者尿の尿中ポドサイト

▶ 図 19　IgA 腎症患者尿を用いたラテックス試薬と蛍光抗体の二重染色

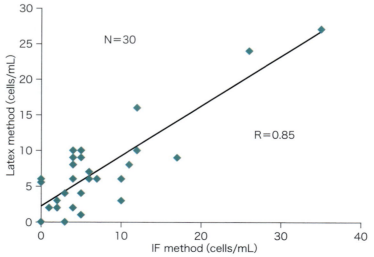

▶ 図 20　腎炎患者尿を用いたラテックス試薬と蛍光抗体法による尿中ポドサイト検出の比較

第 7 章

腎組織，尿からみたポドサイト障害

I ポドカリキシンの免疫組織学的安定性

　私が吉田病院に赴任してからポドサイトに関して最初に行った研究である[1]。私にとってとても思い出のある，またその後のポドサイト研究の足がかりとなった，たいへん貴重な研究である。ポドサイトについての研究は，いきなり尿中ポドサイトから始めたのではなく，最初はポドカリキシンに対する抗体を用いた腎生検組織の蛍光染色であった。すなわち，組織学的研究からスタートしたのである。ポドサイトのマーカーについては，ポドカリキシンだけではなくヒトのポドサイトマーカーであると言われていた補体成分のC3bのレセプター（C3bR）に対する抗体も所有していたので，この二つの抗体を用いて検討することにした[2]。

1. 材料および方法

　50例の腎生検組織を対象にした。症例の内訳はIgA腎症19例，紫斑病性腎炎4例，微小変化（ネフローゼ症候群）2例，巣状分節性糸球体硬化症2例，膜性増殖性糸球体腎炎8例，膜性腎症2例，溶血性尿毒症症候群3例，ループス腎炎5例，腎移植後腎生検例2例，Alport症候群1例，末期腎不全1例，急性腎不全1例である。腎生検組織の凍結切片を用いて蛍光抗体間接法で染色した。ポドカリキシンに対する抗体はPHM5（Australian Monoclonal Development, Australia），C3bRに対する抗体はDAKO社製のものを使用した。

2. 結果

　染色結果は表1に示す。ポドカリキシンについては糸球体の抗原性の変化は認められなかった。半月体は染色されなかった。Segmental sclerosisあるいはobsolescentになった糸球体においても，ポドサイトが残存する部位ではポドカリキシンの抗原性は保たれていた。一方，C3bRのほうは糸球体における抗原性が減弱する症例が見られた。半月体，糸球体硬化，荒廃糸球体においてはほとんど染色されなかった。図1A，Bは正常腎におけるポドカリキシン，C3bRの蛍光抗体所見であり，図1C，Dは紫斑病性腎炎例におけるポドカリキシン，C3bRの所見である。C3bRにおいて著明な減弱が認められる。

3. 現時点での解釈，見解

　この研究結果から，蛍光抗体法で見る限りポドカリキシンの抗原性は減弱あるいは消失することなく極めて安定していた。このことは二つの重要

▶ 表1　各種腎疾患50例におけるポドカリキシン，C3bRの蛍光抗体染色所見

	Podocalyxin	C3b receptor
Glomerular staining	Unchanged	Diminished in 6 cases（2 cases of lupus nephritis, 3 cases of MPGN, 1 case of HSP nephritis）
Area of crescent	Not stained	Not stained
Segmental sclerosis	Stained	Diminished or not stained
Obsolescent glomerulus	Fairly stained	Not stained

第7章 腎組織，尿からみたポドサイト障害

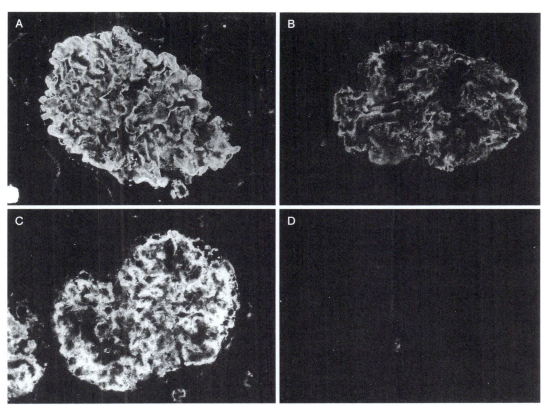

A：正常腎，ポドカリキシン，B：正常腎，C3bR，C：紫斑病性腎炎，ポドカリキシン，D：紫斑病性腎炎，C3bR

▶ 図1　ポドカリキシン，C3bR の腎組織切片における蛍光抗体による染色所見

な意味を持つ．一つは，抗原性が安定しているために他のポドサイトマーカーの抗原性を観察する際のコントロールになりうることである．こうした考え方で使用された論文は，その後散見される．もう一つの重要性は，尿中のポドサイトを追跡する際にたいへん有用なことである．ポドサイト障害が起きても抗原性が失われていないので，尿中のポドサイトを追う際にも非常に検出しやすい．障害を受けて抗原性が減弱あるいは消失すれば，尿では仮にポドサイトが存在しても，そのマーカーで尿中ポドサイトを検出することはたいへん困難となる．ポドカリキシンの抗原性が安定していることによって，その後の尿中ポドサイト研究が可能となったのである．

文　献

1) Hara M, Yanagihara T, Takada T, et al：Podocalyxin on the glomerular epithelial cells is preserved well in various glomerular diseases. Nephron 1994；**67**：123-124
2) Kazatchkine MD, Fearon DT, Appay MD, et al：Immunohistochemical study of the human glomerular C3b receptor in normal kidney and in seventy-five cases of renal diseases：loss of C3b receptor antigen in focal hyalinosis and in proliferative nephritis of systemic lupus erythematosus. J Clin Invest 1982；**69**：900-912

Ⅱ 腎生検組織，および尿によるポドサイト障害の評価

ポドサイト障害の評価は，従来から電子顕微鏡によってなされてきた。ポドサイトの foot process の effacement，GBM からの剝離・脱落等がその主要な障害所見である。しかし，電子顕微鏡によるポドサイト障害の評価は，臨床現場で使用するには難がある。臨床においては腎生検組織を用いて光学顕微鏡あるいは蛍光顕微鏡レベルで評価する手法が望まれる。ポドサイト評価が尿でできれば，さらにいいことである。そこで，組織学的（免疫組織学的を含めて），あるいは尿を用いて検索する方法がないだろうかと考え，いくつかの候補を挙げてみた。表2にその候補を示す。SPARC（secreted protein and rich in cysteine），desmin は動物実験モデルの検討では有用であるが[1]，ヒトのポドサイトは染色されず，ヒトへの使用はできない。Tenascin においても動物実験モデルの話であり[2]，ヒトで調べてみたがポドサイトには認められず，メサンギウム主体の染色パターンであったので，これも使うことはできない。Vimentin も候補に挙げられるが，この分子は尿を検索する場合，尿中の白血球にも存在するため尿中ポドサイトを追うには不適である。以上のことから，ポドカリキシン，C3bR，pp44（現在

synaptopodin と呼称されている[3]），URO1（integrin α3）について検討した[4]。

1. 材料および方法

69症例の各種腎疾患患者から得られた腎生検の凍結腎切片を用いた。正常腎切片は腎摘症例からのものを用いた。尿検体については一部腎生検症例からのものを含め84尿検体を用いた。蛍光抗体間接法によって観察した。

使用した抗体を表3に示す。ポドカリキシン，C3bR，pp44，URO1 の正常腎切片における染色所見を図2に示す。

2. 結果

腎組織における検討ではポドカリキシン，pp44，C3bR においては抗原性の変化は認められなかった（図3）。一方，C3bR については IgA 腎症，紫斑病性腎炎，膜性増殖性腎炎，ループス腎炎の11例において糸球体での抗原性が減弱していた（図3）。

尿検体における検討成績を表4に示す。ポドカ

▶表2 腎組織，尿で検索する際，human GEC のマーカーとして何がよいか

SPARC	ヒト腎切片では染まらない	×
Desmin	ヒト腎切片では染まらない	×
Tenascin	Mesangial staining	×
Vimentin	白血球にも存在し，尿中の検索には不適	×
Podocalyxin		○
C3b-receptor		○
pp44		○
URO1		○

▶ 表 3　使用したモノクローナル抗体の特徴

Specificity	Binding Site	Source
Podocalyxin (glycocalyx of GEC)	Apical cell surface	AMD
C3b receptor	Apical cell surface	DAKO
pp44 (podocyte protein 44 kD)	Cytoplasma (microfilament bundles)	Provided by Dr. Nagata
URO1 (integrin alpha 3)	Basal cell surface	SIGNET

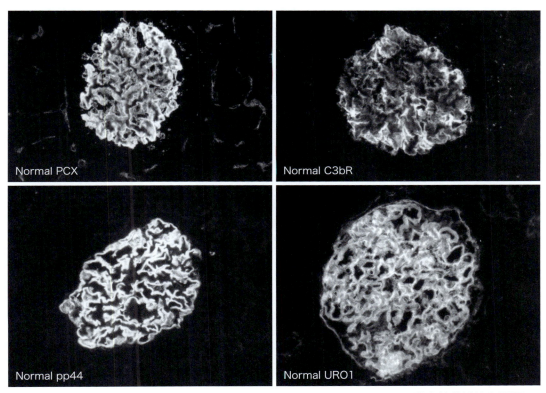

▶ 図 2　正常腎切片におけるポドカリキシン，C3bR，pp44，URO1 の蛍光抗体法染色所見

リキシンは 84 症例中 62 例（73.8％）の尿でポドカリキシン陽性所見を認めた。C3bR，URO1 については 41.7％，10.7％にそれぞれ陽性所見が認められた。pp44 については尿中には陽性所見が認められなかった。図 4 にそれぞれのマーカーの尿での染色所見を示す。

腎組織，尿検体ともに検索可能であった 46 症例についてポドサイト障害を検出する際の感度，特異性を計算した成績を表 5 に示す。

3．現在における解釈，見解

この論文（1998 年時点）の成績では腎組織を用いたポドサイト障害の評価においては C3bR の減弱が優れており，また尿検体を用いた成績ではポドカリキシンによる評価が優れていることが明らかとなった。その後の研究において，腎組織では nephrin, podocine, synaptopodin などのポドサイトマーカーがポドサイト障害時に抗原性が減弱するとの成績が出ているが，この減弱をもって組織学的評価の指標とするような動きは今のところ出

Ⅱ．腎生検組織，および尿によるポドサイト障害の評価

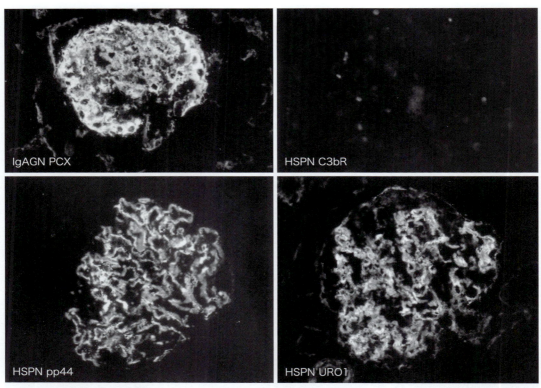

▶図3　IgA腎症患者腎切片のポドカリキシン，紫斑病性腎炎患者腎切片のC3bR，pp44，URO1による蛍光抗体法染色所見

▶表4　尿沈渣のポドカリキシン，C3bR，pp44，URO1による蛍光抗体法染色所見（陽性所見率）

Disease	Number	PCX	C3bR	URO1	pp44
Control（healthy subjects）	12	0/12	0/12	0/12	0/12
Non-glomerular hematuria	5	0/5	0/5	0/5	0/5
MCNS	8	7/8	0/8	0/8	0/8
Hemolytic uremic syndrome	2	2/2	0/2	0/2	0/2
Membranous nephropathy	3	3/3	3/3	0/3	0/3
MPGN	5	5/5	1/5	0/5	0/5
Alport syndrome	3	3/3	1/3	1/3	0/5
PSAGN	3	3/3	3/3	0/3	0/3
Lupus nephritis	5	4/5	2/5	1/5	0/5
HSPN	8	8/8	8/8	3/8	0/8
IgA nephropathy	30	27/30	17/30	4/30	0/30
Total	84	62/84（73.8％）	35/84（41.7％）	9/84（10.7％）	0/84

MCNS：minimal change nephrotic syndrome, MPGN：membranoproliferative glomerulonephritis, PSAGN：post-streptococcal acute glomerulonephritis, HSPN：Henoch-Schönlein purpura nephritis

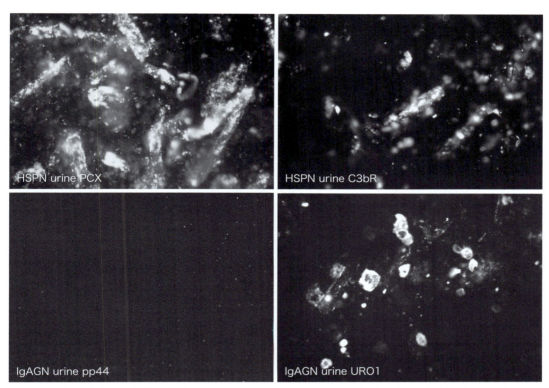

▶ 図4　尿沈渣のポドカリキシン，C3bR，pp44，URO1による蛍光抗体法染色所見

▶ 表5　ポドサイト障害を尿および組織学的に検出する際の感度および特異性

n=46	Urine marker				Immunohistological marker			
	u-PCX	u-C3bR	u-URO1	u-pp44	k-PCX	k-c3bR	k-URO1	k-pp44
Sensitivity	88.4%	51.4%	18.6%	0%	0%	29.9%	0%	0%
Specificity	100%	100%	100%	0%	0%	100%	0%	0%

ていない。一方，尿を用いたポドサイト障害評価は，ポドカリキシン以外にも多くのポドサイトマーカーについて検討されてきた。どのマーカーが優れているかについての検討は十分でないが，ポドカリキシンについてはある一定の評価が得られているように感じている。

文　献

1) Durvasula RV, Shankland SJ：Mechanical strain increases SPARC levels in podocytes：implications for glomerulosclerosis. Am J Physiol Renal Physiol 2005；**289**：F577-F584
2) Floege J, Alpers CE, Sage EH, et al：Markers of complement-dependent and complement-independent glomerular visceral epithelial cell injury in vivo. Expression of antiadhesive proteins and cytoskeletal changes. Lab Invest 1992；**67**：486-497
3) Mundel P, Gilbert P, Kriz W：Podocytes in glomerulus of rat kidney express a characteristic 44 KD protein. J Histochem Cytochem 1991；**39**：1047-1056
4) Hara M, Yanagihara T, Itoh M, et al：Immunohistochemical and urinary markers of podocyte injury. Pediatr Nephrol 1998；**12**：43-48

第8章

病態を反映する尿中ポドサイト検査

I 小児糸球体疾患における尿中ポドサイト

　私たちは1991年に糸球体疾患で尿中にポドカリキシン陽性構造物（細胞，円柱，顆粒状）が出現することを見出し，1995年に論文化した。これらの構造物のうちポドカリキシン陽性細胞に注目した。というのも，このポドカリキシン陽性細胞はポドサイトを見ている可能性が高いこと，さらに尿中にポドサイトが出現することとpodocytopeniaが深く関連していると考えたからである。ポドカリキシン陽性円柱，ポドカリキシン陽性構造物の解析は後から行うとして，まず，ポドカリキシン陽性細胞—ポドサイトからその臨床病理学的意義を検討しようと決めた。吉田病院で診療中の小児腎疾患についてまとめた成績を以下に示す[1]。

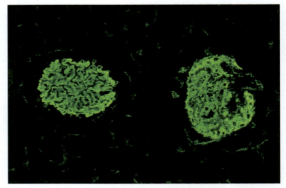

▶ 図1　抗ポドカリキシン抗体（PHM5）の正常腎組織における蛍光抗体染色所見

1. 材料および方法

1）検出方法

　使用抗体は市販のPHM5（Australian Monoclonal Development）である。この抗体はHancockらによって作製され，ヒトのポドカリキシンの糖鎖領域を認識するマウスモノクローナル抗体である[2]。この抗体の正常腎組織での染色パターンを図1に示す。尿中ポドサイトの検出方法は蛍光抗体間接法である。サクラファインテックジャパン社製のオートスメアを用いて尿沈渣をスライドガラス上に張り付け，その後蛍光抗体法を行った。ポドカリキシン陽性細胞をポドサイトとして細胞数を数え，スライドガラス上に張り付けられた区域のポドサイト数により，以下のようにスコア化した。

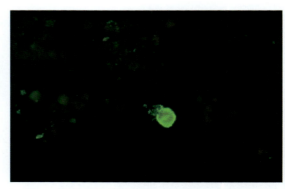

▶ 図2　紫斑病性腎炎患者で見られたポドカリキシン陽性細胞（尿中ポドサイト）

（文献1）より引用）

スコア0＝0個/区域
スコア1＝1～3個/区域
スコア2＝4～10個/区域
スコア3＝11～30個/区域
スコア4＝30個以上/区域

　実際の尿中ポドサイトを図2に示す。ほぼ円形に形態をとっているが，細胞から一部で（10時方

第 8 章　病態を反映する尿中ポドサイト検査

▶ 表 1　尿中ポドサイト検査を施行した対象およびその臨床所見

Diseases	n	Age（years）	Sex（m/f）	Proteinuria[*1]	Hematuria[*2]	Urinary podocyte
Normal control	12	10.8（6-5）	5/7	0（0）	0（0）	0（0）
Urinary tract infection	3	8.0（7-9）	1/2	0（0）	0（0）	0（0）
Nonglomerular hematuria	3	13.3（12-15）	1/2	0.3（0-0.5）	2.3（2-3）	0（0）
MCNS Onset	5	10.3（3-15）	7/3	3.8（3-4）	0.1（0-0.5）	0（0）
Relapse	5			3.8（3-4）	0（0）	0（0）
Membranous nephropathy	3	11.0（8-17）	2/1	2.3（2-3）	0.5（0-1）	0（0）
Hemolytic uremic syndrome	2	2.5（2-3）	0/2	3（3）	1.5（1-2）	2.0（0-4）
Alport syndrome	3	8.0（4-10）	2/1	2.3（1-3）	3.0（2-4）	2.0（1-3）
PSAGN	5	7.6（7-9）	3/2	2.4（1-3）	2.4（2-3）	3.0（2-4）
MPGN	5	17.0（10-23）	3/2	1.9（0.5-3）	0.7（0-2）	1.2（1-3）
HSPN	7	11.4（7-19）	5/2	2.3（1-3）	2.2（0.5-3）	3.0（1-4）
Lupus nephritis	7	14.9（10-30）	1/6	1.6（0-4）	1.1（0-2）	1.0（0-2）
IgA nephropathy	27	13.7（6-8）	16/11	1.4（0-3）	1.5（0-3）	1.5（0-4）

[*1] Examined by sulfosalicylic acid test.
[*2] Scored as 0-5 RBC/HPF＝0, 5-10/HPF＝0.5, 10-30/HPF＝1.0, 30-100/HPF＝2.0, ＞100/HPF＝3.0, numerous/HPF＝4.0.

（文献 1）より引用，改変）

向）突起のようなものが飛び出している所見が見られる。

2）対象症例

表 1 に尿中ポドサイト検査を施行した対象，およびその臨床所見を示す。

2.　結果

1）正常および各種腎疾患における尿中ポドサイト出現状況（図 3）

対象者を正常，非糸球体疾患，非炎症性糸球体疾患，炎症性糸球体疾患の 4 群に大別した。正常人，尿路感染症，非糸球体性血尿例などの非糸球体疾患では尿中にポドサイトは出現していなかった。また，非炎症性糸球体疾患といわれる微小変化型ネフローゼ症候群，膜性腎症では尿中ポドサイトは出現していなかった。これらの疾患のうち炎症性糸球体疾患といわれる疾患においては，種々の程度に尿中ポドサイトが出現していた。この炎症性糸球体疾患のうち発症 6 カ月以内の急性

期疾患と発症 6 カ月以上経過した慢性期疾患を比べてみると，急性期疾患においてより多くのポドサイトの出現が認められた。

2）尿中ポドサイト数と腎組織所見との比較（図 4）

急性管外性病変，慢性管外性病変，尿細管間質病変については病変の有無で分類し，メサンギウム増殖については軽度，中等度，重度の 3 程度について分類して比較した。有意差が認められたのは管外性病変の有無の間で，メサンギウム増殖の軽度と重度の間である。これは，管外性病変の認められる症例でより多くの尿中ポドサイトが認められ，またメサンギウム増殖が強い症例でよりポドサイトが認められたことを示している。

3）経時的観察所見（表 2）

一年間，経過的に尿中ポドサイトを含む検尿を施行し，さらに経時的腎生検を施行した 9 例について検討した。これらの症例のうち，速やかに尿中ポドサイト数の改善が認められた紫斑病性腎炎 2 例，IgA 腎症 2 例の計 4 例をグループ A とした。一方，尿中ポドサイト数が遷延した IgA 腎症の 5

I．小児糸球体疾患における尿中ポドサイト

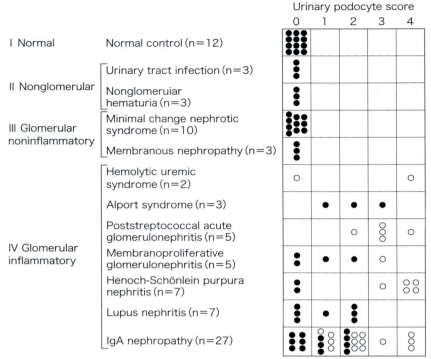

▶ 図3　正常および各種腎疾患における尿中ポドサイト出現状況（文献1）より引用，改変）

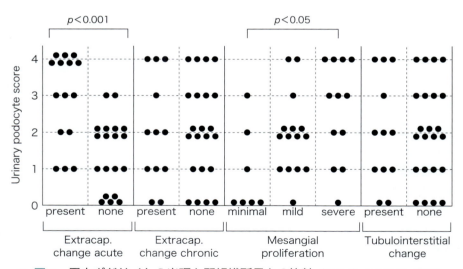

▶ 図4　尿中ポドサイトの出現と腎組織所見との比較（文献1）より引用，改変）

例をグループBとした。グループAにおいては蛋白尿，血尿においても尿中ポドサイト数の経過と同様に速やかに尿所見が改善している。一方，グループBにおいては蛋白尿，血尿も尿所見の改善が遷延していた。

組織学的な検討では，グループAにおいては急性管外性病変，メサンギウム増殖が著しく改善し，慢性の尿細管間質病変が軽度進行した。また

第8章　病態を反映する尿中ポドサイト検査

▶ 表2　尿中ポドサイト数が経時的に改善したグループ（A）と改善の認められなかったグループ（B）における，検尿所見および腎組織所見の推移

	Month	Group	
		A	B
Disease		HSPN2 IgAGN2	IgAGN5
Urinary podocytes	0	3.3 （2-4）	2.2 （1-4）
	3	2.0 （0-3）	1.8 （1-4）
	6	1.3 （1-2）	2.2 （1-3）
	9	0.8 （0-2）	1.4 （1-2）
	12	0 （0）	2.0 （2）
Proteinuria	0	3.3 （3-4）	2.6 （2-4）
	3	2.5 （2-3）	2.4 （2-4）
	6	1.1 （0.5-2）	2.2 （1-3）
	9	0.4 （0-0.5）	1.8 （1-3）
	12	0.1 （0-0.5）	2.2 （1-3）
Hematuria	0	2.5 （1-3）	2.5 （0.5-4）
	3	2.0 （1-3）	2.5 （0.5-4）
	6	1.5 （1-2）	2.0 （0-4）
	9	0.9 （0-2）	1.6 （0-2）
	12	0.5 （0-2）	1.6 （0-3）

Histology	1st biopsy	2nd biopsy	1st biopsy	2nd biopsy
Extracapillary, active	0.75	0	0.4	0.2
Extracapillary, chronic	0	0	0.8	1
Mesangial proliferation	1.75	0.25	1	1
Tubulointerstitial change	0	0.5	0.8	1

（文献1）より引用）

グループBにおいては急性管外性病変が軽度改善し，慢性管外性病変はむしろ軽度増悪した。メサンギウム増殖，尿細管間質病変についてはさほど変化は認められなかった。これらの所見は，尿中ポドサイトの推移は他の検尿所見，あるいは組織学的所見の推移とよく相関していることを示している。

3. 現時点における解釈，見解

この論文で明らかになったことは，尿中ポドサイトは炎症性の糸球体疾患，とりわけ急性期の病態を反映していることと，ポドサイトがGBMから剥離・脱落して生じると考えられる急性管外性性病変の形成に関係していることの二つである。

こうしたことから，尿中のポドサイトは糸球体でポドサイト障害が今まさに生じているという病態を反映する，すなわち on going なポドサイト障害を反映していると考えるのが妥当である[3]。

文　献

1) Hara M, Yanagihara T, Takada T, et al：Urinary excretion of podocytes reflects disease activity in children with glomerulonephritis. Am J Nephrol 1998；**18**：35-41

2) Hancock WW, Atkins RC：Monoclonal antibodies to human glomerular cells：a marker for glomerular epithelial cells. Nephron 1983；**33**：83-90

3) Yu D, Petermann A, Kunter U, et al：Urinary podocyte loss is a more specific marker of ongoing glomerular damage than proteinuria. J Am Soc Nephrol 2005；**16**：1733-1741

II　ループス腎炎における尿中ポドサイト

　前節では，小児腎疾患における尿中ポドサイト検査の臨床的意義について述べた。今回は，同じ観点で大人の腎疾患，とりわけループス腎炎について検討した結果，小児の腎疾患同様にループス腎炎においては病変の活動性を反映するという結論に達した。その研究を紹介する[1]。

1.　材料および方法

1）検出方法

　使用抗体は市販の PHM5（Australian Monoclonal Development）であり，ヒトのポドカリキシ

ンの糖鎖領域を認識するマウスモノクローナル抗体である。尿中ポドサイトの検出方法は蛍光抗体間接法であり，サクラファインテックジャパン社製のオートスメアを用いて尿沈渣をスライドガラス上に張り付け，その後蛍光抗体法を行うという，前節と同様の手法で行っている。ただし，今回の研究においては検査センター（当時，日本細胞病理ラボラトリー，現在 LSI メディサイエンス）に外注して検査している。

2）対象症例

　表3に尿中ポドサイト検査を施行した対象患者16名の臨床像，およびその組織学的分類を示す。

▶ 表3　対象患者およびその臨床像，組織像

Patient number	Age (years)	Sex (F/M)	Proteinuria (g/day)	Hematuria	Complement (U/mL)	Anti-dsDNA antibody (U/mL)	Serum creatinine (mg/dL)	Histology (WHO class)	Urinary podocytes (cells/mL)
Group A									
1	20	M	0.4	0.5	20	36	0.9	Ⅲa	0
2	24	M	0.4	0.5	18	160	1.0	Ⅲa	0
3	28	F	0.5	1.0	16	20	1.2	Ⅲa	0
4	34	F	0.3	1.0	18	30	0.8	Ⅲb	0
5	26	F	0.3	0.5	14	140	0.8	Ⅲb	0
6	38	F	0.5	1.0	16	120	0.8	Ⅲb	0
7	48	F	0.4	0.5	16	68	1.0	Ⅳb	0
8	22	F	0.4	0.0	14	84	1.0	Ⅳc	0
Group B									
1	32	M	2.6	2.0	22	80	1.6	Ⅳc	26.5
2	24	M	3.0	3.0	20	20	1.8	Ⅳc	5.2
3	20	F	2.8	3.0	20	17	1.4	Ⅳc	6.3
4	26	F	4.2	2.0	18	22	1.6	Ⅳc	4.5
5	32	F	1.4	1.0	10	160	2.2	Ⅳb	3.5
6	34	F	1.2	1.0	8	80	1.6	Ⅳb	0.8
7	36	F	0.9	1.0	8	140	1.8	Ⅳb	1.7
8	44	F	1.3	1.0	12	100	2.2	Ⅳb	1.7

（文献 1）より引用，改変）

16名のうち，全身性あるいは腎臓における活動性のない8名をグループAとし，活動性のある残り8名をグループBと分類した．正常コントロールをグループCとした．

2. 結果

1) 活動性のあるグループBで尿中ポドサイトの出現

図5にグループBの組織分類でIVcの症例において見られた尿中ポドサイトを示す．尿中ポドサイトの一部分のポドカリキシンが強く染色されることがしばしばある．表3に示すように，グループAでは尿中ポドサイトは全く認められないのに対して，グループBでは26.5個/mLと多数のポドサイトが認められる症例から0.8個/mLと少ない症例まで，種々の程度の尿中ポドサイトがいずれの症例においても認められた．グループCにおいては尿中ポドサイトは認められなかった．

2) 尿中ポドサイトと蛋白尿，血尿との関係（図6）

尿中ポドサイト数と蛋白尿，血尿の程度との関係は蛋白尿，血尿のいずれも尿中ポドサイト数と有意な相関を認めた．

3) 経過を追った症例の検討（表4）

グループBの8名については治療前，治療3カ月後の各種のパラメーターを表4に示す．治療によって各種パラメーターの改善が認められ，尿中ポドサイト数も著明に改善し，全症例で尿中ポドサイト数が0個/mLとなった．

3. 現時点における解釈，見解

成人のループス腎炎においても尿中ポドサイト数は腎炎の活動性（disease activity）をしっかりと反映していることが明らかとなった．また，治療効果を尿中ポドサイト数は反映していた．こうした所見から，成人のループス腎炎においても尿中ポドサイト数はon goingのポドサイト障害を見ていくうえで有用なバイオマーカーと言える．

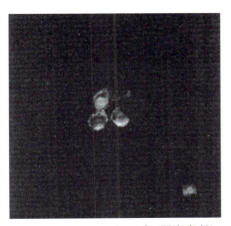

▶図5　Class IVcループス腎炎患者に見られた尿中ポドサイト
（文献1）より引用）

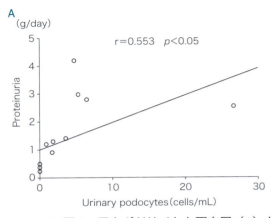
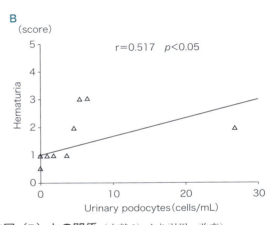

▶図6　尿中ポドサイトと蛋白尿（A）と血尿（B）との関係 （文献1）より引用，改変）

.... Ⅱ．ループス腎炎における尿中ポドサイト

▶ 表4　グループB（活動性のあるループス腎炎患者群）における治療前，治療3カ月後の臨床検査データの推移

Patient	Hematuria		Proteinuria (g/day)		Complement (U/mL)		Anti-dsDNA antibody (U/mL)		Urinary podocytes	
	Before	After	Before	After	Before	After	Before	After	Before	After
1	2.0	1.0	2.6	0.4	22	30	80	22	26.5	0
2	3.0	1.0	3.0	0.6	20	28	20	16	5.2	0
3	3.0	1.0	2.8	0.5	20	30	17	4	6.3	0
4	2.0	1.0	4.2	0.3	18	28	22	6	4.5	0
5	1.0	0.5	1.4	0.2	10	32	160	10	3.5	0
6	1.0	0.0	1.2	0.2	8	24	80	5	0.8	0
7	1.0	0.0	0.9	0.2	8	22	140	20	1.7	0
8	1.0	0.0	1.3	0.2	12	32	100	12	1.7	0

（文献1）より引用，改変)

文　献

1) Nakamura T, Ushiyama C, Suzuki S, et al：Urinary podocytes for the assessment of disease activity in lupus nephritis. Am J Med Sci 2000；**320**：112-116

Ⅲ 慢性腎不全における尿中ポドサイト

本章の第Ⅰ，Ⅱ節で小児および成人における糸球体疾患で急性炎症の病態において尿中ポドサイトが出現し，慢性の病態においてはポドサイトの出現は少ないか認められないことを明らかにした。それでは，腎疾患の慢性の病態の最たる例である慢性腎不全では尿中ポドサイトの排泄はどうなるか，興味があるところである。その疑問に対しての解答を以下に示す[1]。

1. 材料および方法

1) 検出方法

使用抗体は市販の PHM5（Australian Monoclonal Development）であり，ヒトのポドカリキシンの糖鎖領域を認識するマウスモノクローナル抗体である。検査方法は本章第Ⅱ節と同様であり，検査センター（当時，日本細胞病理ラボラトリー，現在 LSI メディサイエンス）に外注して検査した。

2) 対象症例

30人の慢性腎不全患者を対象とした。原疾患は IgA 腎症 10 名，糖尿病性腎症 8 名，巣状分節性糸球体硬化症 3 名，膜性腎症 3 名，膜性増殖性糸球体腎炎 2 名，原因不明 4 名である。男女比は男性 18 名，女性 12 名，年齢は 36〜62 歳である。全員クレアチニンが 2.0 mg/dL を超えている。対照の正常コントロールは 20 名（男女比は男性 12 名，女性 8 名，年齢は 34〜64 歳）である。陽性コントロールとして IgA 患者 10 名（男女比は男性 6 名，女性 4 名，年齢は 33〜55 歳，全員 1.0 g/day 以上の蛋白尿を示し，組織学的に活動性ありと診断されている）である。

2. 結果

陽性コントロールの 10 名の IgA 患者のうち，8 名で尿中ポドサイトが検出された。一方，慢性腎不全の患者 30 名についてはいずれの症例においても尿中ポドサイトは検出されなかった。正常コントロールの 20 名についても尿中ポドサイトは全く認められなかった。

3. 現時点における解釈，見解

血清クレアチニンが 2.0 mg/dL を超える慢性腎不全では尿中にはポドサイトが認められないことが明らかとなった。ある程度予想していたことではあるが，今回の研究できちんと証明されたことになる。一方，IgA 腎症における acute on chronic，あるいは糖尿病性腎症における急性増悪は，血清クレアチニンが 2.0 mg/dL を超えるレベルでは起きない可能性も考えられる。これは，両疾患の慢性化の機序を考えるうえで，たいへん興味深い。

文　献

1) Ebihara I, Nakamura T, Ushiyama C, et al：Urinary podocytes in patients with chronic renal failure. Nephron 2000；85：187

IV 急性管外性病変の存在を予測する

1. はじめに

　私たちが尿中ポドサイトを発見した頃，尿中にポドサイトが出現することにはどのような臨床病理学的意味があるのであろうかと考えた。当然のごとく，ポドサイトのGBMからの剝離・脱落は，糸球体の管外性病変，とりわけ半月体の形成との関連があるだろうということは容易に推測できた。こうした議論をする際にたいへん参考になったのが，重松秀一先生（当時，信州大学病理学教授）のIgA腎症の組織学的障害（Grade）と進行度（Stage）に関するコンセプトである[1]。ここにその考え方を紹介する（図7，図8）。

　IgA腎症の進行には，病理学的に見ていくつかの臨床経過がある。その基本になるのが，IgA腎症の基本病像である微小炎症とその上に急性障害が重積していくという考え方である。微小炎症がどれくらい継続するか，また急性障害がどのくらいの頻度で重積するかによって，臨床経過が治癒から重症の進行性糸球体硬化まで臨床経過が異なる。この考え方は成人だけではなく小児期IgA腎症にも応用できるので，私たちの研究（主に小児科IgA腎症，紫斑病性腎炎）に採用した。また，重松先生のIgA腎症の組織分類もたいへん参考になった。私たちは重松先生の提唱するGradeとStageの考え方は用いずにGradeは急性，Stageは慢性と置き換えて使用した。糸球体病変を管内性病変と管外性病変に分類し，それに尿細管間質病変を加え，それぞれを急性，慢性に分け，スコア化している。なるべく10個以上の糸球体を観察することが望ましいとなっている。

　私たちの尿中ポドサイト研究において腎病理組

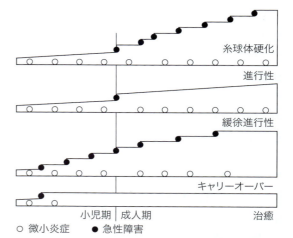

▶図7　IgA腎症における臨床的・形態学的推移
基本病像（微小炎症の繰り返し）に急性障害がどのように重積するかによって，その後の病変進行が決まってくる。
（文献1）より引用）

織変化については，この重松先生の組織分類に基づいている。

2. 小児IgA腎症（1）

　尿中ポドサイトの臨床病理学的意義を検討するにあたって私たちは，まずIgA腎症を対象とした。学校検尿で発見されることが多く私たちの施設でも小児IgA腎症はかなりの症例数を扱っていたし，必ず腎生検を行ったので組織学的病変と比較するのに適しているなどの理由により，最初はこの疾患の臨床病理学的検討から研究を始めた。以下に，私たちが吉田病院でのIgA腎症について検討した成績を示す[2]。

1）材料および方法
（1）検出方法
　使用抗体は市販のPHM5（Australian Monoclo-

第8章　病態を反映する尿中ポドサイト検査

	急性障害（G）の指標	進行度（S）の指標
管内性変化	管内性細胞増殖 メサンギウム網状化 メサンギウム融解 フィブリン血栓 係蹄壊死	メサンギウム細胞増殖 メサンギウム間入 分節性硬化 全節性硬化 虚脱 　　による基質の増加
	Gen（0-3）	Sen（0-3）
管外性変化	滲出物の尿腔流出 糸球体基底膜破綻 炎症細胞の尿腔流出 細胞性半月体	癒着病変 線維細胞性半月体 線維性半月体 偽尿細管形成 　　による基質の増加
	Gex（0-3）	Sex（0-3）
糸球体での評価	Gg（0-6）	Sg（0-6）
尿細管・間質病変	浮腫 炎症細胞浸潤 尿細管炎	尿細管萎縮　あるいは 代償性肥大ネフロン 　　を伴った間質線維化巣
間質での評価	Gint（0-3）	Sint（0-3）
全体での評価	G（0-9）	S（0-9）

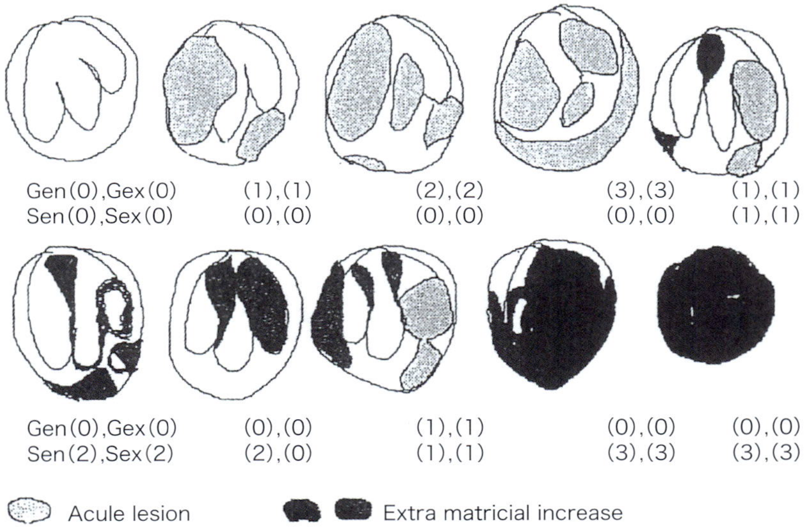

Gen(0),Gex(0)　(1),(1)　(2),(2)　(3),(3)　(1),(1)
Sen(0),Sex(0)　(0),(0)　(0),(0)　(0),(0)　(1),(1)

Gen(0),Gex(0)　(0),(0)　(1),(1)　(0),(0)　(0),(0)
Sen(2),Sex(2)　(2),(0)　(1),(1)　(3),(3)　(3),(3)

Acule lesion　　Extra matricial increase

▶ 図8　重松による IgA 腎症の病理組織学的評価

病理所見を組織学的障害度（Grade）と進行度（Stage）の2つの指標に分けて評価している。糸球体障害の評価は管内性，管外性に分け，尿細管間質も評価している。

（文献1）より引用）

nal Development）であり，Hancock らによって作製された，ヒトのポドカリキシンの糖鎖領域を認識するマウスモノクローナル抗体である。尿中ポドサイトの検出方法は蛍光抗体間接法である。サクラファインテックジャパン社製のオートスメアを用いて尿沈渣をスライドガラス上に張り付け，その後蛍光抗体法を行った。ポドカリキシン

陽性細胞をポドサイトとして細胞数を数え，cells/mL と表示した。尿中ポドサイトの検査は，吉田病院で行った。

この研究では GBM からの剥離・脱落の機序を解明するため，尿中ポドサイトを剥離に関与すると予想される分子（GBM components；fibronectin, laminin, collagen IV, integrins：α3, β1,

IV．急性管外性病変の存在を予測する

▶ 表5　尿中ポドサイト，蛋白尿，血尿と病理組織所見との比較

Histological changes	Value（mean±SD）	p values：correlation with		
		u-podocyte	Proteinuria	Haematuria
Acute, intracapillary	1.2±0.8	0.0006	＜0.01	＜0.05
Acute, extracapillary	0.2±0.2	＜0.0001	0.0005	＜0.05
Acute, tubulointerstitial	0.5±0.6	0.12	＜0.05	0.1
Chronic, intracapillary	0.9±0.8	0.48	0.4	0.11
Chronic, extracapillary	0.2±0.3	0.66	0.26	0.6
Chronic, tubulointerstitial	0.6±0.7	0.23	＜0.05	0.11

（文献2）より引用）

▶ 表6　尿中ポドサイトと各種炎症メディエーターとの比較

	Value（mean±SD）	p（correlation with u-podocyte）
Glomerular macrophage/glomerulus	1.6±2.6	＜0.0001
Glomerular PMN/glomerulus	0.8±1.0	＜0.0001
Urinary leucocyte/HPF	8.3±7.2	＜0.0002
IF IgG（score）	2.4±0.6	0.04
IF IgA（score）	0.9±0.5	0.57
IF IgM（score）	0.5±0.5	0.08
IF C3（score）	1.4±0.5	0.42
IF fibrinogen（score）	1.2±0.9	0.22

HPF：high-power field，　IF：immunofluorescence，　PMN：polymorphonuclear leucocyte.

（文献2）より引用）

cytoskeleton components；actin）について蛍光抗体法を用いて二重染色をした。

（2）対象症例

28例のIgA腎症を対象とした（男性14名，女性14名，年齢：5〜22歳）。

2）結果

（1）尿中ポドサイト数と検尿所見

血尿，蛋白尿ともに尿中ポドサイト数と相関していた。

（2）尿中ポドサイト数と腎病理組織学所見との比較（表5）

急性管内性病変と検尿所見との比較ではいずれも相関していたが，尿中ポドサイト数と強い相関が認められた（$p=0.0006$）。急性管外性病変との検尿所見との比較では，いずれも相関していた，尿中ポドサイト数と強い相関が認められた（$p<0.0001$）。糸球体の慢性管内，管外性病変との相関は認められなかった。慢性尿細管間質病変についても尿中ポドサイト数とは相関しなかった。

（3）尿中ポドサイト数と種々の炎症メディエーターとの相関（表6，図9）

糸球体のマクロファージ数，糸球体の白血球数，尿中の白血球数との有意な相関が認められた。腎生検の蛍光抗体所見（IgG，IgA，IgM，C3，fibrinogen）との相関は認められなかった。

（4）尿中ポドサイト上におけるGBM components，integrin，cytoskeletonの検出（表7，図10）

Fibronectin，laminin，collagen Ⅳ，integrin $\alpha3$，$\beta1$，actinの検出率はそれぞれ，20.8，20.0，23.3，35.0，20.0，35.5％であった。これらの分子のポドサイト上の染色所見を図10に示す。

3）現時点における解釈，見解

この研究において最も重要な点は，尿中ポドサイト数が急性糸球体病変を選択的に反映していること，さらに急性糸球体病変のなかでも特に管外性病変と強い関連性があることが明らかになったことである。重松分類では急性管外性病変の主要

116

第8章　病態を反映する尿中ポドサイト検査

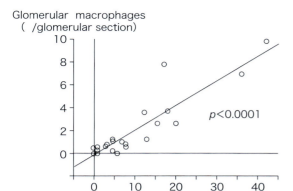

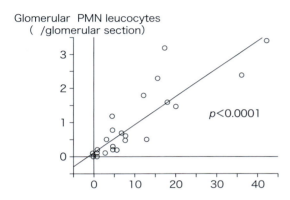

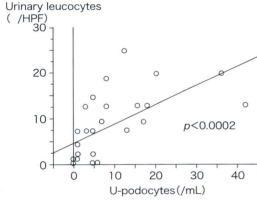

▶図9　尿中ポドサイトと糸球体マクロファージ，糸球体白血球，尿中白血球との比較
(文献2)より引用)

な病理像は細胞性半月体なので，尿中ポドサイト数は急性管外性病変，とりわけ細胞性半月体の形成を反映していると言える。ポドサイトの剥離・脱落機序については，結論につながる結果は得られなかった。

3. 小児 IgA 腎症（2）

第8章Ⅳ-2（前項）は，吉田病院でのIgA腎症患者について検討した成績である。その後，吉田病院に加えて新潟大学病院小児科のIgA腎症患者を加えて検討した。その結果を以下に示す[3]。

1) 材料および方法
(1) 検出方法

前項と同様の検出方法である。すなわち抗体はPHM5を使用し，蛍光抗体間接法である。検査場所は吉田病院と新潟大学病院である。この研究においては，尿中ポドサイト検査の評価項目はポドサイトだけでなく，ポドカリキシン陽性円柱，ポドカリキシン陽性顆粒状構造物についても評価を行い，それぞれについてスコア化した。

(2) 対象症例

対象症例は30例（男性18名，女性12名，年齢5～18歳）である。発症後6カ月以内をonset群，6カ月以上経過した症例をchronic群とした。尿中ポドサイト検査と同時に施行できた腎生検例は18例で，これらの症例で尿所見と腎生検所見との比較検討を行った。

2) 結果
(1) 尿中ポドサイト，円柱，顆粒と病期との関係（図11）

Onset群，chronic群で比較するとポドサイトスコア，円柱スコアでonset群のほうが有意に高値を示した。

(2) 尿中ポドサイト，円柱，顆粒と尿所見との関係（図12・13）

蛋白尿と尿中ポドサイト数，円柱スコアとの間に相関が認められた。血尿との関係においてもポドサイト数，円柱スコアとの相関が認められた。

(3) 尿中ポドサイト，円柱，顆粒と組織所見との関係（図14・15）

管外性病変との関係では，管外性病変を認める例でポドサイトスコア，円柱スコアが有意に高値であった。一方，間質性病変との関係では，間質性病変を認める症例でポドサイトスコア，円柱スコアが有意に高値であった。

3) 現時点における解釈，見解

この研究で明らかになった点は，前項と同様に尿中ポドサイトスコアは糸球体急性病変を反映し，さらに管外性病変の存在を示唆することであ

117

IV. 急性管外性病変の存在を予測する

▶ 表7　尿中ポドサイトに発現するGBM成分，インテグリン分子，細胞骨格関連分子の検出頻度

	GBM			Integrin		Cytoskeleton
	Fibronectin	Laminin	Collagen IV	α3	β1	Actin
Positive cases	10/12 cases	3/12	3/12	10/12	3/12	8/12
Positive cells（%）*	20.8±7.9	20.0±17.3	23.3±5.8	35.0±20.1	20.0±17.3	35.5±20.7

*Among positive cases.

（文献2）より引用）

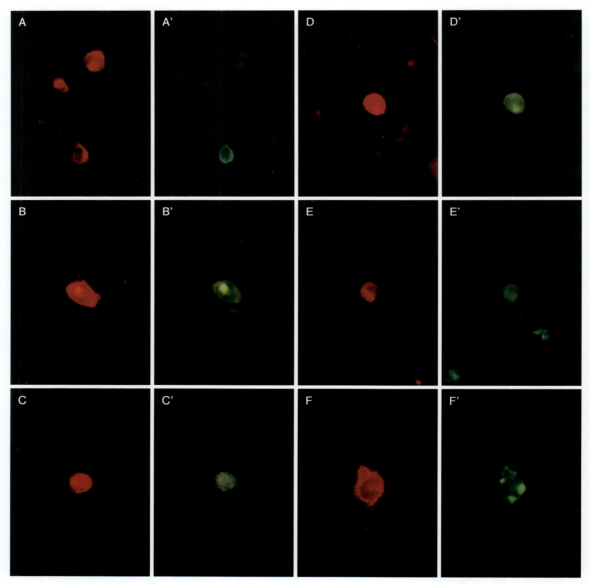

Dual immunofluorescence findings in urinary podocytes expressing GBM components（fibronectin：A', laminin：B', collagen IV：C'），integrins（α3 integrin：D', β1 integrin：E'）and actin filaments（phalloidin：F'）.
Photographs（A-F）show podocalyxin staining. In the photograph showing fibronectin immunofluorescence（A'），there is one positive and two negative cells（original magnification, ×400）.

▶ 図10　尿中ポドサイトに発現するGBM成分（fibronectin, laminin, collagen IV），インテグリン分子（α3 integrin, β1 integrin），細胞骨格関連分子（actin filament）の蛍光抗体法による二重染色所見

（文献2）より引用）

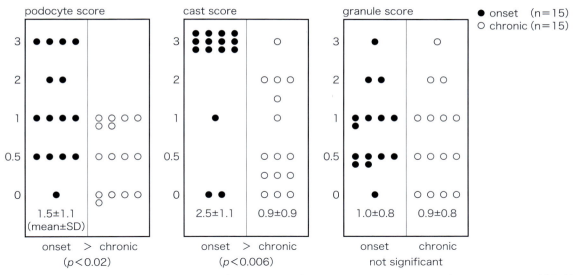

▶ 図11 小児期IgA腎症における尿中ポドサイト，ポドカリキシン陽性円柱，ポドカリキシン陽性顆粒の尿中排泄 （文献3）より引用）

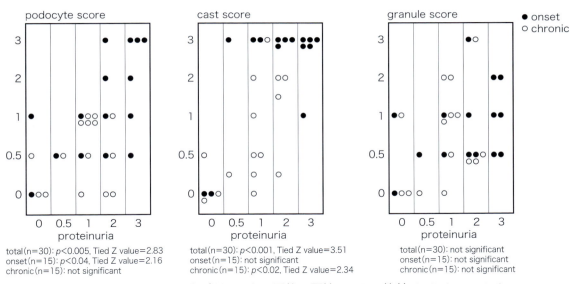

▶ 図12 蛋白尿と尿中ポドサイト，円柱，顆粒スコアの比較 （文献3）より引用）

る。また，円柱スコアもポドサイトスコアと同様の動きをしていることも明らかとなった。ポドサイト障害を見ていくうえでは，尿中ポドサイトだけでなく円柱の存在も重要視する必要がある。

4. 成人IgA腎症

第8章Ⅳ-2・3は小児IgA腎症についての検討であったが，成人ではどうなっているかという疑問が生じる。成人のIgA腎症で検討した成績を以下に示す[4]。

1) 材料および方法

(1) 検出方法

使用抗体は市販のPHM5（Australian Monoclonal Development）であり，ヒトのポドカリキシンの糖鎖領域を認識するマウスモノクローナル抗体である。尿中ポドサイトの検出方法は蛍光抗体間接法である。今回の研究においては，検査セン

Ⅳ．急性管外性病変の存在を予測する

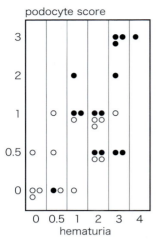
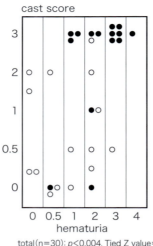
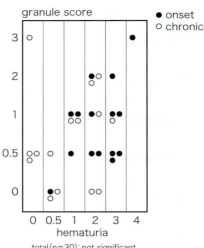

▶ 図13　血尿と尿中ポドサイト，円柱，顆粒スコアの比較（文献3）より引用）

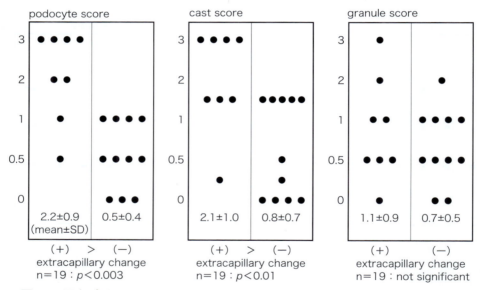

▶ 図14　尿中ポドサイト，円柱，顆粒スコアと管外性病変との比較（文献3）より引用）

ター（当時，日本細胞病理ラボラトリー，現在LSIメディサイエンス）に外注して検査を行っている。評価項目は尿中ポドサイト数のみである。個/mLで表示。

(2) 対象症例

腎生検時に尿中ポドサイト検査が可能であった成人のIgA腎症患者18例を対象とした。腎組織分類は重松分類に準じた。

2) 結果

尿中ポドサイト数と腎組織障害程度の関係を検討した成績を図16に示す。尿中ポドサイト数と急性管外性病変の程度との間に正の相関が認められた。

3) 現時点における解釈，見解

成人のIgA腎症においても尿中ポドサイト数は管外性病変との相関関係が認められた。このことは小児，成人のIgA腎症のいずれにおいても，尿中ポドサイト数は管外性病変の存在を示唆するバイオマーカーであることを意味している。

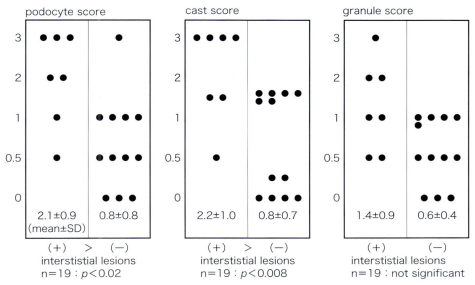

▶ 図15　尿中ポドサイト，円柱，顆粒スコアと尿細管・間質病変との比較（文献3）より引用）

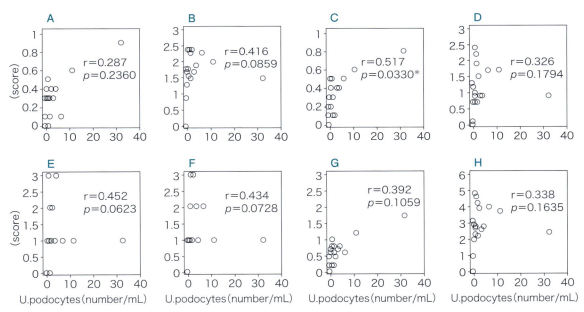

A：急性管内性病変，B：硬化性管内性病変，C：急性管外性病変，D：硬化性管外性病変，E：急性尿細管間質病変，F：線維性尿細管間質病変，G：急性糸球体病変，H：硬化性糸球体病変
＊統計学的有意

▶ 図16　尿中ポドサイト数と腎組織障害度（n=18）
尿中ポドサイト数と急性管外性病変の程度との間に正の相関を認めた（C）。　　　　（文献3）より引用）

文　献

1) 重松秀一：IgA腎症の組織学的障害（Grade）と進行度（Stage）．日腎会誌 1996；38：315-322
2) Hara M, Yanagihara T, Matsuno M, et al：Urinary podocytes in childhood IgA nephropathy. Nephrology 2001；6：179-184
3) 大久保総一郎：小児期IgA腎症における尿中ポドカリキシン排泄動態に関する研究．日腎会誌 1995；37：357-365
4) 松田昭彦：糸球体疾患における尿中podocyteの臨床的意義：埼玉医科大学雑誌 2001；28：T33-T41

V 糸球体硬化を予測する

　私たちは，小児 IgA 腎症および紫斑病性腎炎における糸球体硬化の進行に関しては，重松仮説（本章第Ⅳ節「1．はじめに」で紹介）を信じていた。したがって，糸球体硬化の進行は微小炎症に上乗せされる急性障害の頻度と程度によって決まると考えた。糸球体硬化の進行プロセスを知るには，この急性障害を検出することが重要となる。一方，尿中ポドサイト数は腎組織の急性管外性糸球体病変を反映していることが明らかとなっていたことや，また急性管外性糸球体病変から慢性管外性糸球体病変へと進行することも予測されることから，以下のようなアイデアに至った。すなわち，尿中ポドサイト数を経時的に見ていけば糸球体硬化を予測できるのではないか，すなわち，一定期間の累積の尿中ポドサイト総数を算定するとその期間の糸球体硬化の進行がわかるであろう，というアイデアである。この仮説を証明するための検討を行った。以下にその概要を示す[1]。

1．材料および方法

1）検出方法および累積ポドサイト算定方法

　使用抗体は phase Ⅰ マウスモノクローナル抗体である 22A4 であり，ヒトのポドカリキシンの糖鎖領域を認識する。尿中ポドサイトの検出方法は蛍光抗体間接法である。ポドカリキシン陽性細胞をポドサイトとして細胞数を数え，cells/mL と表示した。今回の研究では尿中ポドサイトの検査は日本細胞病理ラボラトリーに外注し，尿中ポドサイト検査は月2回施行した。また，今回の研究では経時的腎生検を施行したので，その腎生検の間の期間中，継続して尿中ポドサイト検査を行った。

2）組織学的検討

　組織学的評価は重松分類に忠実に従った。また今回の研究では，糸球体硬化指数（glomerular sclerosis index：GS）を用いた。この指数の算定は，糸球体硬化の程度をポドカリキシン抗体を用いた免疫染色（酵素抗体法）での染色陰性部分（ポドサイトが存在せず，硬化に陥っていると考えられる）により半定量的に評価したものである。図17に示すように，ポドカリキシン陰性部分の程度によりスコア0から4＋までスコア化した。

3）対象症例

　経時的腎生検を施行した IgA 腎症患者 17 名，紫斑病性腎炎患者 3 名を対象とした。その臨床像を表8に示す。この計20名の患者に計44回の腎生検を施行した。2回腎生検が17例，3回腎生検が2例，4回腎生検が1名である。腎生検と次の腎生検までの期間の総数は24であり，1期間あたり平均16.6カ月であった。

2．結果

1）尿中ポドサイト数の経時的推移（図18）

　図の上段には20症例の尿中ポドサイト数の推移を示す。この20例のうち，尿中ポドサイト数が次第に減少しほとんど検出できなくなった群をグループ A とし，図の下段左に示す。また，経過中尿中ポドサイトが持続して出現していた群をグループ B として図の下段右に示した。

2）24 観察期間の蛋白尿，血尿，尿中ポドサイト（表9）

　蛋白尿，血尿，尿中ポドサイトの程度は，いずれも観察期間の開始レベルより観察期間の終了時レベルには改善していた。それぞれの検尿パラ

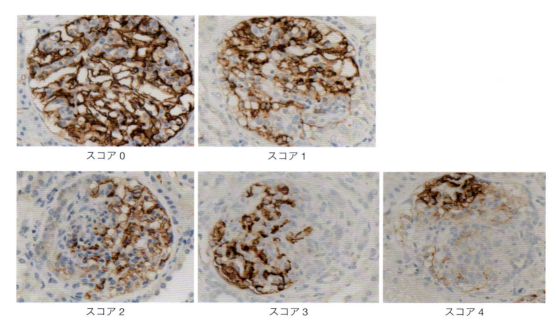

スコア0　　　　　　　スコア1
スコア2　　　　　　　スコア3　　　　　　　スコア4

糸球体硬化の程度を，ポドカリキシン染色陰性領域の程度によりスコア化した．スコア0＝染色陰性領域なし，スコア1＝陰性領域25％以下，スコア2＝陰性領域25～50％，スコア3＝陰性領域50～75％，スコア4＝陰性領域75～100％．

▶ 図17　腎生検組織切片の抗ポドカリキシン抗体による免疫染色（酵素抗体法）（文献1）より引用）

▶ 表8　対象患者およびその臨床像*

Disease	IgAN（n＝17），HSPN（n＝3）
Age（yr；mean［range］）	11.8（4 to 25）
Proteinuria（g/day/1.73 m^2）	2.28±0.55
Hematuria（score 0 to 4.0）	2.50±0.18
U-podo（cells/mL）	10.13±3.39
Creatinine（mg/dL）	0.54±0.06
Renal histology	
mild	2
moderate	10
severe	8
Treatment	Steroids＋anticoagulant therapy（n＝20）

*Data are means±SE. HSPN：Henoch-Schönlein purpura nephritis, IgAN：IgA nephropathy, U-podo：urinary podocytes.（文献1）より引用）

メーターの観察期間中の平均値と累積値も示した．

3）組織学的スコアの推移（表10）

観察期間の前後の組織期学的スコア（急性管内性，急性管外性，急性尿細管間質性，慢性管内性，慢性管外性，慢性尿細管間質性，GSスコア），およびその推移を示す．急性病変スコアは減少し，慢性病変スコアは増加した．

4）腎生検時の組織学的スコアと検尿所見の比較（表11）

蛋白尿，血尿，尿中ポドサイトのいずれにおいても急性病変との相関が認められた．特に急性管外性病変との間に強い相関関係が認められた．

5）組織学的スコアの変化（％）と検尿所見との相関（表12）

慢性管外性病変とGSスコアのいずれにおいて

V. 糸球体硬化を予測する

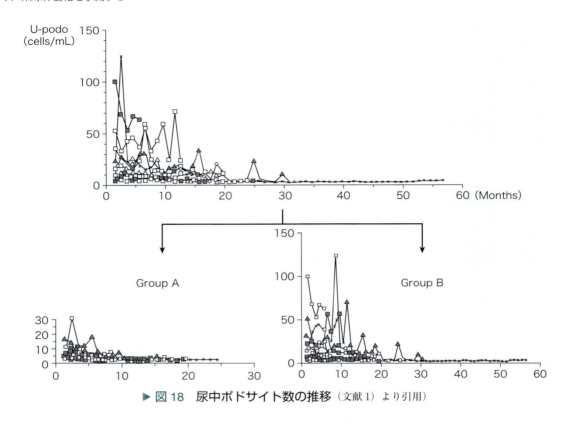

▶ 図18 尿中ポドサイト数の推移（文献1）より引用）

▶ 表9 24 観察期間中の蛋白尿，血尿，尿中ポドサイト[*1]

Parameter	Proteinuria (g/day/1.73 m^2)	Hematuria (Score)	U-podo (cells/mL)
Start of interval	2.12±0.48	2.56±0.19	14.92±4.59
End of interval	0.71±0.20	1.32±0.24	8.42±3.77
Average	1.34±0.32	1.81±0.18	10.06±3.21
Cumulative[*2]	16.72±2.77	27.67±3.91	112.56±26.05

[*1] Mean±SE＝16.8±2.3 mo.
[*2] Total of all monthly values during the study periods.

（文献1）より引用）

も平均，累積パラメーターとの間に相関が認められた。平均および累積尿中ポドサイト数と慢性管外性病変およびGSスコアとの間に強い相関が認められた。累積ポドサイト数のほうが平均ポドサイト数よりも強い相関が認められた（p値が低い）。

6) 糸球体硬化進行度の異なる3グループにおける臨床検査所見（表13）

GSスコアの増加，すなわち糸球体硬化の進行程度により3群に分けた。すなわち，0.2以下のGrade 1，0.2〜0.5のGrade 2，0.5以上のGrade 3の3群である。この3群における平均，累積検尿パラメーター，GFR，GSスコア，尿中ポドサイト数の推移，グループ（AあるいはB）別の頻度を表13にまとめた。Grade 3においてGFRの減少が見られ，Grade 3の全症例がグループBに属していた（尿中ポドサイトの排泄が持続していた）。

7) どの検尿パラメーターが糸球体硬化を予測する優れたパラメーターであるかの検討（表14）

平均蛋白尿，平均血尿，平均尿中ポドサイト，累積蛋白尿，累積血尿，累積尿中ポドサイトについてvalidityを計算すると，平均尿中ポドサイト，累積尿中ポドサイトが糸球体硬化の良きパラメーターであり，累積尿中ポドサイトが平均尿中ポドサイトよりも優れたパラメーターであった。

第 8 章　病態を反映する尿中ポドサイト検査

▶ 表 10　24 観察期間前後の組織学的スコアの推移*

Parameter	Start of interval	End of interval	% Change	p
acute intracapillary	1.32±0.13	0.92±0.11	−0.4	0.0021
acute extracapillary	0.26±0.08	0.08±0.05	−0.18	0.0842
acute tubulointerstitial	0.08±0.03	0.07±0.03	−0.01	0.8313
chronic intracapillary	0.90±0.14	1.21±0.13	0.31	0.0085
chronic extracapillary	0.22±0.06	0.51±0.09	0.29	<0.0001
chronic tubulointerstitial	0.08±0.02	0.14±0.02	0.45	0.0064
glomerulosclerosis	0.28±0.08	0.67±0.14	0.39	<0.0001

*Number of intervals＝24, duration of intervals＝16.6±2.3 mo.（文献 1）より引用）

▶ 表 11　腎生検時の組織学的スコアと検尿所見の比較*

Parameter	p		
	Versus proteinuria	*Versus* hematuria	*Versus* u-Podo
acute intracapillary	0.0226	0.0011	0.0076
acute extracapillary	<0.0001	<0.0001	<0.0001
acute tubulointerstitial	0.0426	0.0083	0.0004
chronic intracapillary	0.8083	0.827	0.6512
chronic extracapillary	0.4871	0.779	0.5202
chronic tubulointerstitial	0.5843	0.9173	0.5833
glomerulosclerosis	0.7814	0.996	0.3367

*Number of renal biopsies＝44.　　　　　　　　　　（文献 1）より引用）

▶ 表 12　組織学的スコアの変化（%）と検尿所見の比較*

Parameter	p						
	% Change of histology	*Versus* av- proteinuria	*Versus* av- hematuria	*Versus* av- u-Podo	*Versus* cum- proteinuria	*Versus* cum- hematuria	*Versus* cum- u-Podo
a-IN	−0.4	0.38	0.12	0.13	0.23	0.6	0.31
a-EX	−0.18	0.86	0.74	0.55	0.64	0.68	0.47
a-TI	−0.01	0.64	0.98	0.44	0.73	0.71	0.63
c-IN	0.31	0.15	0.09	0.06	0.1	0.81	0.08
c-EX	0.29	0.0028	0.0119	0.0006	0.009	0.48	0.0005
c-TI	0.06	0.18	0.26	0.05	0.7	0.28	0.17
GS	0.39	0.0227	0.033	0.0065	0.0045	0.0337	0.0001

*Number of intervals＝24, av-：average, cum-：cumulative.

a-EX：acute extracapillary, a-IN：acute intracapillary, a-TI：acute tubulointerstitial, c-EX：chronic extra-capillary, c-IN：chronic intracapillary, c-TI：chronic tubulointerstitial, GS：glomerulosclerosis.

（文献 1）より引用）

3. 現時点における解釈，見解

　この研究においては，累積尿中ポドサイト数，

すなわち持続して尿中にポドサイトが出現することが糸球体硬化に深く関わっていることが明らかとなり，重松仮説の信憑性が高まったと感じている。

V．糸球体硬化を予測する

▶ 表13　糸球体硬化進行度の異なる3グループにおける臨床検査所見[*1]

Parameter	GS		
	Grade 1 (Mild progression；<0.2；n=9)	Grade 2 (Moderate progression；0.2 to 0.5；n=5)	Grade 3 (Severe progression；>0.5；n=10)
Av-proteinuria （g/day/1.73 m²）	0.56±0.10	2.81±1.33	1.31±0.17
Av-hematuria （scores）	1.29±0.13	2.00±0.37	2.19±0.32
Av-u-podo （cells/mL）	2.08±0.41	8.19±2.85	18.63±6.89
Cum-proteinuria （×mo）	7.06±1.06	21.28±5.49	23.18±4.97
Cum-hematuria （×mo）	19.41±3.87	26.53±10.88	35.68±6.44
Cum-u-podo （×mo）	25.32±5.00	87.94±33.93	203.34±46.64
GFR （mL/min/1.73 m²）			
start of interval	116.6±3.4	114.1±3.4	108.9±3.2
end of interval	112.4±3.8	112.4±3.8	90.6±9.5
GS	0.03±0.01	0.39±0.04	0.71±0.07
U-podo profile	A=9, B=0[*2]	A=1, B=4[*3]	A=0, B=10[*4]

[*1]U-podo profile：Group A, u-podo values decreasing；group B, u-podo values persisting.
Significant difference between [*2] and [*3] （$p<0.05$） and [*2] and [*4] （$p<0.0001$）.　　　（文献1）より引用）

▶ 表14　検尿パラメーターと糸球体硬化の予測[*]

Parameter	No. of Intervals	Cutoff values for urinalyses	Cutoff values for progression	Sensi-tivity	Speci-ficity	Validity	p
Av-proteinuria （g/day/1.73 m²）	24	1.035 （M=15/L=9）	0.5 （M=11/L=13）	0.6	0.79	1.39	0.1345
Av-hematuria （scores）	24	1.692 （M=14/L=10）	0.5 （M=11/L=13）	0.7	0.79	1.49	0.05
Av-u-podo （cells/mL）	24	4.0 （M=12/L=12）	0.5 （M=11/L=13）	0.9	0.79	1.69	0.0038
Cum-proteinuria （×mo）	24	13.34 （M=13/L=11）	0.5 （M=10/L=14）	0.7	0.71	1.41	0.1112
Cum-hematuria （×mo）	24	42.0 （M=20/L=4）	0.5 （M=13/L=11）	0.3	0.93	1.23	0.3545
Cum-u-podo （×mo）	24	52.0 （M=11/L=13）	0.5 （M=11/L=13）	1	0.79	1.79	0.0007

[*]L：less than，M：more than.　　　（文献1）より引用）

　Clin J Am Soc Nephrol（CJASN）に accept されるまでに4～5回の revision を繰り返し，厳しい reviewer の批判に耐え，やっと通した論文であった。私のポドサイト研究の中では主要な位置を占めている。

文　献

1) Hara M, Yanagihara T, Kihara I：Cumulative excretion of urinary podocytes reflects disease progression in IgA nephropathy and Schönlein-Henoch purpura nephritis. Clin J Am Soc Nephrol 2007；**2**：231-238

VI 尿中2核ポドサイトの臨床病理学的意義

　尿中にポドサイトが出ていることがわかってきた頃（1992～1995年頃），夢中になって吉田病院の患者尿を片っ端から蛍光染色をしていた。いろいろな症例の尿を観察すると，ポドカリキシン陽性細胞のなかに2核になっている細胞に遭遇することがあった。特にIgA腎症患者尿で2核ポドサイトが見られることが多かったので，腎生検組織を詳細に観察してみた。すると，図19Aに示すように2核になったポドサイトを発見した。また，この尿中ポドサイトをエチジウム-ブロマイドで核染色すると図19Bのように2核になっていた。分葉した核の可能性も否定できないので，共焦点顕微鏡で観察すると，明らかに2核になっていた（図19C）。さらに免疫電顕で観察すると（図19D），やはり2核になっていることが明らかとなった。

　そこで，この2核ポドサイトの臨床病理学的意義を明らかにすることを目的に検討した。以下，その検討成績を示す。

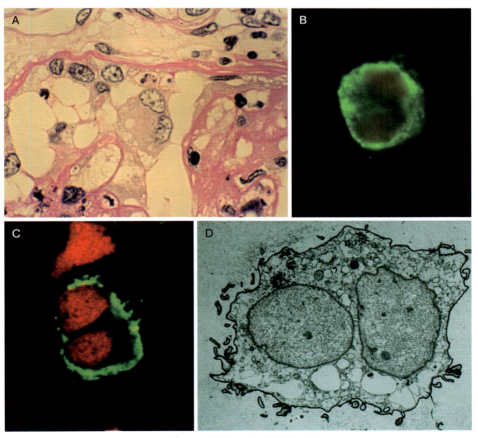

▶ 図19　尿中2核ポドサイト

VI. 尿中2核ポドサイトの臨床病理学的意義

1. 材料および方法

1) 検出方法

使用抗体は市販のPHM5（Australian Monoclonal Development）であり，ヒトのポドカリキシンの糖鎖領域を認識するマウスモノクローナル抗体である。尿中ポドサイトの検出方法は蛍光抗体間接法である。尿中ポドサイト検査は検査センター（当時，日本細胞病理ラボラトリー，現在LSIメディサイエンス）に外注した。評価項目は尿中ポドサイト数（単核＋2核）および2核ポドサイト数である（個/mLで表示）。この研究では，日本細胞病理ラボラトリーに特別にお願いして，2核ポドサイトを算定してもらった。2核ポドサイトの判定については蛍光核染色を行わず，ポドカリキシン染色で核の欠損部の形態で判定した（図20）。

2) 対象症例

対象とした症例の症例数，臨床所見を表15に示す。腎組織分類は重松分類に準じた。

2. 結果

1) 各種腎疾患における尿中2核ポドサイトの検出（表15）

正常コントロール，尿路感染症では2核ポドサイトは検出されなかったが，小児で見られる糸球

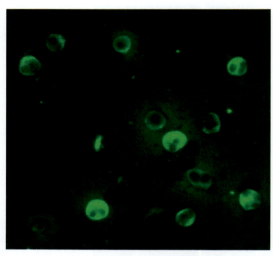

▶ 図20　尿中2核ポドサイトが多数見られた症例
ポドカリキシン染色の核の欠損部の形態で，容易に2核のポドサイトと判定できる。

▶ 表15　対象症例の臨床所見

Diseases	No. of cases	Age (years)	Gender (M/F)	Proteinuria (mg/dL)	u-Podo-cytes (/mL)	No. of samples	No. of positive cases	No. of positive samples	No. of u-BP (/mL)
Normal	100	11.5±3.5	50/50	9.6±5.4	0.09±0.25	203	0	0	0
UTI	5	4.6±1.8	2/3	15.6±14.6	0	13	0	0	0
Nephrotic syndrome	30	11.2±5.2	20/10	521.9±315.2	1.9±5.7	81	11	16	1.1±1.1
MGN	3	9.3±1.5	2/1	105.6±85.3	0.1±0.2	41	1	1	0.2
MPGN	6	13.0±3.3	4/2	158.4±120.5	0.6±1.4	86	3	6	0.4±0.3
Alport syndrome	5	11.6±3.5	3/2	164.5±150.2	4.7±3.5	73	1	1	0.4
PSAGN	5	6.8±2.2	3/2	85.2±80.5	5.7±5.0	33	2	2	0.6 (1.0, 0.2)
Lupus nephritis	7	19.6±5.3	4/3	105.6±110.4	3.5±3.0	56	3	5	0.6±0.5
HSPN	12	10.4±2.8	4/8	196.1±208.1	16.0±16.5	140	4	12	1.1±2.2
IgAGN	50	14.1±4.0	24/26	108.6±190.0	7.7±15.5	602	22	33	1.1±2.0

Numbers are given as means (SD).
UTI：urinary tract infection，MGN：membranous nephropathy，MPGN：membrannoproliferative glomerulonephritis，HSPN：Henoch-Schönlein purpura nephritis，IgAGN：IgA nephropathy，u-BP：urinary binucleated podocyte.

第8章 病態を反映する尿中ポドサイト検査

▶ 表16 ネフローゼ症候群における尿中2核ポドサイト（BPs）の出現

Clinically		u-BPs（+）	u-BPs（-）	Statistics
	Number	11	19	
	Age	11.6±1.2	11.0±1.1	0.95
	Gender（M/F）	4/7	10/9	0.63
	Proteinuria（mg/dL）	426.4±113.2	1017.4±333.7	0.29
	Hematuria（scores）	0.43±0.15	0.05±0.04	0.0122
	s-Albumin（g/dL）	3.0±0.2	3.1±0.2	0.81
	s-Creatinine（mg/dL）	1.13±0.48	0.53±0.06	0.26
	Steroid responsiveness（responsive/resistant）	1/10	15/4	0.0009

Histologically		u-BPs（+）	u-BPs（-）	Statistics
	Number	7	13	
	Minimal change	0	10	
	FSGS	7	3	0.0049

▶ 表17 IgA腎症および紫斑病性腎症における尿中2核ポドサイト（BPs）の出現

Clinically	u-BPs（+）	u-BPs（-）	Statistics
Number	26	36	
Age	11.2±3.5	10.8±3.5	0.68
Gender（M/F）	12/16	16/18	0.94
Proteinuria（mg/dL）	183.5±191.0	66.5±71.1	0.014
Hematuria（scores）	2.9±0.8	3.0±0.6	0.67
u-Podocyte（cells/mL）	13.0±11.3	2.4±2.4	0.0002
s-Creatinine（mg/dL）	0.46±0.13	0.42±0.17	0.38

Histologically	u-BPs（+）	u-BPs（-）	Statistics
Number	21	19	
Acute glomerular lesion（Score）	3.10±1.22	1.65±1.14	0.0003
Chronic glomerular lesion	2.38±1.60	1.74±1.05	0.14
Acute tubulo-interstitial lesion	0.43±0.60	0.32±0.48	0.52
Chronic tubulo-interstitial lesion	0.57±0.60	0.35±0.60	0.24

体疾患ではほとんどの疾患で検出された。しかし，1mL当たりの尿中2核ポドサイト数は1個/mL前後であった。

2) ネフローゼ症候群における尿中2核ポドサイトの出現（表16）

ネフローゼ症候群において2核ポドサイトの出現を有り無しで比較検討すると，ステロイド抵抗例で見られることが多かった。また，組織学的にはminimal change症例に比し，FSGS症例で尿中

2核ポドサイトが有意に多く認められた。

3) IgA腎症および紫斑病性腎炎における尿中ポドサイトの出現（表17）

IgA腎症および紫斑病性腎炎患者について尿中2核ポドサイトが出現していた症例としていなかった症例を比較検討すると，2核ポドサイトが見られた群では有意に蛋白尿が多く，尿中ポドサイト数が多かった。また，組織学的に検討すると，2核ポドサイトの見られた群で急性糸球体病変の

組織スコアが有意に高値であった。

3. 現時点における解釈，見解

いずれの疾患においても見られたことから，尿中に2核ポドサイトが見られる機序はどの糸球体疾患にも共通しているのかもしれない。

FSGSや急性糸球体病変の強い症例で見られたことは，重症なポドサイト障害と関係している可能性がある。

2核ポドサイトの検出頻度はこの研究ではあまり頻度は高くないが，その後の検討ではもう少し検出頻度が高いことがわかってきた。また，この2核ポドサイトの出現はmitotic catastropheによるcell deathが原因となっている可能性があることもわかってきた。今後の研究が待たれる。

第 9 章

尿中ポドサイト検査の診断的有用性

I 成人の糸球体疾患における尿中ポドサイトの臨床的意義

　私たちが尿中ポドサイト検査を吉田病院内および外注して行う対象疾患は，ほとんど小児例であった。糸球体上皮細胞研究会で当時，埼玉医科大学総合医療センターの御手洗哲也先生と一緒に研究する機会があり，それがご縁で同センターの松田昭彦先生に成人の糸球体疾患における尿中ポドサイトの臨床的意義について検討していただいた。以下に，その研究成果を示す[1]。

1. 材料および方法

1）検出方法
　使用抗体はPHM5であり，ヒトのポドカリキシンの糖鎖領域を認識するマウスモノクローナル抗体である。尿中ポドサイトの検出方法は蛍光抗体間接法である。今回の研究においては検査センター（当時，日本細胞病理ラボラトリー，現在LSIメディサイエンス）に外注した。評価項目は尿中ポドサイト数のみである（個/mLで表示）。

2）対象症例
　組織診断の確定しているIgA腎症63例（男性28例，女性35例，16～72歳）とネフローゼ症候群35例（男性18例，女性17例，16～73歳）を対象にした。

3）組織学的検討
　腎組織障害程度は，1995年に出された厚生省進行性腎障害調査研究班・日本腎臓病学会合同委員会による「IgA腎症診療指針」に基づく腎生検時の予後判定基準に従って，予後良好群（I群），比較的予後良好群（II群），比較的予後不良群（III群）および予後不良群（IV群）に分類した。腎生検時に尿中ポドサイト検査が施行された18例については，重松分類に準じて組織分類を行い尿中ポドサイト数と比較検討した。

2. 結果

1）IgA腎症における尿中ポドサイトの動態（図1）
（1）尿中ポドサイトの分布
　IgA腎症症例の平均血清クレアチニン（sCr）値は$1.24±1.86$ mg/dL，平均1日尿蛋白排泄量は$1.05±1.12$ g/dayであった。症例ごとの尿中ポドサイト数を見ると，ポドサイトが全く検出されない症例は28.6％で，わずかに検出される（0.1-0.9個/mL）症例が25.4％，1-1.9個/mLと2.0-2.9個/mLの症例が各々15.9％，3個以上認める症例が14.3％（3.0-3.9個/mL；1.6％，4.0-4.9個/mL；3.2％，5個以上/mL；9.5％）であった。

（2）IgA腎症における尿中ポドサイト数と臨床検査所見との関係
　1日尿蛋白排泄量と尿中ポドサイト数との間に，正の相関（$r=0.275$, $p<0.05$）を認めた（図

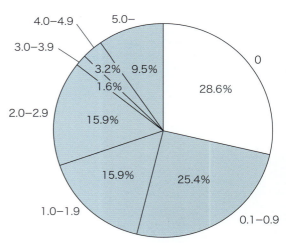

▶ 図1　IgA腎症における尿中ポドサイト数（個/mL）の分布
（文献1）より引用）

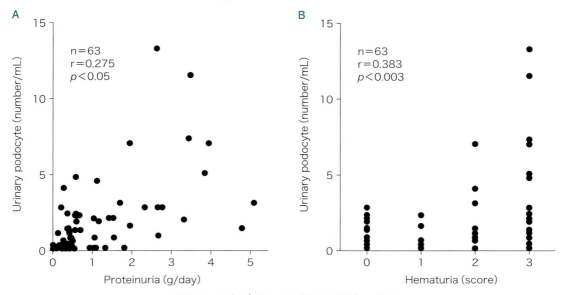

▶図2　尿中ポドサイト数と尿蛋白，血尿

Aは，尿中ポドサイト数と1日尿蛋白排泄量の関係，Bは尿中ポドサイト数と血尿の程度との関係を示す．尿中ポドサイト数は尿蛋白排泄量，血尿の程度と正の相関を認めた．　　　　　　　　　　　　　　　　　　（文献1）より引用）

2A）．また，血尿の程度と尿中ポドサイト数の間にも正の相関（r＝0.383, p＜0.003）が認められた（図2B）．他の臨床的パラメーターとの関係では，表1に示すように顆粒円柱と尿中ポドサイト数との間にも正の相関が認められたが，尿素窒素（BUN），sCr，クレアチニンクリアランス（Ccr），尿中β2ミクログロブリン（β2MG）と尿中ポドサイト数との間には相関が認められなかった．

(3) 予後分類および腎組織障害と尿中ポドサイト数との関係

厚生省進行性腎障害調査研究班によるIgA腎症の予後分類では，Ⅰ群3例，Ⅱ群6例，Ⅲ群39例，Ⅳ群15例に分けられた．予後不良のⅢ群，Ⅳ群で尿中ポドサイト数が高値の症例を認めたものの陰性群もあり，この予後分類と尿中ポドサイト数との間には明らかな関連性を認めなかった（図3）．

腎組織障害程度では，糸球体の急性管外性病変の程度と尿中ポドサイト数との間に正の相関を認めた．しかし，全体の組織重症度をはじめとして，急性管内性病変，糸球体組織進行度，尿細管間質病変と尿中ポドサイト数との間には相関関係を認めなかった（図4）．

▶表1　尿中ポドサイト数と臨床検査所見との関係（n＝63）

	r	p value
BUN	−0.251	0.0581
sCr	−0.145	0.2528
proteinuria	0.275	0.0299*
hematuria	0.383	0.0026*
granular cast	0.374	0.0032*
Ccr	0.067	0.5977
u-NAG	0.160	0.1032
u-β2MG	−0.115	0.3779

BUN：blood urea nitrogen, sCr：serum creatinine, Ccr：creatinine clearance, u-NAG：urinary N-acetyl-D-glucosaminidase, u-β2MG；urinary 2-microglobulin.　　（文献1）より引用，改変）

2) ネフローゼ症候群における尿中ポドサイトの動態

(1) 尿中ポドサイト数の分布（図5）

ネフローゼ症候群症例の平均sCr値は1.29±1.46 mg/dL，平均尿蛋白排泄量は6.15±4.39 g/dayであった．ネフローゼ症候群全症例では，尿中にポドサイトが全く検出されない症例が17.1％，わずかに検出される（0.1-0.9個/mL）症

Ⅰ. 成人の糸球体疾患における尿中ポドサイトの臨床的意義

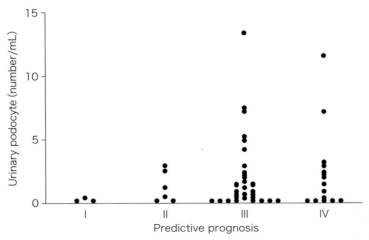

IgA腎症症例（n＝63）を予後判定基準に従って4群に大別した。Ⅰ群：予後良好群，Ⅱ群：比較的予後良好群，Ⅲ群：比較的予後不良群，Ⅳ群：予後不良群。

▶ 図3　尿中ポドサイト数と予後分類 （文献1）より引用）

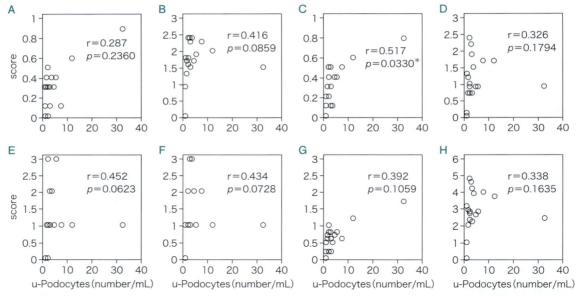

A：急性管内性病変，B：硬化性管内病変，C：急性管外性病変，D：硬化性管外病変，E：急性尿細管間質病変，F：線維性尿細管間質病変，G：急性糸球体病変，H：硬化性糸球体病変。
＊統計学的有意

▶ 図4　尿中ポドサイト数と腎組織障害度
尿中ポドサイト数と急性管外性病変の程度の間に正の相関を認めた（C）。　　　（文献1）より引用）

例が20.0％，1.0-1.9個/mLの症例が11.4％，2.0-2.9個/mLの症例が22.9％，3.0-3.9個/mLの症例が11.4％，4.0-4.9個/mLの症例が2.9％，5.0個以上の症例が14.3％であった。

　腎組織型別に尿中ポドサイト数の分布を図6に示す。MCNSでは尿中ポドサイト数が1個未満/mLのわずかに認める症例が2例で，他の2例では検出されず，尿中ポドサイト数は最も少なかった。FSGSでは7例中6例において尿中ポドサイトが陽性で，そのうち3例は1個/mL以上であっ

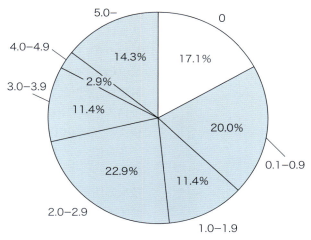

▶図5 ネフローゼ症候群における尿中ポドサイト数（個/mL）の分布
（文献1）より引用）

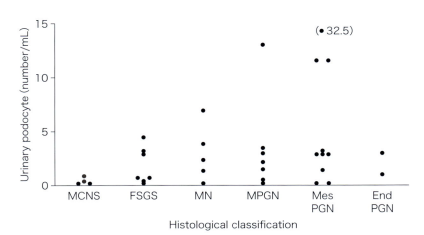

MCNS：minimal change nephrotic syndrome, FSGS：focal segmental glomerulosclerosis, MN：membranous nephropathy, MPGN：membranoproliferative glomerulonephritis, Mes PGN：mesangial proliferative glomerulonephritis, End PGN：endocapillary proliferative glomerulonephritis

▶図6　腎組織型別の尿中ポドサイト数（n＝35）
FSGS，MN，増殖性糸球体腎炎症例ではMCNS症例と比較し，尿中ポドサイト数が高値であった。
（文献1）より引用）

た。MNにおいても5例中4例で尿中ポドサイト数が陽性であり，1例は5個/mL以上の排泄を認めた。MPGNの7例中6例，Mes PGNの10例中8例で陽性，End PGNでは2例とも陽性であり，増殖性糸球体腎炎では尿中ポドサイトが84.2％と高率に検出された。さらに，尿中にポドサイトが10個/mL以上と多数の排泄を認めた4症例では，全例に細胞性半月体が観察された。また，尿中にポドサイトが検出されたMNの症例は，腎生検組織においては巣状分節性硬化病変を合併していた。ネフローゼ症候群では尿蛋白排泄量と尿中ポドサイト数との間には相関を認めなかった。

(2) 尿中ポドサイト数とステロイド療法に対する治療反応性

　腎生検施行日の早朝尿中ポドサイト数が1個/mL以上の群と1個/mL未満の2群に分け，ステ

ロイド投与開始後8週目の治療反応性との関連を検討した。図7のとおり，尿中ポドサイト数が1個/mL以上であった22例中14例が（64％）がステロイド抵抗性を示した。しかし，尿中ポドサイト数が1個/mL未満であった13例では，12例がステロイドによく反応し，ステロイド抵抗性を示したのは，わずか1例（7.7％）に過ぎなかった（$p<0.002$）。また，MCNS 4例を除いた31症例の検討でも，尿中ポドサイト数が1個/mL未満の症例ではステロイド抵抗性を示した例（1/9）が有意に少なく（$p<0.01$），同様の結果であった。

さらに，6カ月以上経過観察が可能であった30症例について，腎生検時の尿中ポドサイト数と治療反応性を検討したところ，腎生検時の尿中ポドサイト数が1個/mL以上であった19症例中10例（53％）が治療抵抗性を示したのに対し，尿中ポドサイト数が1個/mL未満の11例では1例（9.1％）が治療抵抗性を示したのみであり，治療開始後8週目の成績と同様であった（$p<0.01$）。

(3) 尿中ポドサイト数の推移と治療反応性

ステロイド反応例とステロイド抵抗例の2群に分け，腎生検時とステロイド投与開始後4週目の尿中ポドサイト数の推移を図8に示した。点線はMCNSの3例，実線はその他のネフローゼ症候群症例21例である。ステロイド反応例では全例において4週後の尿中ポドサイト数が減少し，13例中

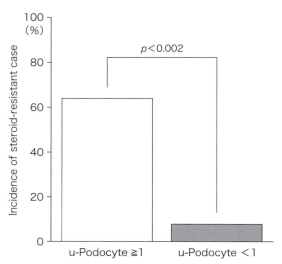

▶図7 治療前の尿中ポドサイト数と治療開始後8週目のステロイド抵抗性
腎生検時の尿中ポドサイト数が1個/mL以上の症例は，1個/mL未満の症例と比較し，ステロイド抵抗率が高かった。
（文献1）より引用）

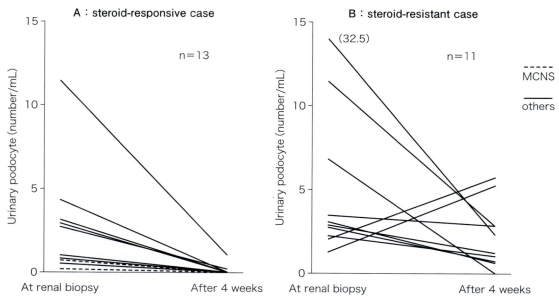

▶図8 腎生検時と治療開始4週後の尿中ポドサイト数の推移
A：ステロイド反応例は全例において尿中ポドサイト数が減少し，さらに消失する例が多かった。B：一方，ステロイド抵抗例は尿中ポドサイトの排泄が持続する例が多かった。
（文献1）より引用）

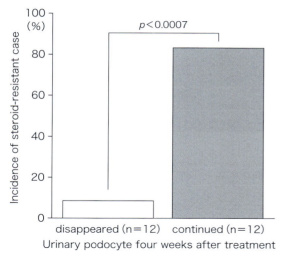

▶図9 尿中ポドサイト数の推移と治療開始後8週目のステロイド抵抗性
治療開始4週後に尿中ポドサイトの排泄が持続した症例は尿中ポドサイトの排泄が消失した症例と比較し，ステロイド抵抗率が高かった。　　　　（文献1）より引用）

11例では尿中ポドサイト数が陰性となった。一方，ステロイド抵抗例でも4週後の尿中ポドサイト数は2例を除き減少したが，陰性となったものは1例のみであった。4週後の尿中ポドサイト数が上昇した2例はMPGNとMNの症例で，6カ月後の判定でも治療抵抗性であった。さらに，治療開始4週後に尿中ポドサイトが消失した症例と持続陽性であった2群に大別してステロイドに対する反応性を検討した結果，尿中ポドサイトが持続陽性を示した12例中10例（83.3％）がステロイド抵抗性であった（図9, $p<0.0007$）。さらに，尿中ポドサイトの消失は尿蛋白の消失に先行して認められた。

3. 現時点における解釈と見解

この研究での結論は，「これらの結果は尿中ポドサイト数の評価が，IgA腎症においては急性管外性病変の存在を示唆する臨床的指標として，ネフローゼ症候群においてはグルココルチコイド療法に対する治療反応性を予測するうえで有用であることを示している」となっている。私は，本論文は成人における尿中ポドサイトの臨床的有用性を示した貴重かつ重要な論文であると位置付けている。

IgA腎症における結論は小児IgA腎症における結論と同様であり，小児，大人を問わず，急性管外性病変の形成とポドサイトの剝離・脱落が深く関係していることが証明された。ただ，小児例における尿中ポドサイト数は成人のIgA腎症に比べて多く，これは小児においては急性病変が主要な組織像であり，成人においては慢性病変が主であることを意味しているものと考えられる。

ネフローゼ症候群については，成人と小児では組織型（小児ではMCNSが圧倒的に多い）が異なるので，私たちが小児で得た結論と必ずしも一致していない。しかし，ステロイドの反応性についてのデータはたいへん興味深い。今後，難治性ネフローゼ症候群の治療薬が開発される際の貴重なデータになるものと信じる。

文　献

1) 松田昭彦：糸球体疾患における尿中podocyteの臨床的意義. 埼玉医科大学雑誌 2001；**28**：T33-T41

II 小児紫斑病性腎炎における尿中ポドサイト

　私たちは，尿中ポドサイトの臨床的有用性を多施設で検討する目的で主に小児腎臓病を専門とする小児科医に呼びかけ，1995年に糸球体上皮細胞研究会を設立した。全国，北は弘前大学，南は熊本大学に参加していただき，尿中ポドサイト検査は日本細胞病理ラボラトリーにお願いした。同一

の検体処理を一カ所の検査センターで行い，より客観的に尿中ポドサイト検査を行うことができるように心がけた。この研究会で当時，国立病院機構千葉東病院小児科（倉山英昭先生，宇田川淳子先生）で紫斑病性腎炎における有用性について検討していただいた成績を以下に示す[1]。

▶ 表2　腎炎病理組織学的指標

急性病変	スコア	慢性病変	スコア
糸球体病変	/16	糸球体病変	/16
管内性病変		管内性病変	
メサンギウム増殖　　　　0-3[*1]		メサンギウム基質拡大　　　0-3[*1]	
白血球細胞浸潤　　　　　0-1		メサンギウム間入（基底膜二重化）0-1	
管内増殖性病変　　　　　0-1		係蹄虚脱　　　　　　　　　0-1	
メサンギウム融解		巣状硬化　　　　　　　　　0-1	
係蹄壊死，フィブリン血栓　0-1			
管外性病変		管外性病変	
細胞性半月体　　　　　　0-5[*2]		ボウマン嚢との癒着　　　　0-3[*4]	
線維細胞性半月体　　　　0-3[*3]		線維半月体，偽尿細管化　　0-3[*3]	
炎症細胞浸潤，滲出物　　0-1		硝子化糸球体　　　　　　　0-5[*2]	
尿細管間質病変	/5	尿細管間質病変	/5
間質浮腫　　　　　　　　0-2[*4]		尿細管萎縮　　　　　　　　0-2[*4]	
炎症細胞浸潤　　　　　　0-2[*4]		間質線維化　　　　　　　　0-2[*4]	
尿細管炎　　　　　　　　0-1		血管硬化　　　　　　　　　0-1	
	/21		/21
腎組織病変	トータルスコア		

[*1] 1：focal（mild, moderate）　　[*2] 1：～10%　　[*3] 1：～20%　　[*4] 1：focal
　　 2：focal（severe）　　　　　　　2：～30%　　　　2：～50%　　　　　2：diffuse
　　　　diffuse　　　　　　　　　　　3：～50%　　　　3：51%～
　　 3：diffuse（moderate, severe）　4：～80%
　　　　　　　　　　　　　　　　　5：81%～　　　　 *（病変糸球体/観察糸球体）%

糸球体病変＝管内性病変＋管外性病変
急性病変＝急性糸球体病変＋急性尿細管間質病変，慢性病変＝慢性糸球体病変＋慢性尿細管間質病変
トータルスコア＝急性病変＋慢性病変

（文献1）より引用，一部改変）

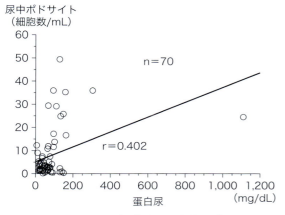

▶ 図10 尿中ポドサイトと蛋白尿
(文献1) より引用)

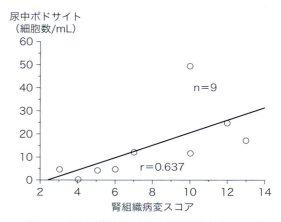

▶ 図11 尿中ポドサイトと腎組織病変スコア
(文献1) より引用)

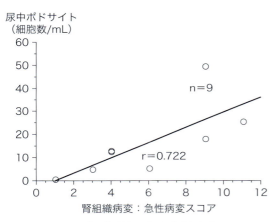

▶ 図12 尿中ポドサイトと急性病変スコア
(文献1) より引用)

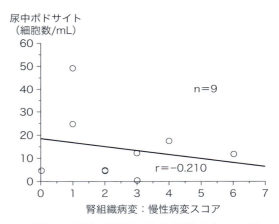

▶ 図13 尿中ポドサイトと慢性病変スコア
(文献1) より引用)

1. 材料および方法

1) 検出方法

早朝新鮮尿を尿細胞保存液のウリキープ5Dに注入し，日本細胞病理ラボラトリーに送った。日本細胞病理ラボラトリーは，ヒトのポドカリキシンの糖鎖領域を認識するマウスモノクローナル抗体であるPHM5を用いて蛍光抗体法により尿中ポドサイトの検査を行った。評価項目は尿中ポドサイト数（個/mLで表示）とポドカリキシン陽性円柱（円柱数/視野×10で算定し，円柱スコアと表示）の2項目である。

2) 対象症例

千葉東病院小児科で診断した紫斑病性腎炎9例（男性7名，女性2名，5-13歳）を対象とした。腎組織病変の評価は，重松らのIgA腎症における腎病変の評価を参考にした千葉東病院による腎炎病理組織学的指標（表2）に基づいて，急性（管内性，管外性，尿細管間質），慢性（管内性，管外性，尿細管間質）病変をスコア化した。

2. 結果

1) 尿中ポドサイトと尿蛋白，潜血との関係

延べ70検体について検討した。蛋白尿が高度な症例では尿中ポドサイトが多い傾向にあるもの

Ⅱ. 小児紫斑病性腎炎における尿中ポドサイト

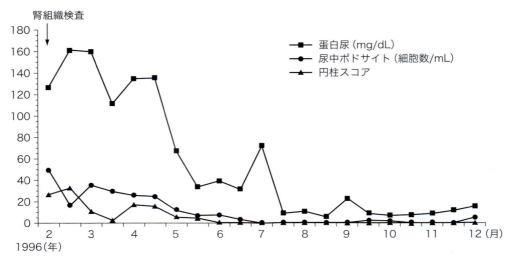

▶図14　蛋白尿，尿中ポドサイト，円柱スコアの経時的推移（文献1）より引用）

の，尿蛋白の程度と尿中ポドサイト数には有意な相関が認められなかった（図10）。尿潜血の程度と尿中ポドサイト数とは相関が見られなかった。

2）尿中ポドサイトと腎組織病変スコアとの関係

腎生検とほぼ同時に尿中ポドサイト検査ができた9例について検討した。

尿中ポドサイト数と腎組織病変トータルスコアは，明らかな相関関係（相関係数 0.637）を認めた（図11）。腎組織病変を急性病変と慢性病変に分けて尿中ポドサイト数との関係を見ると，急性病変と尿中ポドサイト数に相関関係があり，慢性病変としてはむしろ逆相関を認めた（図12・13）。したがって，尿中ポドサイト数は腎組織病変の中でも主に急性病変を反映していると考えられる。

さらに，急性病変をメサンギウム細胞，内皮細胞の増殖，白血球浸潤などを主とする管内性病変と，細胞性半月体形成，基底膜の破壊などを主とする管外性病変に分けて検討した。その結果，管内性病変，管外性病変ともに尿中ポドサイト数に相関関係を認めたが，管外性病変と尿中ポドサイト数の相関係数が 0.737 と管内性病変と尿中ポドサイト数の相関係数 0.483 より強い相関を認めた。以上から，尿中ポドサイト数は腎組織病変，特に管外性病変の強さを反映することが示唆された。

3）円柱スコアと腎組織病変スコアとの関係

円柱スコアと腎組織トータルスコアに弱い相関（相関係数 0.413）を認めた。しかし，急性病変スコアと円柱スコアは相関を認めなかった（相関係数 0.144）。

4）尿中ポドサイト・円柱スコアの推移

紫斑病性腎炎・8歳男児の蛋白尿，尿中ポドサイト数，円柱スコアの経過を図14に示した。腎組織検査では，34個の糸球体が観察でき，うち12個（35％）に細胞性もしくは線維細胞性半月体形成を認めた。メサンギウム細胞，内皮細胞の増殖を巣状分節状に認め，白血球浸潤も散見された。尿細管，間質はほぼ正常であったが，非常に狭い範囲に単球の細胞浸潤を認めた。尿細管炎症は認めなかった。腎組織検査時には蛋白尿 126 mg/dL，潜血＋＋＋，尿中ポドサイト 49.5 個/mL，円柱スコア 27 であった。腎組織検査直後よりステロイド・抗凝固療法を行い，3 カ月後よりアンジオテンシン変換酵素（ACE）阻害薬を併用した。治療開始約 4 カ月で円柱スコア，少し遅れて尿中ポドサイト数が陰性化し，その後に蛋白尿が陰性化した。経過中，蛋白尿の変動は大きかったが，尿中ポドサイト数は変動が少なく安定していた。蛋白尿の陰性化に先立って尿中ポドサイトが陰性化したことは，長期的な病状の指標となる可能性が示された。

3. 現時点における解釈，見解

紫斑病性腎炎においても小児IgA腎症と同様の結果，すなわち，尿中ポドサイト数は急性糸球体病変，とりわけ管外性病変を反映していること，さらに治療マーカーとなる可能性があることが示された。千葉東病院の成績を見ると，私たちが吉田病院で感じていた印象とほぼ同様であり，尿中ポドサイト検査の客観性が証明されたという思いを強くした次第である。

文　献

1）宇田川淳子，倉山英昭，松村千恵子，他：紫斑病性腎炎での尿中 Podocyte の臨床的有用性．尿中 Podocyte の臨床病理学的有用性（糸球体上皮細胞研究会報告書），pp17-20，1997

❖サイエンス秘話③
尿は糸球体という心を映す鏡

　2003 年に，尿沈渣ポドカリキシンを ELISA で定量した論文を Nephron 誌に発表した[1]。論文審査の時点でBristolの Moin Saleem のところに査読が回ったものと思われるが，彼が私たちの論文に editorial を書いてくれた（図）。そのタイトルには Urine-A Mirror of the (Glomerular) Soul? とあった。私たちの ELISA による沈渣ポドカリキシンが，糸球体障害（ポドサイト障害）を反映する良きバイオマーカーになりうる可能性があると評価してくれた。私は，この editorial が付いたことに対して 2 つのことを学んだ。その一つは，ポドサイト仲間の存在はサイエンスにおいてはとても大事であること。Moin はポドサイト研究を通して知っており，2002 年の国際ポドサイトシンポジウムでは新潟にも来てくれ，弥彦温泉での懇親会で楽しく歓談した仲間である。ちなみに，彼も私と同じ pediatric nephrologist である。このように，ポドサイト研究仲間がお互いの研究を評価（あるいは批判）しながら，世の中のポドサイトサイエンスを進展させていっているのではないかと感じた。

　もう一つは，英語を勉強する機会になった。Editorial のタイトルに mirror（鏡）と soul（心）が出てくるが，これがどんな関係になっているのか最初わからなかった。「……は心を映し出す鏡」というような表現は日本語でもよく使われているところであるが，英語ではどうなっているのか気になったので調べてみた。すると Paulo Coelho（パウロ・コエーリョ，ブラジルの作詞家，小説家）の名言のなかに以下のような文章があった。

　"The eyes are the mirror of the soul and reflect everything that seems to be hidden ; and like a mirror, they also reflect the person looking into them." — Paulo Coelho

　確かに，この文章の中には mirror と soul が出てきている。ヨーロッパ人の心の内を少し垣間見ることができたかなと勝手に思っている。ちなみに，私の拙い英語によれば，

　The urine is the mirror of the every types of podocyte injury that seems to be hidden.

　くらいになるかな。

文献
1）Kanno K, Kawachi H, Uchida Y, Hara M, Shimizu F, Uchiyama M : Urinary sediment podocalyxin in children with glomerular diseases. Nephron Clin Pract 2003 ; 95 : c91-c99

Urine - A Mirror of the (Glomerular) Soul ?
See Kannno et al., pp. c91-c99
Saleem, MA. (Bristol)
Nephron Clin Pract 95:c75-c76, 2003

There is much work to be done in defining appropriate urinary markers for different glomerular dieases and distinguishing between acute and chronic changes, but the refinement of the techniques as presented here should provide a significant step in taking this forward.

図　私たちの論文に付いた editorial

Ⅲ 溶連菌感染後急性糸球体腎炎（PSAGN）における尿中ポドサイト

本章前節で述べたように，糸球体上皮細胞研究会において新潟県立吉田病院小児科と新潟市民病院小児科の症例について検討した成績である[1]。

1．材料および方法

1）検出方法

早朝新鮮尿を尿細胞保存液のウリキープ 5D に注入し，日本細胞病理ラボラトリーに送った。日本細胞病理ラボラトリーでは，ヒトのポドカリキシンの糖鎖領域を認識するマウスモノクローナル抗体である PHM5 を用いて蛍光抗体法により尿中ポドサイトの検査を行った。評価項目は尿中ポドサイト数（個/mL で表示）とポドカリキシン陽性円柱（円柱数/視野×10 で算定し，円柱スコアと表示）の 2 項目である。

2）対象症例

1996（平成 8）年 4 月～12 月までに新潟県立吉田病院小児科および新潟市民病院小児科で PSAGN と診断した患児のうち，尿中ポドサイト検査を施行した症例を対象とした。症例の内訳は男児 3 例，女児 2 例であり，年齢は 6-11 歳であった。PSAGN の診断は①急性の血尿，高血圧，浮腫，②血清補体価の低下，③咽頭培養で溶連菌の検出と抗ストレプトリジン O 抗体（ASO）の上昇，以上 3 点を満たすものとした。治療は，入院のうえ，運動制限，食事制限等の対症療法と抗菌薬の内服であった。

2．結果

表 3 に示したように全例に多数の尿中ポドサイトを検出した。経時的に尿中ポドサイトを測定し

た 2 例について経過を示す。

1）症例 1：11 歳男児

主訴：眼瞼浮腫，頭痛

現病歴：入院 2 日前より顔面浮腫，頭痛が出現した。入院当日に近医を受診し血尿を指摘され，吉田病院に紹介され，入院となった。

入院時現症：身長 143.1 cm，体重 43.7 kg（平均 37 kg），血圧 180/102 mmHg，眼瞼と頸骨全面に浮腫を認めた。

入院時検査所見（表 3）：血液検査では低蛋白血症，低補体血症を認めた。尿検査では，血尿，膿尿，蛋白尿を認めた。また咽頭培養で A 群 β 溶連菌を検出し，ASO は上昇していた。

入院時および退院後経過（図 15）：PSAGN と診断し，運動制限，食事制限と降圧薬，抗生物質の内服投与を行った。浮腫，高血圧は比較的速やかに改善した。蛋白尿は発症 14 日目に正常化し，血清補体価も上昇傾向にあったため，発症 34 日目に退院した。退院後も運動制限は継続した。発症 65 日目に血清補体価は正常化した。

2）症例 2：8 歳女児

主訴：眼瞼浮腫

現病歴：入院 4 日前に眼瞼浮腫に気づいた。入院前日に近医を受診し血尿を指摘された。翌日に新潟市民病院に紹介され，入院した。

入院時現症：身長 126.8 cm，体重 24.2 kg（平均 21.5 kg），血圧 146/100 mmHg，眼瞼と頸骨前部に浮腫を認めた。また咽頭培養で A 群 β 溶連菌を検出し，ASO は上昇していた。

入院時経過（図 16）：PSAGN と診断し，運動制限，食事制限とジピリダモール，抗菌薬の内服投与を行った。浮腫は比較的速やかに改善したが，蛋白尿が遷延するため，発症 42 日目に腎生検を施

第 9 章　尿中ポドサイト検査の診断的有用性

▶ 表3　5症例の入院時臨床検査所見

	症例 1	症例 2	症例 3	症例 4	症例 5
年齢・性別	11 歳 10 カ月・男児	8 歳 9 カ月・女児	10 歳 6 カ月・女児	7 歳 9 カ月・女児	6 歳 9 カ月・女児
家族歴・既往歴	特記すべきことなし	特記すべきことなし	特記すべきことなし	特記すべきことなし	特記すべきことなし
発症後日数	3	5	5	4	4
症状	浮腫・頭痛	浮腫	浮腫	浮腫・頭痛	浮腫
咽頭培養	A 群 β 溶連菌 (+)	A 群 β 溶連菌 (+)	A 群 β 溶連菌 (+)	A 群 β 溶連菌 (+)	A 群 β 溶連菌 (+)
TP（g/dL）	5.6	5.2	5.9	5.6	6.7
BUN（mg/dL）	20	24.8	15	33.5	32
Cre（mg/dL）	0.55	0.6	0.45	0.4	0.93
C3（mg/dL）	2.2	<1	0.1	1	0.4
C4（mg/dL）	23.7	24	11.1	44	41.4
CH50（U/mL）	7.5	13	4.7	≦12	5.9
ASO（IU/mL）	880	583.1	750	193	1627
1 日尿中蛋白（g/day）	1.15	1.9		2	1.05
Ccr（mL/min）	90	82.6	210		36
尿中赤血球（/HPF）	多数	多数	20〜30	28〜30	多数
尿中白血球（/HPF）	5〜10	多数	10〜20	多数	多数
尿中ポドサイト(個/mL)	22.8	12.8	12	10	28.8
円柱スコア	15	0	50	0	15

（文献 1）より引用）

行した。組織学的にも PSAGN と診断し，その後も保存的治療を継続した。血清補体価が正常化し，蛋白尿に改善傾向が認められたため発症64日目に退院とした。

　退院後経過：退院後もジピリダモールの内服は継続した。発症95日目に蛋白尿は正常化し，発症240日目に血尿は消失した。

　腎生検所見（図 17・18）：光顕では，いずれの糸球体でもメサンギウム領域への細胞浸潤，多形核白血球の血管内増加を認めた。メサンギウム基質の増加も巣状分節状に認めた。巣状に細胞性半月体，癒着病変を認めた。蛍光抗体法では C3 のみが糸球体係蹄に沿って fine granular に染まった。

3. 現時点における見解と解釈

　PSAGN は一般的には糸球体係蹄内の病変と考えられ，多形核白血球などの細胞浸潤や内皮細胞障害が主病変である。私たち（木原達・前新潟大学腎研教授も含めて）は，ポドサイトに障害が及んでいることはないだろうと予想していた。ところが今回の研究で，PSAGN における糸球体障害は係蹄内だけではなくポドサイトにも障害が及び，糸球体基底膜からの剥離につながっていることが明らかとなった。

　また症例 2 で示されたように，PSAGN では尿中ポドサイト数が多く排泄期間も長かった症例に

III. 溶連菌感染後急性糸球体腎炎（PSAGN）における尿中ポドサイト

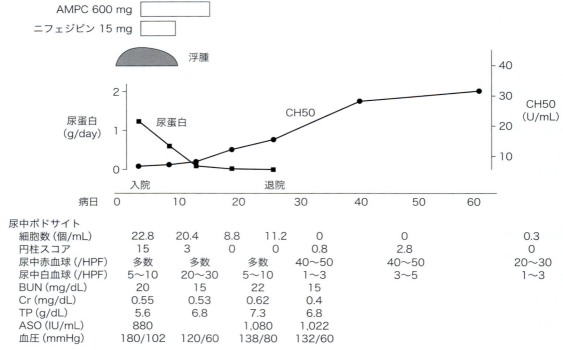

▶図15　症例1の臨床経過（文献1）より引用）

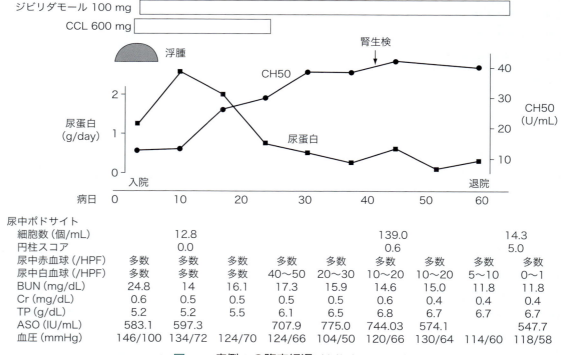

▶図16　症例2の臨床経過（文献1）より引用）

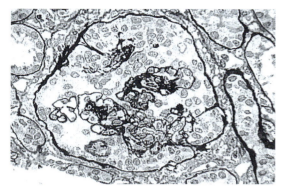

▶図17　症例2の光顕（PAM染色，×400）
（文献1）より引用）

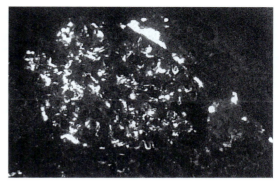

▶図18　症例2の蛍光抗体法（C3，×400）
（文献1）より引用）

おいて，腎生検で細胞性半月体の形成が認められたことはたいへん興味深い。この症例は，細胞性半月体の形成にポドサイトの剥離・脱落が関与していることを示唆している。

文　献

1) 鈴木　博，佐藤昌子，伊東道夫，他：溶連菌感染後急性糸球体腎炎における尿中Podocyte．尿中Podocyteの臨床病理学的有用性（糸球体上皮細胞研究会報告書），pp45-48，1997

Ⅳ ネフローゼ症候群における尿中ポドサイト排泄

　ネフローゼ症候群の原因が何であるかについては未だにわかっていないが，近年の研究ではネフローゼ症候群の疾患の primary site がポドサイトであることが明らかにされ，ネフローゼ症候群がポドサイト病（podocytopathy）であると考える人が多くなっている。ネフローゼ症候群のなかでも巣状分節性糸球体硬化症（FSGS）は腎不全に陥る原因疾患として極めて重要な疾患である。した

がって，この FSGS をネフローゼ症候群をきたす他の疾患から鑑別診断することは重要な臨床的課題となっている。種々の検査法でこれらの鑑別診断が試みられているが，なかなかこれといった，極めて有用な検査法は今のところ見当たらない。こうした状況の中で，尿中ポドサイトがその役割を果たせないか検討した。以下，小児例と成人例での検討成績を示す。さらに，FSGS の類似疾患

▶ 表4　微小変化型ネフローゼ症候群（MCD）と巣状分節性糸球体硬化症（FSGS）の臨床所見

Renal pathology	MCD（n＝28）	FSGS（n＝20）	p
Age（years）	11（3-29）	12（3-21）	0.95
Male/female ratio	20/8	10/10	0.15
Steroid responsiveness			
Remission	0	0	
Initially steroid responsive	4	0	
Infrequent relapse	8	0	
Frequent relapse	13	1	
Steroid resistant	3	19	
Clinical severity at the time of urine sampling			
Mild	4	3	
Moderate	14	10	
Severe	10	7	0.95
Therapy at the time of urine sampling			
Without steroids and immunosuppressants	2	3	
Steroids	23	4	
Steroids and immunosuppressants	3	13	0.005
Urinary podocytes/mL	0（0-6.9）	1.3（0-10.8）	0.003
Laboratory findings at the time of urine sampling			
Proteinuria（mg/dL）	393（19-7,030）	220（45-1,800）	0.29
Hematuria score	0（0-1）	0（0-2）	0.02
Albumin（g/dL）	3.1（1.3-4.4）	3.1（1.5-4.5）	0.81
Creatinine（mg/dL）	0.50（0.20-2.00）	1.07（0.50-1.80）	0.26
Total cholesterol（mg/dL）	241（153-666）	242（175-700）	0.79

Data are expressed as median and range in parentheses where appropriate.　　　　（文献1）より引用）

第 9 章　尿中ポドサイト検査の診断的有用性

である diffuse mesangial sclerosis（DMS）についても，症例を提示するとともに臨床病理学的検討成績について触れる。

1. 小児における FSGS の尿中ポドサイト排泄[1]

1）検出方法
早朝新鮮尿を尿細胞保存液のウリキープ 5D に注入し，日本細胞病理ラボラトリーに送った。日本細胞病理ラボラトリーでは，ヒトのポドカリキシンの糖鎖領域を認識するマウスモノクローナル抗体である PHM5 を用いて蛍光抗体法により尿中ポドサイトの検査を行った。評価項目は尿中ポドサイト数（個/mL で表示）である。

2）対象症例
対象症例は，糸球体上皮細胞研究会で検討したネフローゼ症候群 71 例である。男女比は男性 45 名，女性 26 名であり，年齢は 3–29 歳，平均 11.2 歳である。ステロイド治療に対する反応性は International Study of Kidney Disease in Children（ISKDC）の診断基準に基づき，①remission，②initial steroid responsive，③infrequent relapse，④frequent relapse，⑤steroid resistant の 5 群に分類した。尿中ポドサイト検査時の臨床的重症度は，①mild proteinuria（＜200 mg/dL），②moderate proteinuria（200–500 mg/dL），③severe proteinuria（＞500 mg/dL）の 3 群に分類した。微小変化型ネフローゼ症候群と FSGS の臨床的所見の比較を表 4 に示した。

3）結果
（1）ネフローゼ症候群と健康正常コントロールにおける検尿所見と尿中ポドサイト

ネフローゼ症候群（71 例）における尿蛋白量，血尿スコア，尿中ポドサイト数は，中央値 750.4（19–7,030）mg/dL, 0（0–2.0），0.2（0–40.8）個/mL であった。一方，正常コントロール（200 人）は中央値 9.2（4–14）mg/dL, 0（0），0（0–0.8）個/mL であった。尿中ポドサイト数と尿蛋白，血尿の程度との間に相関は認めなかった。

（2）尿中ポドサイト（ポドカリキシン陽性細胞）における他のポドサイトマーカーの免疫染色所見

FSGS 患者 5 名について glomerular epithelial protein-1（GLEPP1），C3b receptor とポドカリ

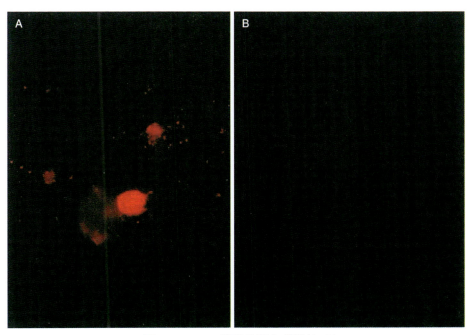

▶ 図 19　FSGS 患者の尿中ポドサイト
ポドカリキシン（A）と GLEPP1 の蛍光二重染色（B）。（文献 1 より引用）

147

Ⅳ．ネフローゼ症候群における尿中ポドサイト排泄

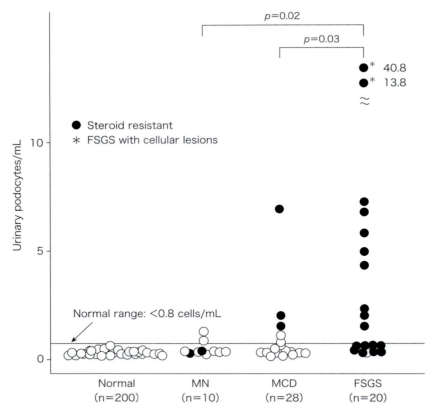

▶ 図20　正常コントロール，膜性腎症（MN），微小変化型ネフローゼ症候群（MCD）および巣状分節性糸球体硬化症（FSGS）における尿中ポドサイト排泄

（文献1）より引用）

キシンの二重染色を行ったが，GLEPP1，C3b receptorのいずれも染色されなかった（図19）。

(3) 腎生検で組織診断のついている症例での尿中ポドサイト

71例中58例では腎生検で組織診断がついており，その内訳は28例が微小変化，20例がFSGS，10例が膜性腎症であった。FSGSのうち2例についてはcellular lesionを含んでいた。こうした組織学的診断の背景をもつ58例における尿中ポドサイト排泄の程度を図20に示す。FSGS症例のポドサイト数は，有意に微小変化あるいは膜性腎症における尿中ポドサイト数よりも多かった。FSGS例で尿中ポドサイト数が群を抜いて多数であった2症例（40.8，13.8 cells/mL）は，組織学的にcellular lesionを含んでいた2症例であった。微小変化型ネフローゼ症候群のうち3例はステロイド抵抗例であった。これらの3例は，サンプリングエラーによってたまたま微小変化型と組織診断された可能性がある。

2. 成人におけるFSGSの尿中ポドサイト排泄[2]

1) 検出方法

早朝新鮮尿を尿細胞保存液のウリキープ5Dに注入し，日本細胞病理ラボラトリーに送った。日本細胞病理ラボラトリーでは，ヒトのポドカリキシンの糖鎖領域を認識するマウスモノクローナル抗体であるPHM5を用いて蛍光抗体法により尿中ポドサイトの検査を行った。評価項目は尿中ポドサイト数（個/mLで表示）である。

2) 対象症例

腎生検を施行し組織診断がついたネフローゼ症候群35例を対象とした。微小変化型ネフローゼ症候群のうちネフローゼ期にあるものが12例，寛解

第9章　尿中ポドサイト検査の診断的有用性 ·······················

▶ 表5　対象症例の臨床所見

Diseases	n	Age (years)	Sex (m/f)	Edema (%)	Blood pressure (mmHg)	sCr (mg/dL)	Ccr (mL/min)	Proteinuria (g/day)
MCNS								
Nephrotic stage	12	26±16	7/5	100	126±28/ 82±18	1.0±0.4	96±22	8.6±3.8
Remission stage	8	28±14	5/3	0	120±26/ 80±16	0.9±0.3	108±26	0.2±0.1
FSGS	15	40±12	9/6	100	148±30/ 86±14	1.2±0.6	80±28	8.2±3.6

sCr：serum creatinine，　Ccr＝creatinine clearance. $*p<0.05$, $**p<0.01$, $***p<0.001$.（文献2）より引用）

▶ 表6　微小変化型ネフローゼ症候群とFSGS症例における尿中ポドサイト排泄とその後の推移

Diseases	Month				
	0	1	3	6	12
MCNS					
Nephrotic stage（n＝12）	0	n. d.	0	0	0
Remission stage（n＝8）	0	n. d.	n. d.	n. d.	0
FSGS（n＝15）	4.2±2.8	3.8±2.6	3.2±2.2	2.8±1.8	2.4±1.2

n. d.：Not done. $*p<0.05$, $**p<0.01$.　　　　　　　　　　　　（文献2）より引用）

期にあるものが8例であった。35例の臨床的所見について表5に示した。

3）結果

（1）微小変化型ネフローゼ症候群とFSGSにおける尿中ポドサイト排泄（表6）

微小変化型ネフローゼ症候群においてはネフローゼ期，寛解期のいずれにおいても尿中ポドサイトは検出されなかった。一方，FSGS例（15例）においては全例で尿中ポドサイトが検出され，平均4.2個/mLであった。尿中ポドサイト排泄の推移としては，次第に減少傾向が見られた。

（2）FSGS例におけるステロイド治療の影響

FSGS 15例を，ステロイド治療による反応性によってグループ1：ステロイド反応性，グループ2：ステロイド抵抗性の2群に分けて，尿蛋白，尿中ポドサイト数の推移を見た成績を図21に示す。

グループ1では尿中ポドサイト数は次第に減少しているが，グループ2では尿中ポドサイト数は変化せず，持続排泄されていた。

3. 小児のDMS 2症例における尿中ポドサイト排泄[3)]

1）検査方法

採取された尿を尿細胞保存液のウリキープ5Dに注入し，日本細胞病理ラボラトリーに送った。日本細胞病理ラボラトリーでは，ヒトのポドカリキシンの糖鎖領域を認識するマウスモノクローナル抗体であるPHM5を用いて蛍光抗体法により尿中ポドサイトの検査を行った。

2）症例提示

症例1は，7生日に著明な浮腫および乏尿によって発症し新潟大学医歯学総合病院に入院と

149

Ⅳ．ネフローゼ症候群における尿中ポドサイト排泄

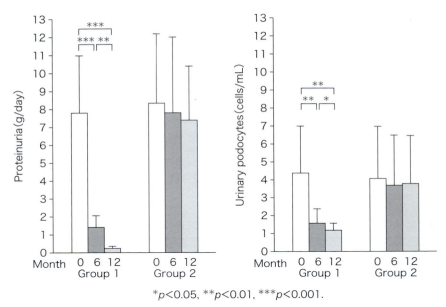

▶ 図21　FSGS症例のグループ1（ステロイド反応群）とグループ2（ステロイド抵抗群）における蛋白尿，尿中ポドサイトの排泄の推移（文献2）より引用）

なった女児例である．第20病日までに無尿となり腹膜透析導入になった．腹膜カテーテルを導入する際に同時に行った腎生検から，未熟糸球体と糸球体硬化像が混在するびまん性メサンギウム硬化症（DMS）と診断された．入院時に行った遺伝子検査でWT1遺伝子の異常がみられ，5カ月時にWilms腫瘍を発症したことからDMSと合わせてDenys-Drash症候群と診断された．透析導入前にかろうじて採取された尿について尿中ポドサイト検査をしたところ，42.3 cells/mLと尿中に多数のポドサイトが検出された．

症例2は，12カ月時にネフローゼ症候群を発症した男児例である．4週間のステロイド治療に反応しないことから新潟大学医歯学総合病院に入院となった．腎生検ではびまん性糸球体硬化が見られたが，WT1遺伝子の異常は認められず，また男児であるが外性器異常を伴わないことからDMS孤発例と診断された．尿中ポドサイト検査で25.3 cells/mLと多数のポドサイトが尿中で検出された．

症例1，2における尿沈渣ポドカリキシン染色，腎組織所見，synaptopodin染色を図22に示す．尿中にはポドカリキシン陽性細胞が多数認められ

た．腎組織所見としては広範な糸球体硬化，細胞性半月体様細胞増殖像，未熟糸球体等が認められる．Synaptopodin染色では比較的正常な糸球体，未熟糸球体でのsynaptopodinの染色性は保たれているが，糸球体硬化に陥った糸球体ではsynaptopodinの染色性は減弱していた．電顕所見を図23に示す．症例1（図23A，B），症例2（図23C）ともにボウマン腔内に剥離した上皮細胞が認められるが，その由来はポドサイトなのかボウマン囊側由来の細胞なのかは，はっきりしない．

3）現時点での解釈，見解

今回の小児ネフローゼ症候群，成人ネフローゼ症候群，小児DMS症例の検討からわかったことは，以下のとおりである．①微小変化型ネフローゼ症候群では尿中にポドサイトは検出されない．②小児，成人を問わずFSGS症例では明らかに尿中にポドサイトが検出される．③cellular variantあるいはDMS症例においては尿中に多くのポドサイトが検出される．

こうした結果とネフローゼ症候群の基本組織像の観点[4]から，現在私たちはネフローゼ症候群の基本組織像と尿中ポドサイト排泄との関係について，以下のような見解を持っている．すなわち，

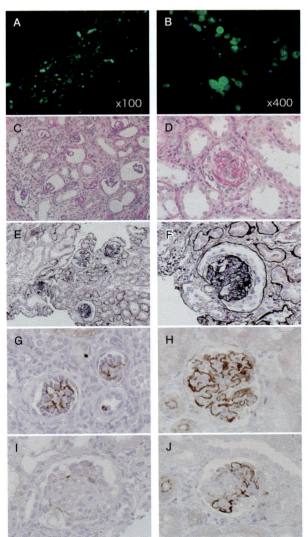

A and B, Urinary podocyte stained with anti-human podocalyxin. Representative light microscopy of biopsies obtained in case 1 (C, D) (PAS staining) and case 2 (E, F) (periodic acid-methenamine silver). Most the glomeruli show a typical sclerotic tuft surrounded by a crown of proliferating podocyte-like cells. Immunoperoxidase staining with anti-synaptopodin (G-J). Synaptopodin is expressed in the base of podocytes in immature glomeruli (G) or in the relatively intact glomeruli (H), with reduced expression in the advanced sclerotic glomeruli (I, J). Original magnification (C, E) ×200, (D, F, G-J) ×400.

▶ 図22 症例1, 2における尿沈渣ポドカリキシン染色, 腎組織所見および synaptopodin 免疫染色所見 （文献3）より引用）

ポドサイトの剥離・脱落は FSGS の共通した機序であり, DMS, CG では高度な剥離機序が生じている（図24）。

文 献

1) Hara M, Yanagihara T, Kihara I : Urinary podocytes in primary focal segmental glomerulosclerosis. Nephron 2001 ; 89 : 342-347
2) Nakamura T, Ushiyama C, Suzuki S, et al : The urinary podocyte as a marker for the differential diagnosis of idiopathic focal glomerulosclerosis and minimal-change nephrotic syndrome. Am J Nephrol 2000 ; 20 : 175-179
3) Ikezumi Y, Suzuki T, Karasawa T, et al : Glomerular epithelial cell phenotype in diffuse mesangial sclerosis : a report of 2 cases with markedly increased urinary podocyte excretion. Hum Pathol 2014 ; 45 : 1778-1783
4) Barisoni L, Schnaper HW, Kopp JB : Advances in the biology and genetics of the podocytopathies : implications for diagnosis and therapy. Arch Pathol Lab Med 2009 ; 133 : 201-216

Ⅳ．ネフローゼ症候群における尿中ポドサイト排泄

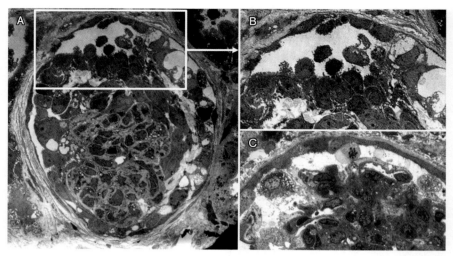

Electron microscopy study in case 1 (A, B) and case 2 (C). In both cases, there was focal detachment of the epithelial cells from the glomerular tuft ; however, it was ambiguous to determine whether these cells were from the glomerular tuft or from Bowman capsule. Original magnification ×1000.

▶図23 症例1および2の腎組織電顕所見（文献3）より引用）

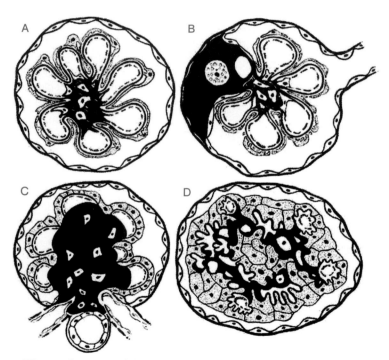

▶図24 ネフローゼ症候群の各病理組織像と尿中ポドサイト排泄との関係
A：MCN ポドサイト排泄 見られず　　C：DMS ポドサイト排泄 多数
B：FSGS ポドサイト排泄 少数　　　　D：CG ポドサイト排泄 多数
（文献4）より引用，改変）

V 抗がん剤治療による尿中ポドサイト出現

　抗がん剤による副作用は多岐にわたるが，腎障害もその例外ではない。抗がん剤による腎障害としては尿細管障害がよく知られており，必要に応じてその対策がとられる。一方，糸球体障害はどうなっているのであろうか。糸球体の障害は，晩期になって進行する腎障害の原因になる可能性もあるので，注意が必要となってくる。こうした疑問に対して，新潟大学医学部小児科の血液グループの先生方と共同研究を行った。その結果を以下に示す。

1. 各種抗がん剤の影響[1]

1) 検出方法
　尿中ポドサイトの検出は抗ポドカリキシン抗体を用いた蛍光抗体間接法によった。抗体はphase Iモノクローナル抗体である22A4を使用した。染色法は吉田病院と同様の方法で，新潟大学医学部小児科で検査が行われた。早朝新鮮尿を用いた。

2) 対象症例
　13名の抗がん剤治療の小児例を対象にした。内訳は9名が白血病，1名が悪性リンパ腫，1名が骨肉腫，1名が横紋筋肉腫，1名が神経芽細胞腫であった。これらの症例に対する抗がん剤の種類，治療方法を表7に示す。

3) 結果
　各症例の尿中ポドサイト数，その他の臨床検査データを表8に示す。25治療コースのうち20治療コースで尿中にポドサイトが検出された。典型的な尿中ポドサイトを図25に示す。症例13のように尿中ポドサイト排泄が3週間にわたる症例もあった。2症例で尿中NAG（N-アセチルグルコサミニダーゼ）が高価を示した。尿中β2MGの上昇は3症例で認められた。蛋白尿を示した症例は見られなかった。

▶ 図25　抗がん剤治療中に見られた白血病患者の尿中ポドサイト　　　（文献1）より引用）

2. 腎炎患者と抗がん剤治療患者の尿中ポドサイトの比較検討[2]

1) 検出方法
　ポドカリキシンに対するモノクローナル抗体を用いて蛍光抗体間接法で尿中ポドサイトを検出した。評価項目は尿中ポドサイト数（cells/mL）とポドカリキシン陽性円柱（円柱スコア）の二つである。この研究では尿中ポドサイトの形態学的な観察を行うために，蛍光抗体染色終了後にHoechst 33342による核染色を行った。以下のようなクライテリアに従ってポドサイトのアポトーシスを判定した。①低い核/細胞質比，②細胞ボリュームの減少，③核の断片化。

2) 対象症例
　抗がん剤治療症例は19名（男子13名，女子6

▶ 表7　13症例の診断と抗がん剤治療内容

Patient No.	Age	Sex	Diagnosis	Therapy	Antineoplastic agents
1	2 years	F	Leukemia	Tx 1 ; 1	MTX（500 mg/m^2）, L-asp.（2,000 U/m^2）×2
2	7 years	M	Leukemia	Tx 2 ; 1	VCR（2 mg/m^2）, THP-ADR（20 mg/m^2）, L-asp.（6,000 U/m^2）, 6-MP（250 mg/m^2）×5 days, PDN（120 mg/m^2）×5 days
				Tx 2 ; 2	CPM（400 mg/m^2）, Ara-C（50 mg/m^2）×8, L-asp.（6,000 U/m^2）, 6-MP（250 mg/m^2）×5 days
				Tx 2 ; 3	MTX（500 mg/m^2）, L-asp.（6,000 U/m^2）
3	4 years	F	Leukemia	Tx 3 ; 1	CPM（400 mg/m^2）, Ara-C（50 mg/m^2）×8, 6-MP（125 mg/m^2）×5 days
4	8 months	M	Leukemia	Tx 4 ; 1	MIT（3 mg/m^2）×5, Ara-C（600 mg/m^2）×10
5	7 months	M	Leukemia	Tx 5 ; 1	VCR（1 mg/m^2）, THP-ADR（30 mg/m^2）, Ara-C（160 mg/m^2）Cont. ×5 days
	8 months	M		Tx 5 ; 2	MIT（3 mg/m^2）×5, Ara-C（600 mg/m^2）×10
6	6 years	F	Leukemia	Tx 6 ; 1	CPM（400 mg/m^2）, Ara-C（50 mg/m^2）×8, 6-MP（125 mg/m^2）×5 days
				Tx 6 ; 2	CPM（400 mg/m^2）, Ara-C（50 mg/m^2）×8, 6-MP（125 mg/m^2）×5 days
7	6 years	F	Leukemia	Tx 7 ; 1	MTX（225 mg/m^2）
8	1 year	M	Leukemia	Tx 8 ; 1	VCR（2 mg/m^2）, THP-ADR（20 mg/m^2）, L-asp.（6,000 U/m^2）, 6-MP（250 mg/m^2）×5 days, PDN（120 mg/m^2）×5 days
				Tx 8 ; 2	CPM（400 mg/m^2）, Ara-C（50 mg/m^2）×8, L-asp.（6,000 U/m^2）, 6-MP（125 mg/m^2）×5 days
				Tx 8 ; 3	VCR（2 mg/m^2）, L-asp.（2,000 U/m^2）, PDN（60 mg/m^2）×5 days
9	1 year	M	Leukemia	Tx 9 ; 1	VCR（2 mg/m^2）, PDN（60 mg/m^2）×5 days
10	2 years	F	Malignant lymphoma	Tx 10 ; 1	CPM（400 mg/m^2）, Ara-C（50 mg/m^2）×8, 6-MP（60 mg/m^2）×4 days
				Tx 10 ; 2	MTX（3 g/m^2）
				Tx 10 ; 3	MTX（3 g/m^2）
				Tx 10 ; 4	MTX（3 g/m^2）
				Tx 10 ; 5	CPM（600 mg/m^2）, VCR（2 mg/m^2）, DNR（40 mg/m^2）, DEX（10 mg/m^2）×5 days
11	4 years	M	Neuroblastoma	Tx 11 ; 1	IFO（6 g/m^2）, CBDCA（300 mg/m^2）
12	3 years	F	Osteosarcoma	Tx 12 ; 1	CDDP（120 mg/m^2）, ADR（30 mg/m^2）×2
13	7 years	M	Rhabdomyo-sarcoma	Tx 13 ; 1	VCR（1.5 mg/m^2）, ACT. D（0.9 mg/m^2）×2, IFO（3 g/m^2）×3
				Tx 13 ; 2	ACT. D（0.3 mg/m^2）, CDDP（20 mg/m^2）Cont. ×5 days
				Tx 13 ; 3	VCR（1.5 mg/m^2）, CPM（800 mg/m^2）×2, ACT. D（0.9 mg/m^2）×2, THP-ADR（35 mg/m^2）

MTX：Methotrexate, L-asp：＝L-asparaginase, VCR：vincristine, THP-ADR：pirarubicin hydrochloride, 6-MP：6-mercaptopurine, PDN：prednisone, CPM：cyclophosphamide, Ara-C：cytarabine, MIT：mitoxantrone, DNR：daunorubicin, DEX：dexamethasone, IFO：ifosfamide, CBDCA：carboplatin, CDDP：cisplatin, ADR：doxorubicin, ACT. D：dactinomycin, Cont.：continuous infusion.（文献1）より引用，改変）

▶ 表8　13症例における尿中ポドサイト排泄および臨床検査所見

Patient No.	Therapy	Number of GEC		NAG (U/L)		β2-microglobulin (μg/L)		Total urinary protein (mg/dL)		Urinary micro-albumin (mg/g CR)*		Serum creatinine (mg/dL)	
		before Tx	after Tx	before Tx	after Tx	before Tx	after Tx	before Tx	after Tx	before Tx	after Tx	before Tx	after Tx
1	Tx 1 ; 1	0	0.7	<10	<10	94	200	<10	10	35.4	33.6	0.2	0.2
2	Tx 2 ; 1	0	0.2	<10	<10	120	430	<10	<10	4.2	25.4	0.2	0.3
	Tx 2 ; 2	0	0.2	<10	<10	150	200	<10	<10	14.6	ND	0.3	0.3
	Tx 2 ; 3	0	2.3	<10	<10	110	190	<10	<10	24.5	20.4	0.3	0.3
3	Tx 3 ; 1	0	0	<10	<10	130	150	<10	<10	15.6	23.9	0.2	0.2
4	Tx 4 ; 1	0.2	3	11.8	<10	100	110	<10	<10	52.9	47.1	0.1	0.1
5	Tx 5 ; 1	0	1.5	<10	<10	560	120	<10	<10	93.8	33.7	0.2	0.1
	Tx 5 ; 2	0	4.7	<10	<10	100	86	<10	<10	29.5	37.3	0.1	0.1
6	Tx 6 ; 1	0	3	<10	<10	220	150	<10	<10	5	10.8	0.3	0.4
	Tx 6 ; 2	0	4.5	<10	<10	170	130	<10	<10	8.6	13.5	0.3	0.3
7	Tx 7 ; 1	0	20.7	<10	<10	320	110	10	<10	10.3	25.1	0.2	0.3
8	Tx 8 ; 1	0	0	<10	<10	140	130	<10	<10	113.2	47.3	0.2	0.2
	Tx 8 ; 2	0	0	<10	<10	110	70	<10	<10	23.5	27.5	0.2	0.2
	Tx 8 ; 3	0	0.3	<10	<10	140	130	<10	<10	19	20.9	0.2	0.2
9	Tx 9 ; 1	0	0.2	<10	<10	170	84	<10	<10	25.2	24.4	0.2	0.2
10	Tx 10 ; 1	0.2	0.8	<10	<10	110	100	<10	<10	30.5	63.2	0.2	0.2
	Tx 10 ; 2	0	0	<10	<10	93	100	<10	<10	29.3	192.7	0.2	0.2
	Tx 10 ; 3	0	0	<10	<10	100	98	<10	<10	59.7	32.8	0.3	0.3
	Tx 10 ; 4	0	0.3	<10	<10	93	94	<10	<10	ND	23.3	0.3	0.3
	Tx 10 ; 5	0.2	0.4	<10	<10	110	120	<10	<10	33.3	32.3	0.2	0.2
11	Tx 11 ; 1	0	0.2	<10	<10	230	2,500	<10	<10	18.2	16.4	0.3	0.3
12	Tx 12 ; 1	0	0.7	<10	18.4	140	1,600	<10	<10	14	182.3	0.2	0.4
13	Tx 13 ; 1	0	0.2	<10	<10	93	1,300	<10	<10	15.3	28.8	0.3	0.3
	Tx 13 ; 2	0	1.2	12.4	<10	170	130	<10	11	21.9	154.1	0.4	0.4
	Tx 13 ; 3	0.3	0.5	<10	18.4	140	140	<10	<10	3.3	26.9	0.5	0.4

Tx：Treatment,　CR：creatinine,　ND：not determined.　　　　　（文献1）より引用）
*Albumin（mg）/creatinine（g）ratio.

名），年齢は7カ月-14歳である。腎炎症例は85名（男子42名，女子43名），年齢は6-25歳である。腎炎の内訳はIgA腎症が69症例，紫斑病性腎炎が16症例であった。

3）結果

　抗がん剤治療患者の78％で尿中ポドサイトが検出された。一方，IgA腎症，紫斑病性腎炎における尿中ポドサイト検出率はそれぞれ93％，100％であった（**表9**）。また，平均尿中ポドサイト数は抗がん剤治療患者，IgA腎症患者，紫斑病性腎炎患者ではそれぞれ1.0 cells/mL，7.7 cells/

mL，16.0 cells/mLであった。ポドカリキシン陽性円柱の検出率は抗がん剤治療患者で2％，IgA腎症患者で54％，紫斑病性腎炎患者で88％であった。

　蛍光核染色を用いて抗がん剤治療患者および腎炎患者の尿中ポドサイトの形態学的な観察を行った結果，抗がん剤治療患者では，小さい核や断片化した核が頻繁に認められた（**図26**A，C）。一方，腎炎患者で大きな核（図26D）を認め，しばしば大きな2核（図26F）が確認された。

　以上の結果をまとめると，ポドサイトの検出頻

V．抗がん剤治療による尿中ポドサイト出現

▶ 表9　抗がん剤治療患者および腎炎患者の尿中糸球体上皮細胞（GEC，ポドサイト）および糸球体上皮細胞円柱（GEC casts，ポドカリキシン陽性円柱）

	Chemotherapy (85 courses)	IgA nephropathy (69 patients)	Henoch-Schönlein (16 patients)
GEC			
Positive%	77.6[*1]	92.7	100
Minimum（/mL）	0	0	1
Maximum（/mL）	27.2	101.2	51.2
Mean（SEM）	1.0（0.27）[*3]	7.7（1.86）	16.0（4.12）
GEC casts			
Positive%	2.4[*2]	53.6	87.5
Minimum score	0	0	0
Maximum score	1.3	70.0	41.0
Mean（SEM）	0.02（0.0014）[*4]	5.0（1.64）	7.7（2.96）

The number of GEC was expressed as the number per 1 mL of urine. Minimum, the smallest number of GEC ; maximum, the largest number of GEC ; SEM, standard error of the mean. The number of GEC casts was scored as the number of GEC casts ×10/the number of high power fields. Minimum score, the smallest score of GEC casts ; maximum score, the largest score of GEC casts.
[*1]There is a significant difference（$P<0.01$）between patients with chemotherapy and nephropathy（IgA nephropathy and Henoch-Schönlein purpura nephritis）. [*2]There is a significant difference（$P<0.0001$）between patients with chemotherapy and nephropathy. [*3]There is a significant difference（$P<0.0001$）between patients with chemotherapy and nephropathy. [*4]There is a significant difference（$P<0.0001$）between patients with chemotherapy and nephropathy.

（文献2）より引用，改変）

度はさほど違わないが，ポドサイト数は腎炎患者では抗がん剤治療患者に比し著しく高値であった。ポドカリキシン陽性円柱においても，腎炎患者では抗がん剤治療患者に比し，極端に高値であった。また，ポドサイトの形態においても腎炎患者と抗がん剤治療患者は著しく異なり，抗がん剤治療患者ではアポトーシスに陥ったと考えられるポドサイトが出現しており，腎炎患者ではアポトーシスを思わせる核形態は見られず，2核のポドサイトが見られた。

3．現時点における見解と解釈

この研究で明らかになったことは，抗がん剤治療によって糸球体障害，ポドサイト障害が起き，尿中に脱落してくることである。このポドサイト障害が晩期腎障害につながるかどうかは，今後の研究を待たねばならない。

次に明らかになった点には極めて興味がある。すなわち，抗がん剤治療によって起きるポドサイト障害はアポトーシスによる可能性が高く，腎炎ではアポトーシス以外の障害で起きていることを示唆している点である。腎炎のポドサイトが糸球体基底膜から剝離・脱落する機序を考えるうえで，極めて示唆に富む研究である。

文　献

1) Kakihara T, Onozuka J, Hayakawa H, et al：Glomerular injuries—excretion of glomerular epithelial cells—induced by chemotherapy（antineoplastic drugs）independent of tubular damage. Am J Nephrol 1998；18：504-507
2) Watanabe A, Kakihara T, Hara M, et al：Morphological differences between glomerular epithelial cells（GEC）excreted during chemotherapy with antineoplastic drugs and GEC excreted in renal diseases. Pediatr Int 2001；43：587-591

第9章　尿中ポドサイト検査の診断的有用性

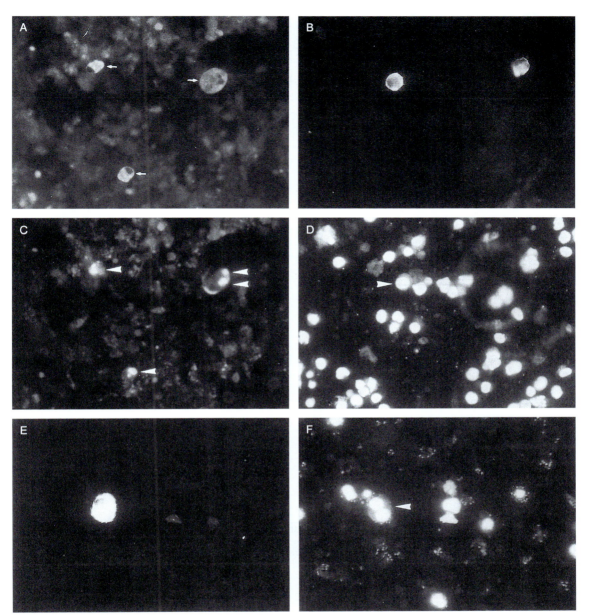

A：Immunofluorescent study with antipodocalyxin antibody. Podocalyxin-positive cells are shown in the urine of a patient treated with chemotherapy（arrows）（×620）. B：Immunofluorescent study with antipodocalyxin antibody. A podocalyxin-positive cell is shown in the urine of a patient with IgA nephropathy（×620）. C：The Hoechst stain. The same field as in A is stained with Hoechst 33342. Fragmentation of the nucleus and small nucleus are found in glomerular epithelial cells（arrowheads, ×620）. D：The Hoechst stain. The same field as in B is stained with Hoechst 33342. A round nucleus is found（arrowhead, ×620）. E：Immunofluorescent study with antipodocalyxin antibody. A podocacalyxin-positive cell is found in the urine of a patient with Henoch-Schönlein purpura nephritis（×620）. F：The Hoechst stain. The same field as in E is stained with Hoechst 33342. Two round nuclei are found in a podocalyxin-positive cell（arrowhead, ×620）.

▶図26　抗がん剤治療患者および腎炎患者の尿中ポドサイトの形態学的観察（文献2）より引用）

VI 妊娠中毒症（現在名は妊娠高血圧症候群）における尿中ポドサイト排泄

事の始まりは，私と筑波大学医学医療系腎血管病理学の長田道夫教授との雑談にある。私たちが尿中ポドサイトについて報告して以来，種々の疾患において尿中ポドサイトの報告が見られた。その中に妊娠中毒症（現在名は妊娠高血圧症候群）におけるポドサイト排泄が含まれていた[1]。妊娠中毒症に伴う腎障害，いわゆる妊娠腎における腎障害は，糸球体の内皮細胞障害，endotheliosis が主病像であるのに本当にポドサイト障害があるのだろうか，というのが私たちの議論であった。そうした疑問から，以下のような研究に発展した[2]。

1. 材料および方法

1) 検出方法

尿中ポドサイトの検出は，抗ポドカリキシン抗体を用いた蛍光抗体間接法によった。抗体はphase I モノクローナル抗体である 22A4 を使用した。染色法は吉田病院と同様の方法で，筑波大学の長田教授のラボで検査が行われた。蛍光核染色も施行した。評価項目は尿中ポドサイト数のみである。10 mL 中のポドサイト数を算定したので表示は cells/10 mL となっている。

2) 対象症例

妊娠中毒症の定義は，①正常血圧であった妊婦が妊娠 20 週以後，収縮期血圧が 140 mmHg 以上あるいは拡張期血圧が 90 mmHg 以上の高血圧となった，②300 mg/dL 以上の蛋白尿，③分娩後 12週で高血圧，蛋白尿消失，の 3 項目である。この定義に合致する 11 名の妊婦と，正常血圧，蛋白尿陰性の妊婦をコントロールとした。これら対象者の臨床所見を表 10 に示す。

▶ 表 10　妊娠中毒症妊婦および正常妊娠コントロールの臨床所見

	Preeclampsia（n＝11）	Controls（n＝45）
Height（cm）	157.0±5.5	156.2±5.6
Weight（kg）	66.5±8.0	64.1±8.1
Body mass index	26.3±3.7	25.1±3.1
Gestational age at delivery（weeks）	34.1±3.2	38.9±1.2*
Birth weight of infants（g）	1,876.3±732.6	2,986.3±399.1*
Blood pressure		
Systolic at 35 weeks	160.4±13.7	112.0±12.0*
Diastolic at 35 weeks	95.6±10.5	69.4±7.6*
Systolic at delivery	138.5±17.4	117.4±11.3*
Diastolic at delivery	88.3±12.3	71.0±0.2*
Systolic 1 month after delivery	119.3±14.8	115.8±12.0
Diastolic 1 month after delivery	85.3±9.3	75.7±8.4
Renal function at delivery		
Blood urea nitrogen（mg/dL）	12.4±4.0	7.4±1.2*
Creatinine（mg/dL）	0.60±0.11	0.48±0.09*

*$p < 0.01$

（文献 2）より引用）

▶ 表11　妊娠中毒症妊婦および正常妊娠コントロールの蛋白尿および尿中ポドサイト排泄

	Preeclampsia（n＝11）	Controls（n＝45）
Proteinuria		
35 weeks of gestation（mg/dL）	391.0±433.4	9.0±9.6**
At delivery（g/day）	2.2±2.4	no data
4 days after delivery（mg/dL）	85.3±69.5	12.9±11.1*
Podocyturia（/10 mL）		
35 weeks of gestation	72.6±126.1	0.4±3.7**
At delivery	43.5±49.7	3.5±7.6**
1 month after delivery	4.8±14.2	0.1±0.6*

$*p<0.05$, $**p<0.01$　　　　　　　　　　　　　　　　　　　（文献2）より引用）

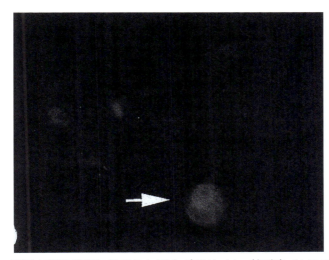

▶ 図27　妊娠中毒症妊婦に見られた尿中ポドサイト（矢印）（文献2）より引用）

2. 結果

1）蛋白尿

妊娠中毒症の妊婦，コントロール妊婦の妊娠35週，分娩時，分娩4日後の蛋白尿の程度を表11上段に示す。妊娠中毒症妊婦では，このいずれの検査時期においても蛋白尿が見られた。

2）尿中ポドサイト

妊娠中毒症の妊婦，コントロール妊婦の妊娠35週，分娩時，分娩1カ月後の尿中ポドサイト数を表11下段に示す。妊娠中毒症妊婦の妊娠35週，分娩時のいずれにおいても尿中ポドサイトが出現していた。典型的な尿中ポドサイトを図27に示す。

3）蛋白尿，尿中ポドサイト数の推移

妊娠中毒症妊婦の蛋白尿の推移（妊娠35週，分娩後4日，分娩後1カ月）および妊娠中毒症妊婦，正常血圧コントロール妊婦の尿中ポドサイト数（妊娠35週，分娩後4日，分娩後1カ月）の推移を図28に示す。蛋白尿は3点の検査時期において次第に減少していた。一方，尿中ポドサイト数は妊娠35週，分娩後4日の時点では同程度に出現していたが，分娩1カ月後には1例を除きほぼ陰性化した。

4）尿中ポドサイト数と蛋白尿，血圧との相関（表12）

尿中ポドサイト数と蛋白尿とは相関が認められたが，血圧とは相関が見られなかった。

Ⅵ. 妊娠中毒症（現在名は妊娠高血圧症候群）における尿中ポドサイト排泄

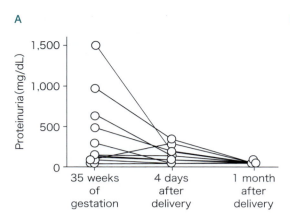

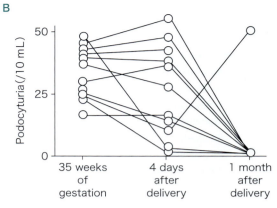

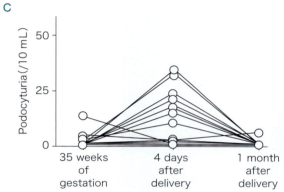

▶図28 妊娠中毒症妊婦の蛋白尿, 尿中ポドサイト排泄の推移 (A, B) および正常妊娠コントロールの尿中ポドサイト排泄の推移 (C)
（文献2）より引用）

3. 現時点における解釈, 見解

妊娠腎においては, すでに報告があったように尿中にポドサイトの出現が確認できた。しかし, 尿中ポドサイトの出現は一過性であり, せいぜい1カ月間くらいの短期間であることが明らかになった。また, 尿中ポドサイト数の程度も 10-50 cells/10 mL（1-5 cells/mL）レベルであり, 腎炎のレベル（5-200 cells/mL）に比べるとかなり少ない。これらのことから, 妊娠中毒症におけるポドサイト排泄が糸球体の podocytopenia につながる可能性は少ないと思われる。

Endotheliosis を特徴とする妊娠腎においてもポドサイト障害が存在することが明らかとなった。さらに, 尿中ポドサイト数と蛋白尿が相関することから, 尿蛋白の出現にはポドサイト障害が関与していることがうかがわれる。

主病変である endotheliosis, すなわち内皮細胞障害とポドサイト障害との関係については今回の研究でははっきりしないが, 何らかの podocyte-endothelial cell crosstalk が存在するものと思われる。

▶表12 妊娠中毒症妊婦の尿中ポドサイトと蛋白尿, 血尿との関係

	Podocyturia (/10 mL)	
	r_s	p value
Proteinuria	0.61	0.19
Systolic BP	0.43	0.03
Diastolic BP	0.36	0.07

（文献2）より引用）

文 献

1) Garovic VD, Wagner SJ, Turner ST, et al：Urinary podocyte excretion as a marker for preeclampsia. Am J Obstet Gynecol 2007；**196**：320. e1-e7
2) Aita K, Etoh M, Hamada H, et al：Acute and transient podocyte loss and proteinuria in preeclampsia. Nephron Clin Pract 2009；**112**：c65-c70

VII Alport 症候群，Fabry 病における尿中ポドサイト

Alport（アルポート）症候群，Fabry（ファブリー）病は，IgA 腎症や 2 型糖尿病などの糸球体障害と異なり，遺伝子異常により生じ，前者は糸球体IV型コラーゲン異常，後者は細胞内リソソーム（ライソゾーム）の酵素の欠損や活性低下により引き起こされる代謝異常症である。どちらの疾患も，末期腎不全に至ることもある臨床的に重要な疾患である。こうした腎不全に進行していくプロセスにポドサイト障害が関与しているかは，興味のあるところである。以下，論文にはなっていないが私が研究した結果について述べる。

1. Alport 症候群

Alport 症候群およびその他の腎疾患における尿中ポドサイト排泄を図 29 に示す。この図では尿中ポドサイト数の表示が cells/mL ではなくスコア表示となっているが，IgA 腎症等の炎症性糸

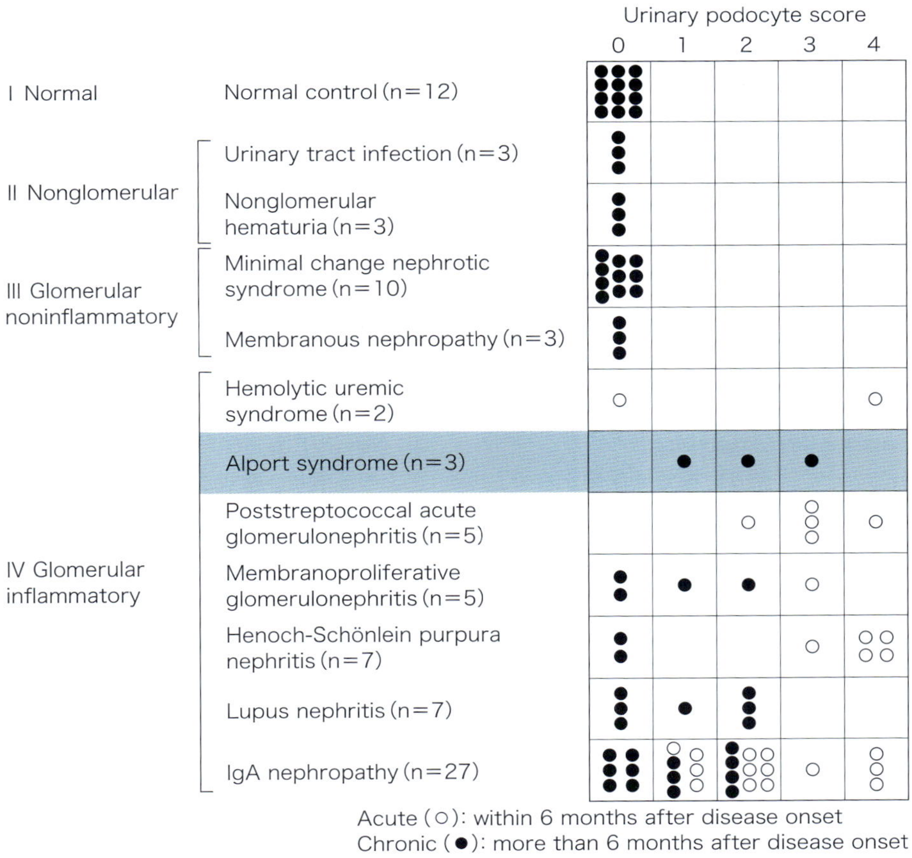

		Urinary podocyte score 0	1	2	3	4
I Normal	Normal control (n=12)	●●●●				
II Nonglomerular	Urinary tract infection (n=3)	●●●				
	Nonglomerular hematuria (n=3)	●●●				
III Glomerular noninflammatory	Minimal change nephrotic syndrome (n=10)	●●●●●●				
	Membranous nephropathy (n=3)	●●●				
IV Glomerular inflammatory	Hemolytic uremic syndrome (n=2)	○				○
	Alport syndrome (n=3)		●	●	●	
	Poststreptococcal acute glomerulonephritis (n=5)				○○○	○
	Membranoproliferative glomerulonephritis (n=5)	●	●	●	○	
	Henoch-Schönlein purpura nephritis (n=7)	●●			○	○○
	Lupus nephritis (n=7)	●●	●	●●		
	IgA nephropathy (n=27)	●●○○	○○●	○○○●●	○	○○

Acute (○): within 6 months after disease onset
Chronic (●): more than 6 months after disease onset

▶ 図 29　Alport 症候群，その他の腎疾患における尿中ポドサイト排泄

Ⅶ. Alport症候群，Fabry病における尿中ポドサイト

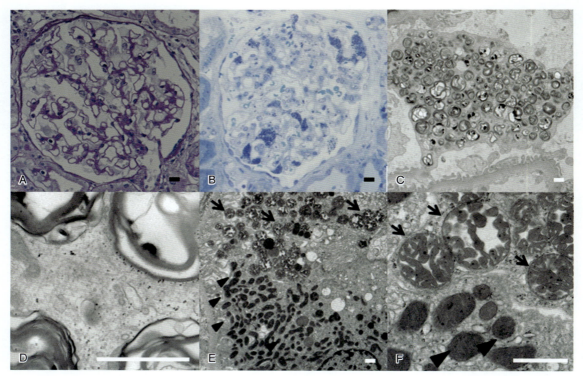

Renal biopsy specimen. A, B：Photomicrographs showing glomeruli with enlarged and foamy podocytes stained with periodic acid-Schiff (A) or toluidine blue (B). Bar＝10 μm. D-F：Electron micrographs showing abundant myeloid bodies in podocyte cytoplasm with focal effacement of foot processes (C, D), microfilaments between myeloid bodies (D), and normal (arrow head) and focally swollen mitochondria (arrow) in proximal tubules (E, F). Bar＝1 μm.

▶図30 ヘテロ接合体Fabry病女性（福井大学医学部腎臓内科の症例）の腎組織所見（文献1）より引用）

球体疾患に準ずるレベルの尿中ポドサイトが検出された。

2. Fabry病

　Fabry病については吉田病院では症例がなく，尿中ポドサイトを検査する機会がなかった。他の医療機関から依頼されて検査した経験がある。この際，通常の蛍光抗体法で行ったが，使用した抗体はphase Ⅰモノクローナル抗体の22A4である。この抗体はPHM5と認識する部位（糖鎖部分）がほとんど同じであることがわかっている。

1）新潟大学の丸山弘樹先生から依頼された成人 Fabry病2例

　2例とも尿中にはポドサイトは検出されなかった。

2）埼玉県の済生会栗橋病院・白髪宏司先生から依頼された母子例

　27歳母親：1.8 cells/mL，3歳子：0 cells/mL，9カ月：0 cells/mL。

3）福井大学医学部腎臓内科の症例[1]

　この症例は，新規なα-galactosidase異常によるヘテロ接合体Fabry病の女性である。Synaptopodinのup regulationを伴っており，光学顕微鏡所見ではポドサイトは泡沫状に腫大し，電顕ではポドサイト内にmyeloid bodyの多量蓄積が認められた（図30）。この症例について尿中ポドサイト検査をしたが，ポドサイトは検出されなかった。

　以上，3施設におけるFabry病6症例について尿中ポドサイト検査を施行したが，1例にのみ尿中ポドサイトが検出され，なおかつ排泄数も1.8 cells/mLと少数であった。

3. 現時点における見解

　上記から，Alport 症候群においては炎症性糸球体疾患に準ずるレベルの尿中ポドサイトが検出されたが，Fabry 病ではほとんど検出されなかったという結果のまとめになる。この結果の解釈として，①Alport 症候群においてはポドサイトの接着している糸球体基底膜の異常のためポドサイトの足元に原因があって剝離すると考えられる。②Fabry 病においては，どんなに代謝産物がポドサイト内に蓄積しても足元（糸球体基底膜）がしっかりしているためあまり剝離しない。Fabry 病においては，podocytopenia が腎硬化の原因になっていないのかもしれない。

文　献

1) Takahashi N, Yokoi S, Kasuno K, et al：A heterozygous female with Fabry disease due to a novel *α*-galactosidase A mutation exhibits a unique synaptopodin distribution in vacuolated podocytes. Clin Nephrol 2015：**83**：301-308

第 10 章

尿中ポドサイト検査の治療マーカーとしての
有用性

I 小児 IgA 腎症における治療マーカー

　第9章II節で前述したように，私たちは1995年に糸球体上皮細胞研究会を設立した．この研究会では東京女子医科大学腎臓小児科（服部元史先生，伊藤克己先生）に，小児期 IgA 腎症のステロイド治療による尿中ポドサイトの推移について検討をお願いした．以下，その検討結果について示す．また，新潟県立吉田病院において小児 IgA 腎症の治療に伴う尿中ポドサイトの推移を長期にわたり追跡した成績についても併せて報告する．

1. 小児期 IgA 腎症に対するステロイド治療と尿中ポドサイト[1]

1）検出方法

　早朝新鮮尿を尿細胞保存液のウリキープ 5D に注入し，日本細胞病理ラボラトリーに送った．日本細胞病理ラボラトリーでは，ヒトのポドカリキシンの糖鎖領域を認識するマウスモノクローナル抗体である PHM5 を用いて蛍光抗体法により尿中ポドサイトの検査を行った．評価項目は尿中ポドサイト数（個/mL で表示）のみである．

2）対象症例および観察方法

　対象は図1に示したプロトコールで治療が行われ，治療経過中に尿中ポドサイト検査が施行できた25例である．男女比は11/14，発症年齢は平均 11.8±2.8歳，発見動機は肉眼的血尿により発症した1例を除いて24例が学校検尿で尿異常を指摘された．発見（発症）からステロイド開始までの期間は平均 3.3±2.3年であった．なお腎機能低下例はなかった．治療開始前に実施した腎生検病理像は表1に示したように，管内増殖性病変や細胞性半月体などの急性病変が主体で，糸球体硬化や尿細管の萎縮，間質の線維化などの慢性病変は軽微であった．

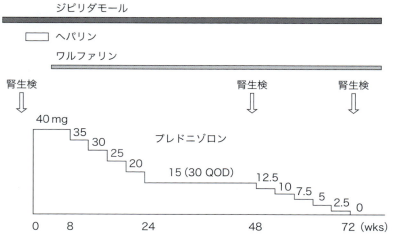

▶ 図1　小児 IgA 腎症に対するステロイド治療プロトコール（東京女子医科大学腎臓小児科）　　　　（文献1）より引用，改変）

3) 結果
(1) 尿中ポドサイトと細胞性半月体の関係
治療前腎生検（n＝4）および治療中・後の追加腎生検（n＝21）実施時に測定し，尿中ポドサイト数と各症例の細胞性半月体形成率との関係を調べたところ，図2に示すように有意な正の相関関係（$R^2=0.747$, $p<0.01$）が認められた。

(2) ステロイド治療に伴う尿中ポドサイトの推移
ステロイド治療開始前から尿中ポドサイトの評価が可能であった4症例について，ステロイド治療に伴う尿中ポドサイト数の経時的推移を検討したところ，図3に示したように，蛋白尿の改善と一致して尿中ポドサイト数の有意な減少が認められた。

(3) ステロイド治療経過と尿中ポドサイト
ステロイド治療中（プレドニン30 mg隔日投与後の減量過程）に尿中ポドサイト検査が可能であった9例について，臨床経過と尿中ポドサイトの関連性について検討した。9例中2例でステロイド減量過程で蛋白尿の再増加が見られ，追跡腎生検でも細胞性半月体が依然として高度に認められたため，急性炎症の再燃と判断した。この再燃例2例とステロイド減量過程でも良好な経過を示した他の7例の尿中ポドサイト数を比較したところ，図4に示したように，再燃例の尿中ポドサイト数は経過良好例と比較して有意に高値であった。

ステロイド治療終了後の経過観察中に尿中ポドサイト検査が可能であった12症例についても，臨床経過と尿中ポドサイトとの関連性を検討した。12例中5例はステロイド治療中止後も蛋白尿陰性状態が持続した。一方，他の7例については，ステロイド治療により蛋白尿は減少したもののステロイド減量・中止過程で蛋白尿の持続再増加が認められた。そこで，この7例について追跡腎生検所見と尿中ポドサイトとの関連性を検討した。追跡腎生検所見から，細胞性半月体などの急性病変が認められた3症例と癒着・硬化などの慢性病変が主体で急性病変が認められなかった4症例に二分されたが，図5に示したように，急性病変が認

▶ 表1　対象例の病理組織像

管内増殖性病変：	20.2±15.4%
細胞性・線維細胞性半月体：	11.5±10.7%
癒着：	20.6±15.9%
線維性半月体：	6.2±6.7%
メサンギウム細胞増殖（0-3）：	0.9±0.3
硬化指数（0-4）：	0.4±0.6
尿細管・間質病変（0-3）：	0.2±0.4

（文献1）より引用）

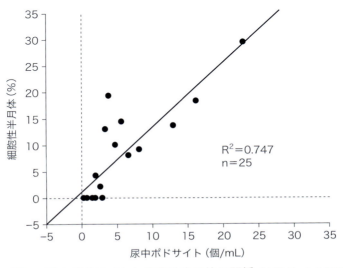

▶ 図2　尿中ポドサイトと細胞性半月体の関係（文献1）より引用）

Ⅰ．小児 IgA 腎症における治療マーカー

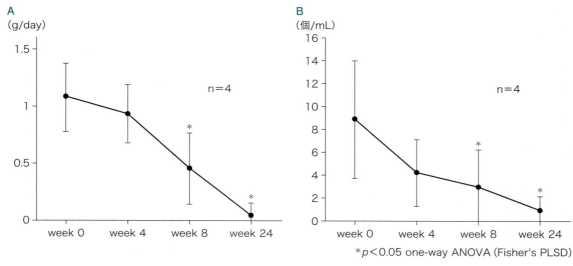

▶ 図 3　ステロイド治療に伴う尿中ポドサイト
A：蛋白尿，B：尿中ポドサイト（文献 1）より引用）

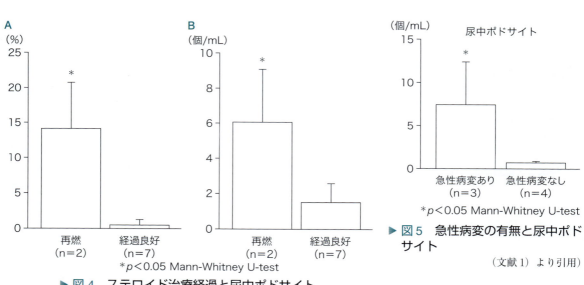

▶ 図 4　ステロイド治療経過と尿中ポドサイト
A：細胞性半月体，B：尿中ポドサイト（文献 1）より引用）

▶ 図 5　急性病変の有無と尿中ポドサイト
（文献 1）より引用）

められた症例の尿中ポドサイト数は，認められなかった症例に比較して有意に高値であった。

2. 長期に尿中ポドサイトの推移を観察した小児 IgA 腎症の 3 症例

1）尿中ポドサイト検出方法

前述の東京女子医科大学における場合と同様の検査方法である。

2）症例提示

(1) 長期に尿中ポドサイトの推移を観察し，経時的に腎組織所見を評価した症例（表 2）[2]

尿蛋白，尿中ポドサイトの推移を図 6 上段に示し，治療の推移を下段に示した。治療が進むにつれて蛋白尿，尿中ポドサイト数は次第に減少するが，尿中ポドサイト数のほうが蛋白尿よりも早く減少している。治療は，初期にはプレドニン連日投与，ヘパリン・ワルファリン，ジピリダモール

▶ 表2　症例1：長期に尿中ポドサイトの推移を観察し，経時的に腎組織所見を評価した症例

平成5年春（8歳）学校検尿発見例
定期的経過観察で血尿，蛋白尿持続し，同年7月に腎生検が施行されIgA腎症と診断された。
入院時　1日尿蛋白1〜1.5 g，血尿多数，
　　　　Ccr 153 mL/min/1.73 m^2
　　　　BUN 21 mg/dL，Cr 0.3 mg/dL，IgA 387 mg/dL
腎生検　1）平成5年7月（発見後3M）
　　　　2）平成6年11月（発見後1Y7M）
　　　　3）平成8年7月（発見後3Y3M）

（文献2）より引用）

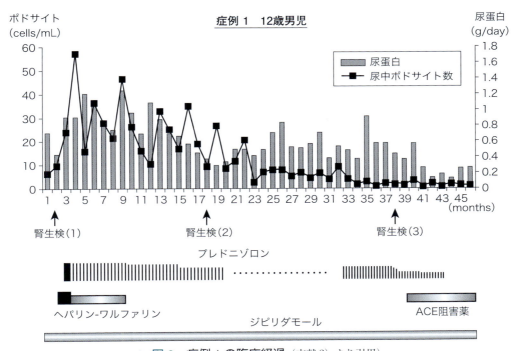

▶ 図6　症例1の臨床経過（文献2）より引用）

を併用した。プレドニゾロンは隔日投与，さらに漸減した。3回目腎生検で急性病変が認められなくなったことを確認してから，ACE阻害薬を加えた。

腎生検は計3回施行した。図7に各腎生検における典型的な腎生検所見を示す。初回腎生検においては光顕で15個の糸球体が観察され，巣状分節状にメサンギウム増殖を認めた。一部糸球体では管内増殖性病変も認められ，散在性に血管内に多形核白血球も認め急性病変と判断した。慢性病変は認めなかった。2回目の腎生検では8個の糸球体が観察され，巣状分節状に軽度から中等度のメサンギウム細胞および基質の増加を認め，うち2個の糸球体に線維細胞性の半月体形成を認めた。初回腎生検に比べメサンギウム基質の増加が明らかで，硬化性病変の進行が推測された。3回目の腎生検では20個の糸球体が観察され，このうち3個が硝子化しており，残りの約半数の糸球体はボウマン壁との癒着を認めた。計3回の経時腎生検で糸球体の急性病変が次第に減少し，慢性病変が

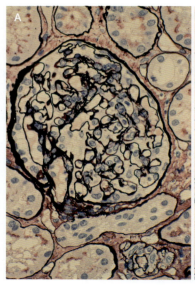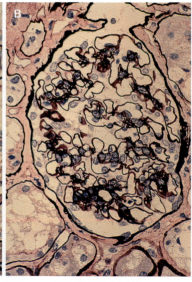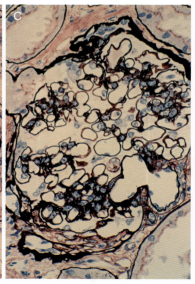

▶ 図7　症例1の経時的腎生検所見（文献2）より引用）
A：腎生検（1），B：腎生検（2），C：腎生検（3）

増加していく病理組織学的進行がよく観察された。

以上のように，組織学的な推移と尿中ポドサイト数の推移はパラレルであった。

(2) 比較的速やかに尿所見が改善し，良好な経過をたどった例（表3）

尿蛋白，尿中ポドサイトの推移を図8上段に示し，治療の推移を下段に示した。蛋白尿は中等度レベルで認められたが，次第に減少した。尿中ポドサイトも少数認められたが比較的早い時期に減少し，以後ほとんど出なくなった。

1回目の腎生検ではどの糸球体もメサンギウム細胞，基質ともに中等度に増加していた（図9A）。一部の糸球体で癒着や半月体の形成が認められた。2回目の腎生検では多くの糸球体でメサンギウム基質の増加を認め，メサンギウム細胞の増加は軽微であった（図9B）。一部の糸球体に癒着病変が認められた。

この症例においては最初から糸球体における急性病変がさほど強くなく，経過とともにわずかに慢性病変が進行したという印象であった。そうした組織像を反映して尿中ポドサイトの排泄は全経過を通して多くなかった。

▶ 表3　症例2：比較的速やかに尿所見が改善し，臨床的には良好な経過をたどった例

平成8年春（14歳）学校検尿発見例 定期的経過観察で血尿，蛋白尿持続するため，同年7月に腎生検が施行され，IgA腎症と診断された。
入院時　1日尿蛋白 0.6〜0.8 g，血尿多数， 　　　　Ccr 169 mL/min/1.73 m² 　　　　BUN 11 mg/dL，Cr 0.51 mg/dL，IgA 318 mg/dL
腎生検　1）平成8年7月（発見後3M） 　　　　2）平成9年11月（発見後1Y7M）

(3) 発見時すでに高度の管外性病変を持ち，尿所見が依然持続した症例（表4）

尿蛋白，尿中ポドサイトの推移を図10上段に示し，治療の推移を下段に示した。蛋白尿は中等度から高度であり，経過中やや改善した感じがあったが，その後も同様のレベルで持続した。尿中ポドサイト数は中等度レベルの排泄が経過中ほとんど変わらず出現していた。

このようにステロイド，抗凝固療法を行ったが蛋白尿，尿中ポドサイトともに改善が認められなかった。

組織学的には，1回目腎生検ではどの糸球体もメサンギウム増殖が高度で線維性半月体，癒着病

第10章 尿中ポドサイト検査の治療マーカーとしての有用性

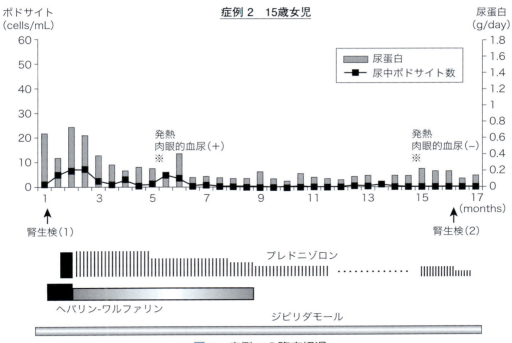

▶図8 症例2の臨床経過

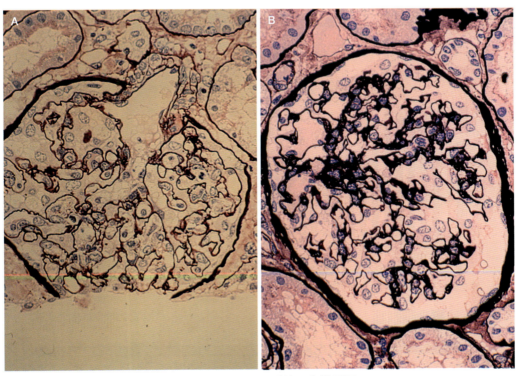

▶図9 症例2の経時的腎生検所見
A：腎生検（1），B：腎生検（2）

変が多く認められた（図11A）。一部の糸球体に細胞性半月体の形成も認められた。2回目の腎生検ではメサンギウム基質の増加を認め，線維性半月体，癒着病変の程度も進行した（図11B）。1回目に認められたような細胞性半月体を含む急性病変は認められなかった。

この症例は発見時すでに慢性病変が主体であり，治療にあまり反応しなかった症例である。1回目の腎生検で細胞性半月体などの急性病変を認めたのでステロイド治療を施行したが，尿中ポドサイトの推移を見ると急性病変を十分に抑えられなかった。

3．現時点における見解

尿中ポドサイトは，IgA腎症においては糸球体の急性病変とりわけ管外性病変を反映し，さらにon goingの炎症を反映しているので治療マーカーとしては極めて臨床的有用性の高いマーカーと考えられる。今回の研究でもその点が明らかとなった。私たちもこの症例以外のIgA腎症でも尿中ポドサイトを治療マーカーとして使用してみて，治療マーカーとしての有用性については高い評価をしている。

▶ 表4　症例3：発見時すでに高度の管外性病変を持ち，尿所見が依然持続した症例

平成8年春（10歳）学校検尿発見例
近医にて抗血小板薬内服で経過観察されたが，高度尿蛋白持続し，同年7月腎生検が施行されIgA腎症と診断された。
入院時　1日尿蛋白 1〜1.5 g，血尿多数， 　　　　Ccr 87 mL/min/1.73 m² 　　　　BUN 16 mg/dL，Cr 0.61 mg/dL，IgA 525 mg/dL
腎生検　1）平成8年7月（発見後3M） 　　　　2）平成10年1月（発見後1Y9M）

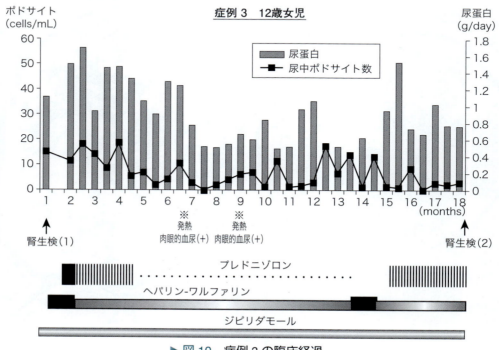

▶ 図10　症例3の臨床経過

第10章　尿中ポドサイト検査の治療マーカーとしての有用性

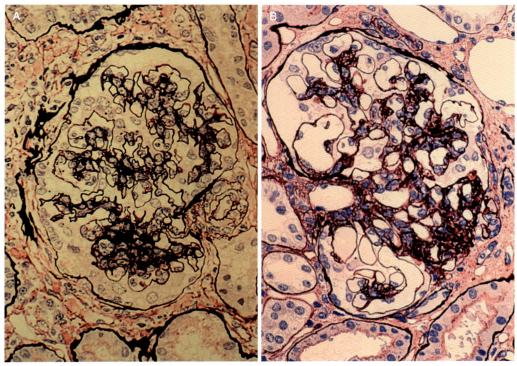

▶図11　症例3の経時的腎生検所見（文献2）より引用）
A：腎生検（1），B：腎生検（2）

文　献

1) 服部元史，渡辺誠司，此元隆雄，他：小児期IgA腎症に対するステロイド治療と尿中Podocyte．尿中Podocyteの臨床病理学的有用性（糸球体上皮細胞研究会報告書），pp13-16，1997

2) 柳原俊雄，原　正則，鈴木　博，他：長期に尿中Podocyteの推移を観察し得た小児期IgA腎症の1例．尿中Podocyteの臨床病理学的有用性（糸球体上皮細胞研究会報告書），pp41-44，1997

II 成人 IgA 腎症における治療と尿中ポドサイト

　最近では成人の IgA 腎症にステロイドが使用されるようになってきているが，糸球体上皮細胞研究会（1995-1996）で小児，成人の IgA 腎症における尿中ポドサイトの臨床的有用性を検討していた頃は，まだ一般的ではなかった。成人では慢性病変が主体なので，ステロイドよりもむしろ降圧薬による腎保護的な意味合いで降圧薬が IgA 腎症に使われていた。そうした時代背景のなか，当時，三郷中央病院におられた中村司先生と共同研究をする機会があった。成人 IgA 腎症における，ACE 阻害薬，アンジオテンシンⅡ受容体拮抗薬（ARB），カルシウム拮抗薬のポドサイト排泄への影響について検討した成績について以下に示す[1]。

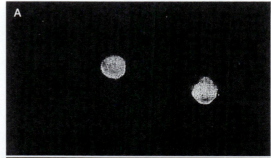
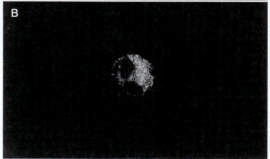

▶ 図12　尿中ポドサイトの蛍光抗体所見
A：×200，B：×400。（文献1）より引用）

1. 材料および方法

1）検出方法
　早朝新鮮尿を尿細胞保存液のウリキープ 5D に注入し，日本細胞病理ラボラトリーに送った。日本細胞病理ラボラトリーでは，ヒトのポドカリキシンの糖鎖領域を認識するマウスモノクローナル抗体である PHM5 を用いて蛍光抗体法により尿中ポドサイトの検査を行った。評価項目は尿中ポドサイト数（個/mL で表示）である。

2）対象症例
　成人 IgA 腎症患者 32 名を対象とした。性別は男性 14 名，女性 18 名，年齢は 18-54 歳，平均 32.6 歳である。IgA 腎症でないメサンギウム増殖性腎炎（non-IgA PGN）20 例（男性 8 名，女性 12 名，年齢 20-50 歳），正常コントロール 20 例（男性 8 名，女性 12 名，年齢 22-54 歳）を対照症例とした。
　腎組織病変の評価はメサンギウム増殖，半月体形成，間質の細胞浸潤をそれぞれスコア化し，その合計によって，grade Ⅰ（mild stage），grade Ⅱ（advanced stage）の 2 群に分けた。
　32 症例をランダムに 4 群に分け，グループ A（n＝8，ベラパミル治療群），グループ B（n＝8，トランドラプリル治療群），グループ C（n＝8，カンデサルタン治療群），グループ D（n＝8，placebo 群）に分けて治療した。

2. 結果

1）尿中ポドサイトの検出
　IgA 腎症患者，non-IgA PGN 患者において尿中ポドサイトが検出された。典型的な尿中ポドサイ

2) IgA腎症のgradeⅡ群（n=16），gradeⅠ群（n=16），non-IgA PGN群における尿蛋白，尿中ポドサイト

尿蛋白，尿中ポドサイト数のいずれもnon-IgA PGN，gradeⅠ，gradeⅡの順に高度となった（図13）。

3) 各グループにおける尿蛋白，尿中ポドサイトの治療による推移

各グループのbase lineと治療3カ月後における尿中ポドサイト数，その他のパラメーターの推移を表5に示す。グループA（ベラパミル治療群），B（トランドラプリル治療群），C（カンデサルタン治療群）のいずれのグループでも尿蛋白，尿中ポドサイト数ともにbase lineより3カ月後に減少していた。

その減少程度を蛋白尿，尿中ポドサイトについて示したのが図14である。グループB（トランドラプリル治療群），C（カンデサルタン治療群）のいずれもグループA（ベラパミル治療群）より有意に減少度が大であった。グループB（トランドラプリル治療群）とC（カンデサルタン治療群）との間には差は見られなかった。

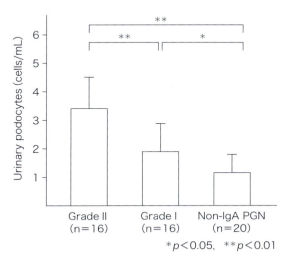

▶ 図13　IgA腎症のgradeⅡ群，gradeⅠ群，および非IgAメサンギウム増殖性腎炎における尿中ポドサイト排泄　　（文献1）より引用）

3. 現時点における解釈，見解

本研究で特筆すべきことは，IgA腎症における尿中ポドサイトを治療パラメーターとして用い，

▶ 表5　各治療群における治療3カ月後の検査データの推移

	Verapamil (n=8)		Trandolapril (n=8)		Candesartan cilexetil (n=8)		Placebo (n=8)	
	Baseline	3-month	Baseline	3-month	Baseline	3-month	Baseline	3-month
Blood pressure (mmHg)								
Systolic	116±12	114±8	118±14	116±10	118±16	114±10	120±12	116±10
Diastolic	82±8	78±6	80±6	76±8	78±6	74±6	80±8	82±10
Proteinuria (g/day)	1.8±0.6	1.4±0.5*	1.9±0.7	1.2±0.5**	1.8±0.8	1.1±0.6**	1.6±0.6	1.7±0.7
Serum creatinine (mg/dL)	0.9±0.2	0.8±0.2	0.8±0.2	0.8±0.3	0.7±0.2	0.8±0.2	0.8±0.2	0.8±0.3
BUN (mg/dL)	14.8±3.8	14.4±3.6	13.8±2.8	15.2±3.3	14.8±4.2	15.2±4.4	14.8±3.6	14.8±4.2
Ccr (mL/min/1.73 m^2)	110±12	106±14	108±16	110±14	112±14	110±16	112±12	110±12
Urinary podocytes (cells/mL)	2.4±0.4	1.6±0.3*	2.6±0.6	1.2±0.4**	2.7±0.5	1.3±0.6**	2.7±0.6	2.6±0.7

Ccr：creatinine clearance, BUN：Blood urea nitrogen. Baseline versus 3-month *$p<0.05$, **$p<0.01$

（文献1）より引用）

Ⅱ．成人 IgA 腎症における治療と尿中ポドサイト

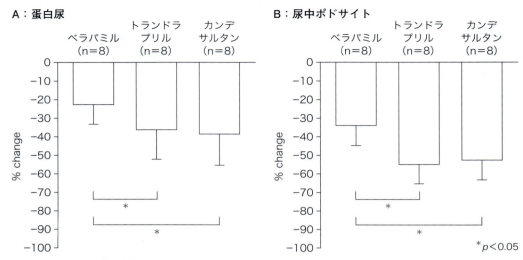

▶ 図 14　各治療群における蛋白尿，尿中ポドサイト数の変化率（文献 1）より引用）

RAS 阻害薬，カルシウム拮抗薬の効果を判定した最初の論文である点である．

次に明らかとなったのは，尿中ポドサイトがこうした薬剤の治療パラメーターとして有用である点である．

さらに，RAS 阻害薬がカルシウム拮抗薬よりもポドサイト障害に対しては有効であることが明らかになったことも重要なポイントである．

今後，尿中ポドサイトが糸球体硬化の進行を阻止する薬剤の治療判定に利用されることが期待できる．

文　献

1) Nakamura T, Ushiyama C, Suzuki S, et al：Effects of angiotensin-converting enzyme inhibitor, angiotensin Ⅱ receptor antagonist and calcium antagonist on urinary podocytes in patients with IgA nephropathy. Am J Nephrol 2000；**20**：373-379

Ⅲ ループス腎炎治療における尿中ポドサイトの推移

1998年に埼玉県での研究会に講演に呼んでいただいた際に，当時三郷中央病院の中村司先生と知り合い，以後共同研究をする機会があった。中村先生は精力的に成人の腎疾患で尿中ポドサイト検査を行ってくれた。以下，成人におけるループス腎炎治療において尿中ポドサイトの推移を見た成績を二つ紹介する。

検出方法は，どちらの検討でも同様である。早朝新鮮尿を尿細胞保存液のウリキープ5Dに注入し，日本細胞病理ラボラトリーに送った。日本細胞病理ラボラトリーでは，ヒトのポドカリキシンの糖鎖領域を認識するマウスモノクローナル抗体であるPHM5を用いて蛍光抗体法により尿中ポドサイトの検査を行った。評価項目は尿中ポドサイト数（個/mLで表示）である。

1. びまん性増殖性ループス腎炎におけるシクロホスファミドとアザチオプリンの尿中ポドサイトに対する影響[1]

1）対象

ループス腎炎（WHO分類 classⅣ）15名を対象とした。男性4名，女性11名，平均年齢は24.8歳である。初期治療としてプレドニンが4週間投与されている。今回の研究に入る前の時点での尿中ポドサイト数は平均3.8±1.4個/mLであった。15症例をランダムに以下の二つに分けた。グループA：アザチオプリン治療群，n＝7，2男性，5女性，平均24.0歳，平均尿蛋白量は1.8 g/day。グループB：シクロホスファミド治療群，n＝8，2男性，6女性，平均25.5歳，平均尿蛋白量は1.9 g/day。12カ月この治療をして効果を判定した。

2）結果

（1）蛋白尿に対する効果

尿蛋白の減少率はグループBで平均－60.6±11.6％，グループAでは平均－38.6±10.2％であり，グループBにおいて有意に減少率が大であった。

（2）尿中ポドサイトに対する効果

尿中ポドサイトについての減少率はグループBで平均－64.2±9.2％，グループAでは平均－40.4±9.0％であり，尿蛋白同様にグループBにおいて有意に減少率が大であった。

2. 増殖性ループス腎炎における血漿交換治療とシクロホスファミド静注療法の尿中ポドサイトへの影響[2]

1）対象

20名のループス腎炎患者（WHO分類 classⅣ：a；2名，b；8名，c；10名）を対象とした。男性4名，女性16名，平均年齢は31.4歳である。20名の健康成人（男5，女15，平均31.4歳）をコントロールとした。今回の研究に入る前の治療内容を表6に示す。上記20名のループス腎炎患者を，年齢および性をマッチさせて以下の2群に分けた。グループA：シクロホスファミド静注治療群，n＝10，グループB：二重濾過血漿交換治療群，n

▶ 表6 対象症例の治療歴

	グループA (n＝10)	グループB (n＝10)
経口コルチコステロイド	10	10
経口シクロホスファミド	4	5
アザチオプリン	3	3

（文献2）より引用，改変）

Ⅲ．ループス腎炎治療における尿中ポドサイトの推移

▶ 表7　グループ A，B の臨床像

	Group A （n＝10）	Group B （n＝10）
Mean age （years）	29.5	30.5
Sex （male：female）	2：8	2：8
Disease duration （months）	28.5±4.0	28.0±4.3
Serum creatinine （mg/dL）	1.25±0.34	1.29±0.29
BUN （mg/dL）	18.8±3.4	19.8±3.8
24-hour Ccr （mL/min）	99.4±13.8	104.4±14.8
Complement （U/mL）（30-40）	16.2±4.4	16.0±4.2
Anti-dsDNA （IU/mL）（below 20）	152±70	148±76
C3 （mg/dL）（80-140）	46.0±10.2	45.0±10.0
C4 （mg/dL）（11-34）	7.6±2.2	7.8±2.6
Blood pressure （mmHg）		
Systolic	126±18	124±19
Diastolic	80±8	82±9
Activity index score	7.2±1.9	7.3±2.0
Chronicity index score	3.9±0.7	4.1±0.9
Other abnormalities （n）		
CNS	1	1
Serositis	2	1
Arthritis	5	4
Leukopenia	2	2
Hemolytic anemia	1	0
Other anemia	7	6
Thrombocytopenia	2	3
Mucocutaneous involvement	6	7

BUN：blood urea nitrogen, Ccr：creatinine clearance, ds：double strand, CNS：central nervous system, Group A＝cyclophosphamide treatment group, Group B＝double filtration plasmapheresis treatment group.

（文献 2）より引用）

＝10。治療判定は治療後 6 カ月の時点で行った。グループ A および B の臨床像を表7 に示す。

2）結果

（1）蛋白尿に対する効果

図 15 の左側にグループ A および B の治療前後の蛋白尿の推移を示した。いずれの群においても有意な蛋白尿の減少が見られた。

（2）尿中ポドサイトに対する効果

図 15 の右側にグループ A および B の治療前後の尿中ポドサイト数の推移を示した。いずれの群においても有意な尿中ポドサイト数の減少を認めた。

（3）グループ A と B の比較

尿蛋白，尿中ポドサイト数のいずれにおいても

両グループの違いが見られず，シクロホスファミド静注治療群と二重濾過血漿交換治療群においては治療効果は同等であった。

3．上記 1，2 の研究に対する現時点における解釈と見解

上記二つの研究において，尿蛋白に加えて尿中ポドサイトが治療マーカーとして有用であることが明らかとなった。尿中ポドサイトはポドサイトの on going の急性病変を反映しているので蛋白尿に比し，より障害部位特異的な治療マーカーと言える。

また，二つ目の研究においては，図 15 で明らかなように，尿中ポドサイトのほうが治療前後の減

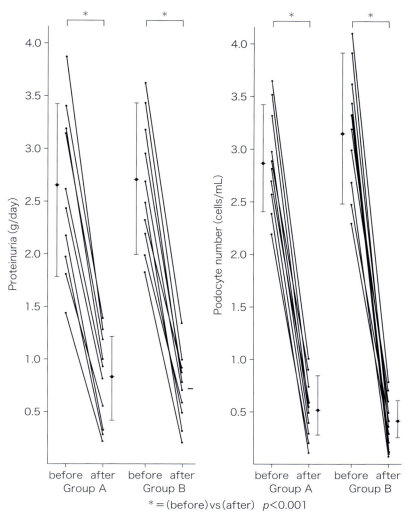

▶ 図15 グループAおよびBにおける蛋白尿，尿中ポドサイト数の治療前後の推移（文献2）より引用）
グループA：シクロホスファミド静注治療群
グループB：二重濾過血漿交換治療群

少率が大きい。このことは，蛋白尿よりも尿中ポドサイトのほうが治療マーカーとして優れていることを示唆している。

文　献

1) Nakamura T, Ushiyama C, Shimada N, et al：Effect of cyclophosphamide or azathioprine on urinary podocytes in patients with diffuse proliferative lupus nephritis. Nephron 2001；**87**：192-193
2) Nakamura T, Ushiyama C, Hara M, et al：Comparative effects of plasmapheresis and intravenous cyclophosphamide on urinary podocyte excretion in patients with proliferative Lupus nephritis. Clin Nephrol 2002；**57**：108-113

IV ネフローゼ症候群における LDL 吸着療法と尿中ポドサイト

この研究も糸球体上皮細胞研究会の中で行われた研究である。東京女子医科大学で小児難治性ネフローゼ症候群症例に対してLDL吸着療法が施行され，たいへん興味ある所見が得られたので報告する。

1. 尿中ポドサイト検出方法

早朝新鮮尿を尿細胞保存液のウリキープ5Dに注入し，日本細胞病理ラボラトリーに送った。日本細胞病理ラボラトリーでは，ヒトのポドカリキシンの糖鎖領域を認識するマウスモノクローナル抗体であるPHM5を用いて蛍光抗体法により尿中ポドサイトの検査を行った。評価項目は尿中ポドサイト数（個/mLで表示）である。

2. 症例提示

症例は7歳女児で，生後2カ月発症のネフローゼ症候群である。フィンランド型先天性ネフローゼ症候群に特徴的な家族歴，周産期所見，身体異常所見，さらに病理組織所見は確認されていない。しかしながら，ステロイドをはじめとする各種薬剤に抵抗性を示し，1日5-7 gに及ぶ高度蛋白尿，血清総蛋白3.5 g/dLの低蛋白血症，腹水を認める全身浮腫，そして血清総コレステロール値約600 mg/dLの著明な高脂血症が持続し，さらに腎機能低下（Ccr：50-60 mL/min/1.73 m^2）も認められるようになったため，今回LDL吸着療法の実施目的により入院となった。

腎生検病理組織像：LDL吸着実施前に施行した腎生検では，泡沫細胞の出現を伴った硬化性病変

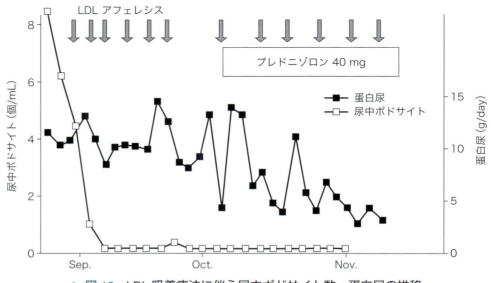

▶ 図16 LDL吸着療法に伴う尿中ポドサイト数，蛋白尿の推移

に加えて，上皮細胞の腫大・増生，変性像が観察された。また，ズダンブラック染色により広汎な尿細管・間質への脂肪沈着像に加えて，糸球体にも著明な脂質の沈着が認められた。

尿沈渣に対して抗ポドカリキシン抗体による免疫染色と oil red の二重染色を行うと，一部のポドサイトに oil red 陽性の脂肪滴が含まれていた。

LDL 吸着療法に伴う尿中ポドサイト数の推移を図16 に示す。LDL 吸着療法開始早々から急激な尿中ポドサイト数の減少が認められた。尿中ポドサイトは急激な減少後ほとんど検出されない状態が持続した。尿蛋白は緩やかに減少傾向を示した。

3. 現時点における解釈，見解

LDL 吸着により急激に尿中ポドサイト数がほ
ぼ0になったということは極めて興味深い。これは，LDL 吸着によってポドサイトの糸球体基底膜からの剝離・脱落が著しく抑えられたことを意味している。

ポドサイトにも LDL receptor が存在しているので，血中の LDL 減少がポドサイトの LDL receptor を介する脱落に関与していた可能性が示唆される。ポドサイトの尿中排泄の減少に引き続いて蛋白尿が減少していることは，ポドサイト障害と蛋白尿の関連性をうかがわせる。ネフローゼ症候群における LDL 吸着療法の今後の理論的根拠の観点からも，示唆に富む症例と捉えている。

V スタチンによる腎疾患治療と尿中ポドサイト

本章Ⅲ節で前述した中村司先生が，精力的に成人の腎疾患診療で尿中ポドサイト検査を行ってくれた。以下，成人の腎炎に対してスタチンを投与する治療の効果判定に尿中ポドサイトを用いた成績を報告する[1]。

1. 材料および方法

1) 検出方法

早朝新鮮尿を尿細胞保存液のウリキープ5D に注入し，日本細胞病理ラボラトリーに送った。日本細胞病理ラボラトリーでは，ヒトのポドカリキシンの糖鎖領域を認識するマウスモノクローナル抗体であるPHM5 を用いて蛍光抗体法により尿中ポドサイトの検査を行った。評価項目は尿中ポドサイト数（個/mL で表示）である。

2) 対象症例

高コレステロール血症を有する慢性腎炎患者40 例（IgA 腎症27 例，IgA 沈着を伴わないびまん性増殖性糸球体腎炎13 例）を対象とした。性別は男性24 名，女性16 名，年齢は平均40.8±14.4 歳である。腎疾患を有しない高コレステロール血症患者20 例（男性12 名，女性8 名，平均38.8± 12.2 歳）をコントロール群とした。高コレステロール血症を有する腎疾患の40 名を，ランダムに以下の2 群に分類した。すなわち，セリバスタチン投与群（n＝20）と placebo 群（n＝20）である。腎疾患を有さない高コレステロール血症患者20 例も，同様にセリバスタチン投与群（n＝10）と placebo 群（n＝10）に分けて検討した。セリバスタチンの投与期間は6 カ月とした。

2. 結果

1) 尿中ポドサイト，臨床検査パラメーターの推移

尿中ポドサイトは高コレステロール血症を有する腎疾患で平均2.2±0.6 cells/mL 検出された。腎疾患を有しないコントロール群では尿中ポドサイトは検出されなかった。他の臨床検査パラメーターの推移を表8 に示す。

2) 血清総コレステロール，LDL コレステロール，HDL コレステロール，中性脂肪の推移（図17）

いずれの脂質も治療前に比し，治療開始後3 および6 カ月の時点で placebo 群と比較して減少が

▶ 表8　セリバスタチン，placebo 投与群における臨床検査パラメーターの推移

	Cerivastatin （n＝20）			Placebo （n＝20）		
	Before	3 months	6 months	Before	3 months	6 months
Blood pressure （mmHg）						
systolic	116±12	118±14	114±14	118±14	116±16	120±16
diastolic	74±8	76±8	76±6	76±10	74±12	76±10
Serum creatinine （mg/dL）	0.9±0.2	1.0±0.2	1.0±0.2	1.0±0.3	1.0±0.2	1.0±0.2
Blood urea nitrogen （mg/dL）	18±4	16±4	19±4	17±5	16±4	18±4
Creatinine clearance （mL/min）	104±10	106±8	102±10	102±12	100±14	104±12

（文献1）より引用）

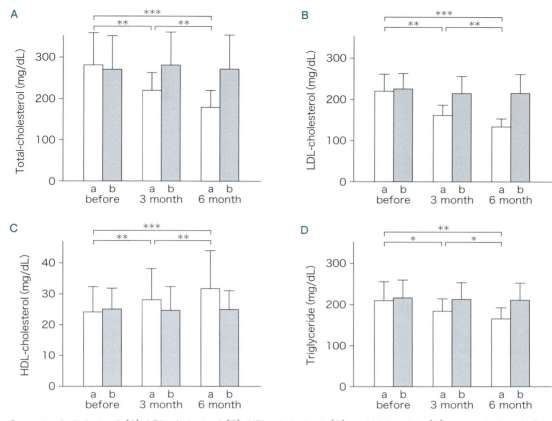

Serum total-cholesterol (A), LDL-cholesterol (B), HDL-cholesterol (C) and triglyceride (D) concentrations before treatment and at 3 and 6 months after treatment. Data are shown as mean ± SD. Open bars, cerivastatin-treatment group; hatched bars, placebo group. $*p<0.05$, $**p<0.01$ and $***p<0.001$.

▶ 図17　治療前，3カ月，6カ月後の総コレステロール（A），LDLコレステロール（B），HDLコレステロール（C），トリグリセリド（D）の推移　　　　　　　　　　　　　　　　（文献1）より引用）

認められた。

3）尿蛋白，尿中ポドサイトの推移（図18）

尿蛋白，尿中ポドサイトのいずれにおいても治療前に比し，治療後3カ月，6カ月の時点でplacebo群と比較して減少が認められた。

3．現時点における見解

スタチンが，腎疾患の蛋白尿および尿中ポドサイトに対して減少効果があることが示された。ただ，図18から判断すると，尿蛋白量および尿中ポドサイト数の減少率はほぼ同じようである。尿蛋白の減少がポドサイトの障害を抑えた結果であれば，ポドサイト数の減少率が大きくてもいいように思われる。また，今回の研究ではスタチンがポドサイト障害の抑制に作用したのは明らかであるが，どのように作用したかについては今後検討される必要がある。

近年，スタチンの腎保護作用が注目されているが，腎保護のなかでもポドサイト障害に対して抑制的に働いている可能性があるので，今後この領域での臨床研究が期待される。

V．スタチンによる腎疾患治療と尿中ポドサイト

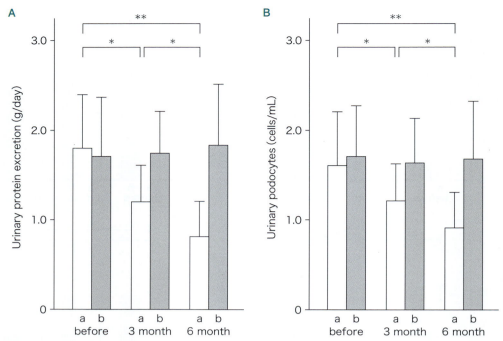

Urinary protein excretion (A), and urinary podocyte number (B) before treatment and at 3 and 6 months after treatment. Data are shown as mean ± SD. Open bars, cerivastatin-treatment group ; hatched bars, placebo group. *$p<0.05$ and **$p<0.01$.

▶ 図18　治療前, 3カ月, 6カ月後の尿蛋白（A）, 尿中ポドサイト数（B）の推移（文献1）より引用）

文　献

1) Nakamura T, Ushiyama C, Hirokawa K, et al : Effect of cerivastatin on proteinuria and urinary podocytes in patients with chronic glomerulonephritis. Nephrol Dial Transplant 2002 ; **17** : 798-802

VI 重症敗血症における polymyxin B-immobilized fiber（PMX-F）による血液濾過と尿中ポドサイト

本章Ⅲ節で前述した中村司先生が，精力的に成人の腎疾患診療で尿中ポドサイト検査を行ってくれた。以下，成人の重症敗血症患者に対するPMX-F血液濾過による治療が尿中ポドサイト排泄にどのような影響を与えたか検討したので，報告する[1]。

1. 材料および方法

1）検出方法

早朝新鮮尿を尿細胞保存液のウリキープ5D に注入し，日本細胞病理ラボラトリーに送った。日本細胞病理ラボラトリーでは，ヒトのポドカリキシンの糖鎖領域を認識するマウスモノクローナル抗体である PHM5 を用いて蛍光抗体法により尿中ポドサイトの検査を行った。評価項目は尿中ポドサイト数（個/mL で表示）である。

2）対象症例

20 名の重症敗血症患者（26-58 歳）を対象とした。20 名の健常成人（28-54 歳）をコントロール群とした。PMX-F 血液濾過による治療はいずれの症例でも 2 回施行された。

2. 結果

重症敗血症患者 20 名中 12 名において尿中ポドサイトが検出された（平均 2.8±0.8 cells/mL）。一方，健常コントロール群においては尿中ポドサイトは検出されなかった。

PMX-F 血液濾過治療により，エンドトキシン濃度は 38.8±9.8 pg/mL から 3.6±0.6 pg/mL に減少した。尿中ポドサイトは PMX-F 血液濾過治療により 2.8±0.8 cells/mL から 0.6±0.4 cells/mL に減少した。

3. 現時点における見解

今回の研究で明らかになったのは，重症の敗血症における腎障害ではポドサイト障害も生じていること，その障害にはエンドトキシンが関与している可能性があることである。さらに，このエンドトキシンを除去するとポドサイト障害が抑えられ，尿中へのポドサイトの排泄が減少することも明らかになった。重症敗血症におけるポドサイト障害を報告した最初の論文として評価できる。

文　献

1）Shimada N, Nakamura T, Shoji H, et al：Hemoperfusion with polymyxin B-immobilized fiber reduces urinary podocyte numbers in patients with severe sepsis. Nephron 2000；**85**：364-365

❖サイエンス秘話④
神頼み
　サイエンスの世界においても神頼みは必要だと思っている。研究がどうしてもうまくいかない状況においては，最後はこれしかないと常々思っており，私はこれまで3回神頼みをしてきた。この3回の神頼みを少し紹介してみたい。

1. 太宰府天満宮（図A）
　1998年から新潟大学医学部小児科の大学院生と一緒に研究をする機会があった。研究成果は院生の学位論文になるので，4年間の大学院の期間に論文をアクセプトのレベルまで持っていかなくてはならない。精力的に研究をしてもらったが，なかなかうまくいかない。私の研究指導力を問われる状況も出てきて，本当にまずい状況に陥ってしまった。その頃，ちょうど福岡で日本小児腎臓病学会が開催された。この機会に院生と二人で太宰府天満宮を訪れ，実験成功を祈願した。その祈願後しばらくして，この神頼みのご利益が現れた。以後順調に実験が進み，なんとか学位申請に間に合った。

2. 伊勢神宮（図B）
　尿中ポドカリキシンの測定は診断薬会社との共同研究で進めた。測定系ができあがっても，それを臨床現場で使用できるようにするには多くのハードルを乗り越えていく必要がある。しっかりとしたスタンダードを持ち，安定したアッセイ系に持っていくのは並大抵のことではない。2006年に，伊勢の鳥羽市で開催された臨床検査関係の学会で講演をする機会があった際，帰りに診断薬会社の方と二人で伊勢神宮に立ち寄った。アッセイ系の構築がうまくいくように二人で祈願した。このときも，太宰府天満宮のときほどではないが，じわじわとご利益が現れ，厚生労働省の認可をとるまでもう一息のところまでたどり着いた。

3. 熱田神宮（図C）
　この神宮を訪れたのは比較的最近のことである。2014（平成26）年に名古屋で日本腎臓学会が開催されたときである。名古屋国際会議場の近くに熱田神社があったので，そこを訪れることにした。この神社での祈願は漠然とではあるが，現在開発している尿中ポドカリキシン測定を将来は世界レベルの標準アッセイにしたいと祈願した。すぐにご利益が現れるようなことではないので，これから待ちたいと考えている。

　ちなみに，この熱田神宮は織田信長が桶狭間の戦に向かう際に必勝祈願をしたことでも有名な神社である。図Cの写真のように，実際に織田信長がこの必勝祈願の際に寄進されたという塀（信長塀）が現存している。

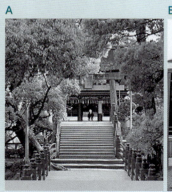
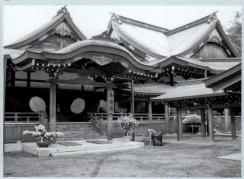
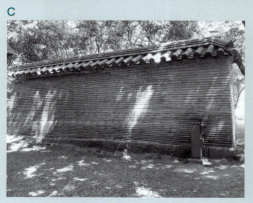

図　神頼み
A：太宰府天満宮，B：伊勢神宮，
C：熱田神宮（信長塀）

第 11 章

ELISA による尿中ポドカリキシン測定の臨床的有用性

I Phase I ELISA による尿中ポドカリキシン測定の臨床的有用性

　Phase I ELISA は，第 5 章で記載したように，某診断薬メーカーと共同で開発した ELISA 系である。スタンダードに使用するポドカリキシンの入手が困難となり，商品の開発化においては不成功であったが，この ELISA を用いて臨床材料を測定する機会があった。この ELISA を用いて測定する尿中ポドカリキシン（u-PCX）排泄の臨床病理学的意味は phase II ELISA と同様である。すなわち u-PCX は，ポドサイト障害の結果ポドサイトの microvilli から shedding される尿中の microvesicles を測定している。一方，u-sed-PCX は尿沈渣中のポドサイト，あるいは障害・破壊された cell debris の排泄を反映していると考えられる。以下，その成績について述べる。

1. ネフローゼ症候群における尿中ポドカリキシン

　Phase I ELISA による尿中ポドカリキシンが腎疾患でどのような排泄状況になるのか，全くわからない中でのスタートであった。まずは吉田病院の症例を中心に，関連病院の小児あるいは成人の糸球体疾患をパイロット的に測定した。正常範囲は小児，成人合わせて 200 人の健常人の尿から求めたもので 120 ng/mg Cr 以下である。腎疾患を minimal change type, membranous type, nephritic type, other type に 4 分類して探ることにした。その結果を図 1 に示す。Minimal change, membranous type, nephritic type のいずれの群

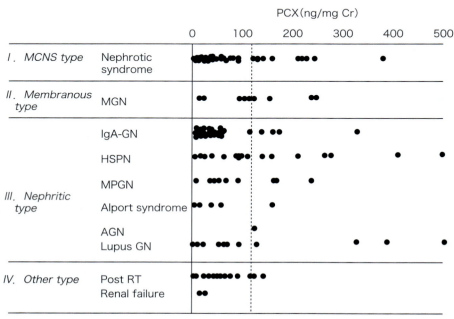

▶ 図 1　各種腎疾患における尿中ポドカリキシン排泄
　点線は，正常コントロールの上限。

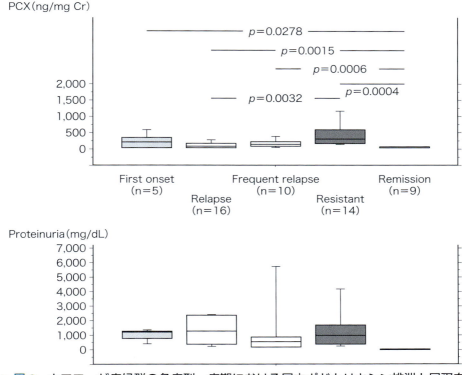

▶ 図2　ネフローゼ症候群の各病型，病期における尿中ポドカリキシン排泄と尿蛋白

においても種々の程度の尿中ポドカリキシンの排泄が見られ，これといった傾向は認められなかった．そこで症例数の多いネフローゼ症候群について，もう少し詳しく検討することにした．以下はその成績である．

1) ネフローゼ症候群全体における検討

症例は主に小児例である．ステロイド反応性の症例が多いので，腎生検を施行されている症例は数少ない．

① 小児ネフローゼ症候群を初発例，非頻回再発例の再発時，頻回再発例の再発時，ステロイド抵抗例，寛解例について尿中ポドカリキシンを測定した結果を図2上段に示す．下段には蛋白尿を示す．ステロイド抵抗例で尿中ポドカリキシンが高値であった．

② ステロイド反応例とステロイド抵抗例で比較した成績を図3に示す．ステロイド抵抗例では反応例よりも尿中ポドカリキシンが高値であった．

③ ステロイド反応例でも，ステロイド開始後早期（10日以内）に蛋白尿が消失した例と，遅く（10日以上）に蛋白尿が消失した例を比較すると，遅くに消失した例のほうが尿中ポドカリキシンの排泄は高値であった（図4）．

④ ステロイド開始早期に蛋白尿が消失した症例において蛋白尿がまだ消失しない時期と消失した時期で比べると，消失しない時期での尿中ポドカリキシンの排泄が高値であった（図5）．

⑤ ステロイド開始後遅くに蛋白尿が消失した症例で蛋白尿がまだ消失しない時期と消失した時期の尿中ポドカリキシン排泄を比較すると，両者に差は認めなかった（図6）．

⑥ ステロイド抵抗例における尿中ポドカリキシン排泄の推移を観察すると，尿中ポドカリキシン排泄が3-4カ月持続した（図7）．

⑦ 以上の結果をまとめると図8のようになった．すなわち，ステロイドですぐに蛋白尿が消失する症例においては，尿中ポドカリキシンの

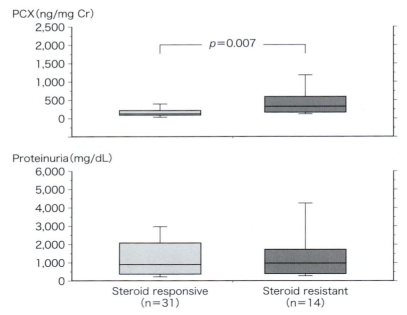

▶ 図3 ステロイド反応例，ステロイド抵抗例における尿中ポドカリキシン排泄と尿蛋白

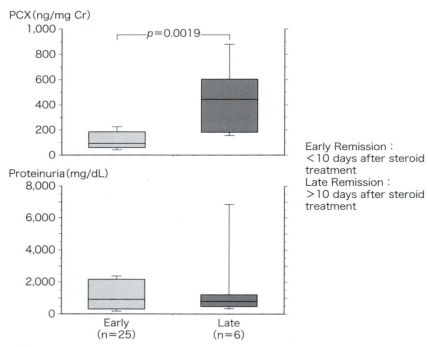

▶ 図4 ステロイド早期反応例，ステロイド反応遅延例における尿中ポドカリキシン排泄および尿蛋白

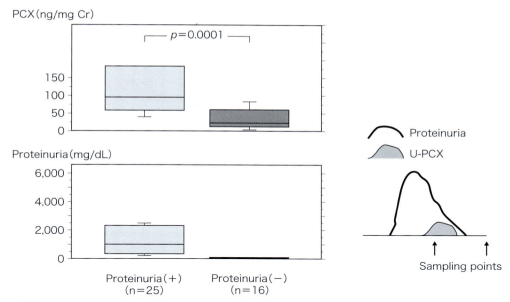

▶ 図5　ステロイド早期反応例における尿蛋白陽性時期と陰性時期の比較（尿中ポドカリキシン排泄および尿蛋白）

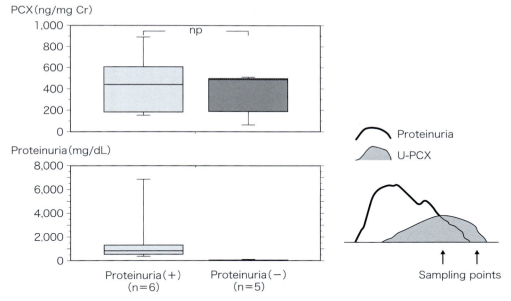

▶ 図6　ステロイド早期遅延例における尿蛋白陽性時期と陰性時期の比較（尿中ポドカリキシン排泄および尿蛋白）

排泄はほぼ正常範囲か，あってもごく少量である。ステロイドで遅く反応する症例では，尿中ポドカリキシン排泄が蛋白尿消失後も持続していた。ステロイド抵抗例では尿中ポドカリキシンの高度排泄が数カ月持続した。

2）症例提示
(1) 初発時はステロイドに反応したがその後抵抗例となった症例（図9）
　蛋白尿が消失しても高度尿中ポドカリキシン排泄が持続し，ステロイド抵抗の時点ではさらに高

Ⅰ．Phase Ⅰ ELISAによる尿中ポドカリキシン測定の臨床的有用性

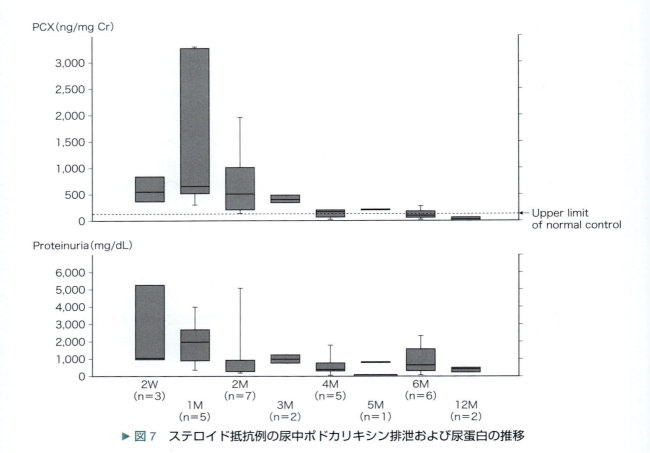

▶図7　ステロイド抵抗例の尿中ポドカリキシン排泄および尿蛋白の推移

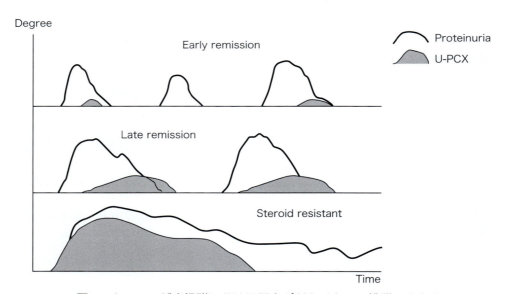

▶図8　ネフローゼ症候群における尿中ポドカリキシン排泄のまとめ

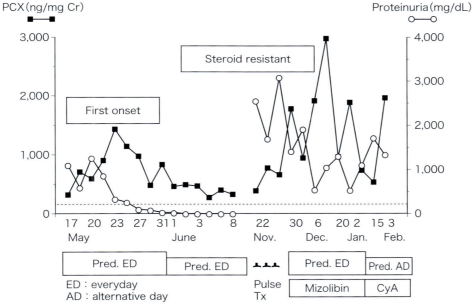

▶ 図9 初発時にはステロイドに反応したが，その後抵抗例となった症例の尿中ポドカリキシン排泄と尿蛋白

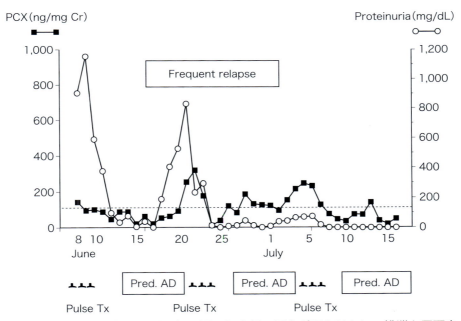

▶ 図10 頻回再発例で再発を繰り返した症例の尿中ポドカリキシン排泄と尿蛋白

度の尿中ポドカリキシン排泄が持続した。
(2) 頻回再発例で再発を繰り返した症例（図10）
　尿蛋白の推移と尿中ポドカリキシンの推移がパラレルであり，蛋白尿の出現，すなわち糸球体障害とポドカリキシン排泄が関連していると考えら れた症例である。
(3) ステロイド反応例で通常の再発時（図11）
　この症例は頻回再発症例ではなく，たまたま再発した時に尿中ポドカリキシンの推移を追った症例である。尿中ポドカリキシン排泄は正常範囲で

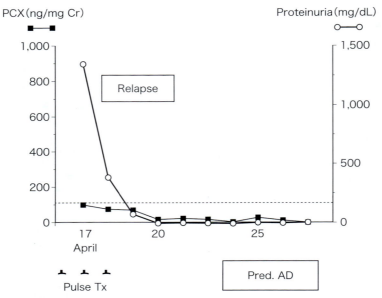

▶ 図11 ステロイド反応例で通常の再発時における尿中ポドカリキシン排泄と尿蛋白

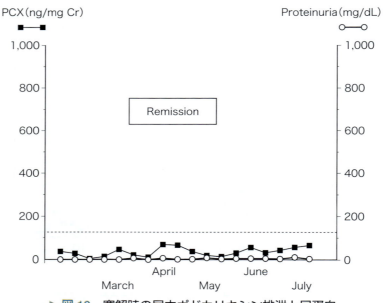

▶ 図12 寛解時の尿中ポドカリキシン排泄と尿蛋白

あった。
(4) 寛解症例（図12）
　寛解時には尿中ポドカリキシンの排泄は正常範囲であった。
3）現時点での解釈および見解
　尿中ポドカリキシンのネフローゼ症候群におけ る有用性については，あまりはっきりとした結論は出せないが，FSGSで見られるような重症なポドサイト障害において排泄が増加しているような印象を持っている。今後，こうした点はさらに検討していく必要があると考えている。

第 11 章　ELISA による尿中ポドカリキシン測定の臨床的有用性

▶ 表1　対象症例の臨床所見

	Patients	Sex (M：F)	Age (year)	Proteinuria (mg/dL)	Serum creatinine (mg/dL)	Urinary sediment podocalyxin (ng/mg Cr)
Group I　(inflammatory glo-merular diseases)						
IgA nephropathy	55	29：26	15　(10-46)	16　(0-94)	0.6　(0.5-0.7)	4.0　(0.7-28.5)
Henoch-Schönlein purpura nephritis	17	12：5	10　(8-13)	0　(0-41)	0.5　(0.4-0.6)	1.6　(0.2-16.0)
Lupus nephritis	6	4：2	18　(15-24)	123　(0-320)	0.6　(0.5-0.8)	5.5　(2.1-33.4)
Membranoproliferative glo-merulonephritis	5	2：3	16　(12-19)	0　(0-113)	0.6　(0.5-1.1)	0.8　(0.4-7.9)
Post-streptococcus glomer-ulonephritis	7	5：2	8　(6.3-9.8)	36　(0-99.8)	0.4　(0.4-0.5)	18.9　(14.4-103.3)
Group II　(non-inflammatory glomerular diseases)						
Membranous nephropathy	5	3：2	9　(7-13)	0　(0-62)	0.5　(0.4-0.7)	0.9　(0.6-1.5)
Minimal change nephrotic syndrome/focal segmental glomerulonephritis	16	8：8	10　(7-13)	260　(0-570)	0.5　(0.4-0.7)	1.1　(0-3.5)
Normal control	135	69：66	11　(8-14)	4　(2-5)	—	0　(0-0.4)*

Data are expressed as median（IQR）.　　　　　　　　　　　　　　　　　　　（文献 1）より引用）
*Normal range：＜7.3 ng/mg Cr.

2.　小児腎疾患における尿沈渣ポドカリキシン

　尿中のポドカリキシンを尿沈渣部分と上清部分に分けて測定すると，沈渣部分よりも上清部分に20-100 倍くらい多量にポドカリキシンが存在することがわかっていた。尿中ポドサイトは当然，尿沈渣中に含まれることから，尿沈渣部分のポドカリキシンは量こそ少ないがポドサイトの剥離・脱落に関連している可能性が高いであろうという発想から，尿沈渣ポドカリキシンの臨床病理学的な検討をしてみることになった。この研究は，新潟大学医学部小児科大学院生の菅野かつえ先生が精力的に行ってくれた。以下，その研究成果を示す[1]。

1）方法および対象

　尿沈渣中のポドカリキシンは 3,000 回転，5 分間の遠心操作にて得た沈渣に界面活性剤である Tri-ton を加え，ポドサイトの細胞および cell debris

の細胞膜を可溶化してから，phase I ELISA を用いてポドカリキシンを定量した。尿クレアチニンで補正して ng/mg Cr で表示した。

　対象症例の臨床所見を表1 に示した。糸球体疾患症例を炎症性糸球体疾患（グループ I，n＝90）と非炎症性糸球体疾患（グループ II，n＝21）に大別した。正常コントロールは健常人の 135 名の尿を使用した。

2）結果

（1）正常健常人および糸球体疾患症例の尿中ポドカリキシン排泄

　表1, 図13 にそれぞれの群および症例ごとの尿中ポドカリキシンレベルを示した。患者群で正常健常人よりも沈渣ポドカリキシンの排泄が高値であった（図 13B）。疾患別には IgA 腎症，紫斑病性腎炎，急性腎炎などで高値を示す症例が多かった（図 13A）。グループ I 症例とグループ II 症例での沈渣ポドカリキシン量を比較すると，グループ I すなわち炎症性糸球体疾患で有意に高値を示

Ⅰ．Phase Ⅰ ELISA による尿中ポドカリキシン測定の臨床的有用性

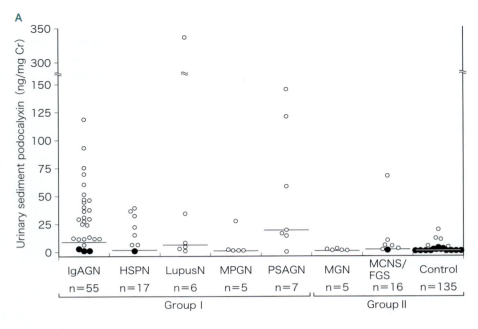

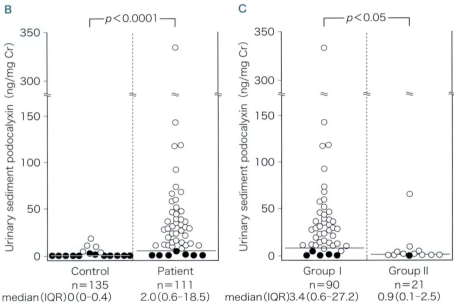

○は患者1名，●は患者10名を表す。
コントロール群は正常な健常者。
IgAGN：IgA nephropathy, HSPN：Henoch-Schönlein purpura nephritis, LupusN：lupus nephritis, MPGN：membranoproliferative glomerulonephropathy, PSAGN：post-streptococcal acute glomerulonephritis, MN：membranous nephropathy, MCNS/FSGS：minimal change nephrotic syndrome and focal segmental glomerulosclerosis.

▶図13　各種腎疾患における尿中ポドカリキシン排泄（A），健常人コントロールと患者群の尿中ポドカリキシン排泄の比較（B），グループⅠとⅡの尿中ポドカリキシン排泄の比較（C）（文献1）より引用，改変）

第11章　ELISAによる尿中ポドカリキシン測定の臨床的有用性

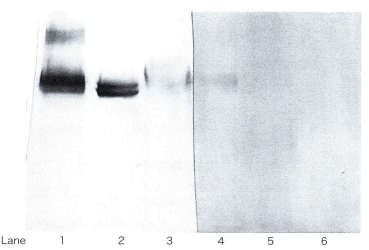

Immunoblotting with anti-podocalyxin antibody (22A4) and control antibody (RVG1). Extracts of isolated glomeruli (lanes 1 and 4) and urine sediments from a patient with IgAGN (lanes 2 and 5) and healthy volunteers (lanes 3 and 6) were separated on 7.5% SDS gels. Lanes 1-3 were incubated with 22A4, and lanes 4-6 were incubated with RVG1. Apparent 160- and 170-kDa bands from isolated human glomeruli (lane 1). The bands are seen in the extracts of urine sediments from a patient with IgAGN (lane 2). The very faint band is seen in the extracts of urine sediments from healthy volunteers (lane 3).

▶ 図14　尿沈渣のWestern blot解析
Lane 1-3は抗ポドカリキシン抗体で染色し，lane 4・5はコントロール抗体で染色した。Lane 1・4は陽性コントロール（可溶化単離糸球体）。（文献1）より引用）

した（図13C）。

(2) Western blotによる解析（図14）

単離糸球体から得られたポドカリキシンを陽性コントロールとして，IgA腎症患者尿および健常人尿から得られた尿沈渣を電気泳動し，抗ポドカリキシン抗体を用いてWestern blotで解析した。IgA腎症患者沈渣でポドカリキシンの強陽性のバンドが認められた。健常人尿でも弱陽性にバンドが認められた。コントロール抗体ではバンドは検出されなかった。

(3) 尿沈渣ポドカリキシン排泄レベルと検尿所見との関連性（図15）

グループⅠ群において，尿沈渣ポドカリキシンレベルと蛋白尿との関係を見ると，両者に弱いが有意な相関関係が認められた。同じく，尿沈渣ポドカリキシンレベルと血尿との関係を見ると，血尿の程度が強いと尿沈渣ポドカリキシンが多い傾向が見られた。

グループⅡ群においては，尿沈渣ポドカリキシンと蛋白尿との相関は認められなかった。また，血尿との関係でも両者に相関は認められなかった。

(4) 尿沈渣ポドカリキシン排泄レベルと組織所見との関係（図16）

急性管外性病変の有無で尿沈渣ポドカリキシンレベルを比較すると，病変を有する群で有意にポドカリキシンレベルが高値であった。また，尿沈渣ポドカリキシンが正常範囲内の群と高値の群で細胞性半月体形成率を比較すると，高値を示した群で半月体形成率が有意に高かった。

(5) 尿沈渣ポドカリキシンの経時的推移を見た症例の検討（図17）

急性期と慢性期とで尿中ポドカリキシンレベルを比較すると，慢性期では有意にポドカリキシンレベルが低下していた。

(6) 尿沈渣ポドカリキシンの経時的推移と経時的腎生検を施行した症例の提示（図18）

図18Aに蛋白尿と尿沈渣ポドカリキシンの経時的変化を示す。沈渣ポドカリキシンは変動しな

197

Ⅰ．Phase Ⅰ ELISA による尿中ポドカリキシン測定の臨床的有用性

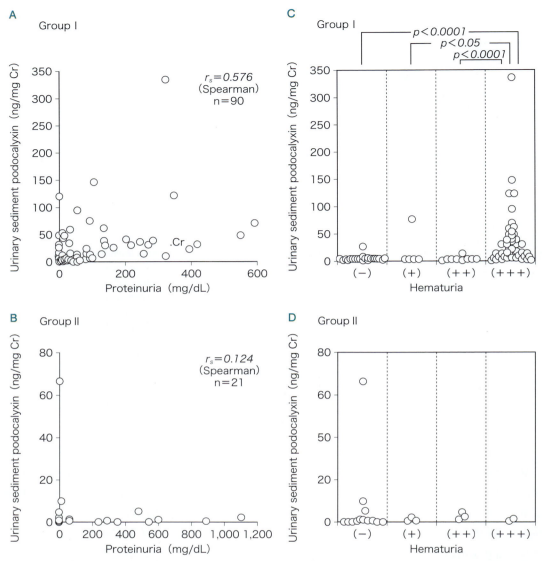

▶ 図15　グループⅠおよびⅡにおける尿中ポドカリキシン排泄と検尿所見（蛋白尿，血尿）との関連性（文献1）より引用）

がら次第に低下していった。組織学的所見の推移を図18Bに示す。急性糸球体病変スコアが次第に低下し，慢性糸球体病変が次第に増加していった。尿沈渣ポドカリキシンはこの組織学的推移とパラレルな動きであった。

3）現時点での解釈および見解

　尿沈渣ポドカリキシンについては当初予想されたように，尿中ポドサイトの臨床的有用性に近い結果が出た。これは，尿沈渣ポドカリキシンは尿中ポドサイトや破壊されたポドサイトの cell debris 等を反映しているためであろうと考えている。

　現在 phase Ⅰ ELISA による尿中ポドカリキシンの測定はできない。Phase Ⅱ ELISA は phase Ⅰと同様の感覚で使用可能であると考えている。したがって，phase Ⅰ ELISA の所見解釈は phase Ⅱ ELISA に引き継ぐことができる。

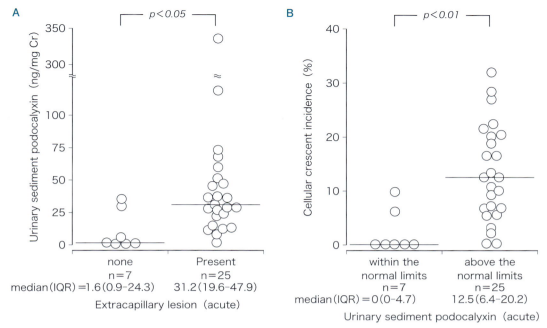

▶ 図 16 尿沈渣ポドカリキシン排泄と腎組織所見との関係（文献 1）より引用）

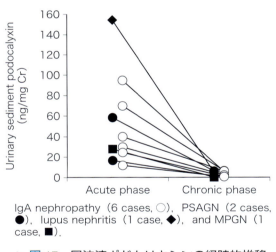

▶ 図 17 尿沈渣ポドカリキシンの経時的推移
（文献 1）より引用）

文 献

1) Kanno K, Kawachi H, Uchida Y, et al : Urinary sediment podocalyxin in children with glomerular diseases. Nephron Clin Pract 2003 ; 95 : c91-c99

I．Phase I ELISA による尿中ポドカリキシン測定の臨床的有用性

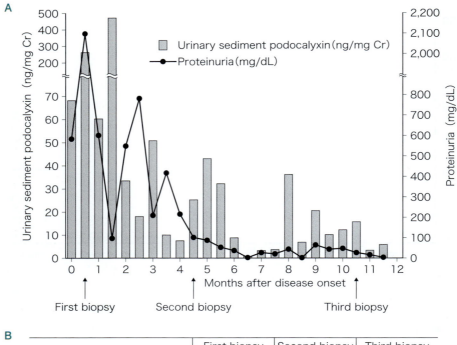

▶ 図18 尿沈渣ポドカリキシンと蛋白尿の経時的推移（A）と経時的腎生検を施行した IgA 腎症症例（B）（文献1）より引用）

Ⅱ PhaseⅡ ELISA による尿中ポドカリキシン測定の臨床的有用性

　PhaseⅡ ELISA は，デンカ生研と共同研究して作り上げた検査システムである。PhaseⅠ ELISA での問題点を解決し，phaseⅠ とほぼ同性能のアッセイ系を確立することを目的とした。使用されたモノクローナル抗体は phaseⅡ 抗ポドカリキシンモノクローナル抗体である。モノクローナル抗体，ELISA 系の詳細は第3章および5章を参照されたい。この ELISA 系の臨床的有用性を確認するために closed の研究会を立ち上げた。国内数施設に参加していただき，パイロット的に phaseⅡ ELISA の感触を探ってみた。

　まず，各種腎疾患でどのような尿中ポドカリキシンの排泄状況になっているかを検討してみた。表2 に対象症例およびその臨床検査所見を示す。IgA 腎症80例，糖尿病性腎症71例，MCNS/FSGS ネフローゼ症候群16例，膜性腎症9例，ループス腎炎5例，その他32症例，健常人コントロール69名について尿中ポドカリキシンを測定した。表2の右側に尿中ポドカリキシン排泄量を示した。その個々の症例のポドカリキシン排泄を図19（糖尿病性腎症例は除いてある）に示した。MCNS/

FSGS ネフローゼ症候群，ループス腎炎/膜性腎症で高値を示す症例が多かった。このように，ポドサイト障害が強いとされる疾患で尿中ポドカリキシンの排泄が多い傾向があったので，この ELISA 系を使って種々の疾患で検討した成績を以下に示す。

1. IgA 腎症における尿中ポドカリキシン定量の臨床的意義

　この研究を説明する前に少し，私と順天堂大学腎臓内科，とりわけ淺沼克彦先生（現 京都大学大学院医学研究科メディカルイノベーションセンター）との関係について説明しておく必要がある。淺沼先生とは1998年の弥彦ポドサイトセミナーに白戸公先生に連れられて参加した際に初めてお会いした。以来，ポドサイト研究を一緒に行ってきた仲間の一人である。尿中ポドサイト，ポドカリキシンについてよく理解して，研究の協力，助言をしてくれている友人である。そんな彼との共同研究の一つが，今回の研究である[1]。

▶ 表2　対象各種腎疾患症例の臨床所見

Patients	n	Age (years)	Sex (male/female)	SBP (mmHg)	DBP (mmHg)	Serum creatinine (μmol/L)	eGFR (ml/min/1.73 m^2)	Proteinuria (g/L)	u-PCX (ng/μmol Cr)
IgA nephropathy	80	32.1±1.2	19/61	113.1±1.8	65.1±1.5	68.1±2.7	85.0±3.1	761±72	14.4±1.0
Diabetic nephropathy	71	65.3±1.4	19/61	129.3±1.7	77.2±1.2	82.2±6.2	67.8±2.4	761±243	27.3±3.3
MCNS/FSGS	16	47.4±4.2	11/5	117.1±3.9	66.8±1.8	84.0±15.0	76.8±9.0	5,363±1,574	37.1±11.7
MGN	9	62.9±1.6	6/3	128.7±4.0	78.2±2.3	0.80±0.18	77.7±11.4	4,831±1,582	71.4±23.8
LN	5	35.4±3.3	0/5	116.7±17.6	70.0±6.9	70.7±52.29	88.3±29.6	1,295±578	44.3±10.8
Others	32	50.0±2.9	17/15	130.3±4.2	75.1±2.3	181.2±34.5	42.5±4.9	1,229±285	12.1±3.1
Normal control	69	60.5±1.1	34/35	114.7±0.9	67.7±0.9	61.9±0.9	77.5±1.0	65±3	7.1±0.5

Ⅱ．Phase Ⅱ ELISA による尿中ポドカリキシン測定の臨床的有用性

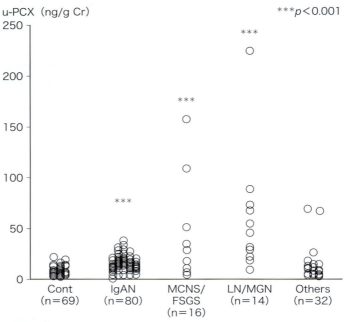

▶ 図19　健常人コントロール，IgA 腎症，MCNS/FSGS ネフローゼ症候群，ループス腎炎/膜性腎症，その他症例の尿中ポドカリキシン排泄

▶ 表3　対象 IgA 腎症症例の臨床所見

Variable	Data
Patients（n）	51
Age（yr）	31（24-37）
Male：female（n）	18：33
Serum creatinine（mg/dL）	0.70（0.60-0.92）
Urinary protein（g/g Cr）	0.34（0.17-0.55）
Estimated GFR（mL/min/1.73 m^2）	83.6（71.3-103.0）
Mean arterial pressure（mmHg）	79（73-84）
Shigematsu classification（n）	35
Oxford classification（n）	41
Clinical Guidelines of IgA nephropathy in Japan（n）	51

Unless otherwise noted, the data are given as median（interquartile range）.

（文献1）より引用，改変）

1）対象，方法

今回の研究で対象とした IgA 腎症症例の臨床所見を表3に示す。

組織学的検討は Oxford 分類および重松分類を使用した。また，予後分類については IgA 腎症臨床ガイドラインに基づいて，予後良好群，比較的予後良好群，比較的予後不良群，予後不良群に分類した。

尿中ポドサイトは抗ポドカリキシンモノクローナル抗体を用いて，吉田病院での尿中ポドサイト検査に準じて算定した。表示はクレアチニンで補正して，cells/mg Cr と表記した。尿中ポドカリキシンは phase Ⅱ ELISA で測定した。

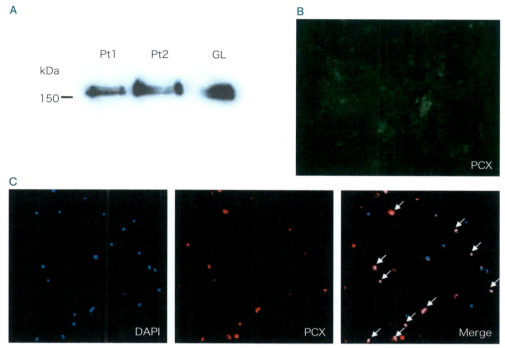

(A) Western blot analysis or urine from patients with IgA nephropathy (IgAN) and human glomerular lysate (GL) using monoclonal antibody against PCX. The 160- to 170-kDa bands were seen in urine from patients with IgAN. Pt1 and Pt2, urinary sediments of two patients with IgAN. (B) Immunfluorescence of urine from a patient with IgAN. Urinary sediments were stained with anti-PCX monoclonal antibody. PCX staining showed a granular structure on urine from a patient with IgAN. Original magnification, ×400. (C) Immunfluorescence of urinary podocytes of a patient with IgAN showed double-staining for 4′, 6-diamidine-2-phenylindole (DAPI) (blue) and PCX (red). Some nucleated cells in urinary sediments showed positive PCX staining (arrows). Original magnification, ×200.

▶ 図20　IgA 腎症患者尿の Western blot, 蛍光抗体法所見

Western blot ではポドカリキシン陽性バンドが認められた。蛍光抗体法では核を有するポドカリキシン陽性細胞（ポドサイト）が検出された。（文献1）より引用，改変）

2）結果

（1）IgA 腎症患者尿におけるポドサイトおよびポドカリキシンの検出（図20）

図20A に示すように，Western blot では 160-170 kDa のポドカリキシンのバンドが確認された。蛍光抗体法でもポドカリキシン陽性細胞（ポドサイト）が検出された。DAPI で核染色をすると，ポドサイトは核を有する細胞として認識された。

（2）尿中ポドカリキシン，尿蛋白，尿中ポドサイトの排泄状況とそれぞれの関係（図21）

それぞれのパラメーター間には弱い相関関係が認められた。

（3）腎組織病変と尿中ポドカリキシン，尿蛋白，尿中ポドサイトとの関係（図22）

重松分類に基づいて腎組織病変と尿中パラメーターとの関係を検討すると，尿中ポドカリキシンと急性管外性病変との間に相関関係が認められた（$r=0.72$，$p<0.0001$）。また，尿蛋白と慢性病変との間に弱い相関関係が見出された。この場合，尿中ポドカリキシンのカットオフ値を 110 μg/g，急性管外性病変スコアのカットオフ値を 1.0 としたところ，感度は77％，特異度は96％であった。

（4）分節状糸球体硬化と尿中ポドカリキシン，尿蛋白，尿中ポドサイトとの関係（図23）

Oxford分類でも組織評価を行った。糸球体硬化のある患者（n=19）は，糸球体硬化のない患者

Ⅱ．Phase Ⅱ ELISA による尿中ポドカリキシン測定の臨床的有用性

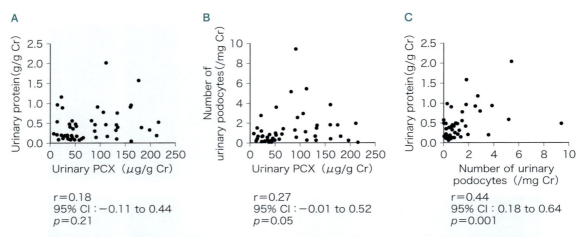

(A) Relationship between levels of u-PCX and levels of urinary protein excretion. (B) Relationship between levels of u-PCX and number of urinary podocytes. (C) Relationship between number of urinary podocytes and levels of urinary protein excretion. There was low correlation between number of urinary podocytes and levels of urinary protein excretion.

▶ 図21　尿中ポドカリキシン排泄と尿蛋白および尿中ポドサイトとの関係
尿中ポドサイト数と尿蛋白量との間に，弱いが相関関係が認められた．（文献1）より引用）

（n＝22）に比べて尿蛋白が多かった〔0.49（IQR：0.20 to 0.88）g/g Cr vs 0.20（IQR：0.10 to 0.33）g/g Cr；$p<0.01$〕．尿中ポドサイト数も同様に，糸球体硬化のある患者はない患者に比べて有意に多かった〔1.05（IQR：0.41 to 1.67）/mg．Cr vs 0.28（IQR：0.10 to 0.66）/mg Cr；$p<0.01$〕．尿蛋白のカットオフ値を0.3 g/g Crとしたとき，感度特異度はそれぞれ70％と68％であった．尿中ポドサイト数のカットオフ値を1.0/mg Crとしたとき，感度，特異度はそれぞれ52％，90％であった．しかし，尿中ポドカリキシンと糸球体硬化の有無に相関関係はなかった．メサンギウム増殖に関しては，その重症度と，尿中ポドカリキシン（r＝0.03；95％CI：－0.29 to 0.34；$p=0.38$），尿中ポドサイト数（r＝－0.12；95％CI：－0.42 to 0.20；$p=0.44$），尿蛋白（r＝0.14；95％CI：－0.18 to 0.43；$p=0.38$）との間に関係性は見出せなかった．間質線維化に関しては，線維化が5-25％の症例は0-4％の症例よりも尿蛋白が有意に多かった〔0.18（IQR：0.12 to 0.37）g/g Cr vs 0.39（IQR：0.17 to 0.59）g/g Cr；$p=0.04$〕．

（5）IgA腎症の臨床ガイドラインと尿パラメーターとの関係（表4，図24）
予後分類の予後良好群＋比較的予後良好群をグループAとし，比較的予後不良群＋予後不良群をグループBとして両者の比較を行った．尿中ポドカリキシンと尿中ポドサイト数ともに両群間の有意差はなかった．尿蛋白は比較的予後不良群および予後不良群において有意に多かった．ただ，予後不良群の中には尿蛋白が少ないものの，尿中ポドカリキシンが高値の症例も存在した．

3）現時点での解釈，見解
今回の研究は，尿中ポドカリキシンが急性管外性病変の形成と相関しているというデータであった．今までの研究においては小児，成人ともに管外性病変と尿中ポドサイトが相関しているという成績だったので，尿中ポドカリキシンも同様の臨床病理学的意義が確認されたことはたいへん興味深い．また，予後分類から見ると，尿蛋白との相関が認められたが，尿中ポドカリキシンとは認められなかった．

以上のことから，尿中ポドカリキシンは糸球体の急性炎症を反映していることが明らかになった．

2. 膜性腎症における尿中ポドカリキシン定量の臨床的意義

ポドカリキシンの臨床的有用性について検討する closed の研究会で検討したところ，膜性腎症で

第11章　ELISAによる尿中ポドカリキシン測定の臨床的有用性

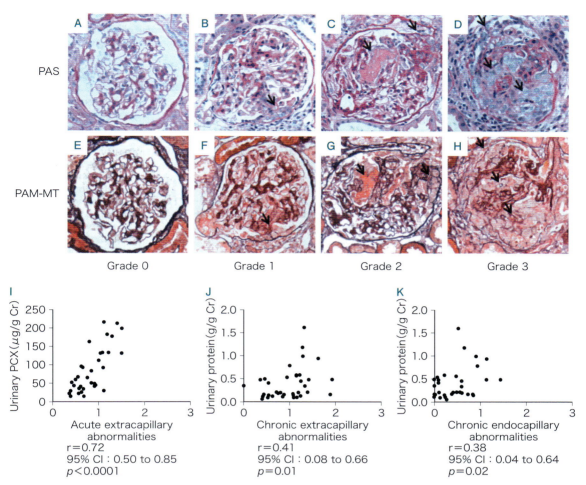

(A and E) In grade 0, no acute extracapillary abnormality was observed. (B and F) In grade 1, a small cellular crescent formation was observed (arrow). (C and G) In grade 2, exudates that have escaped into the urinary space and a cellular crescent were observed (arrows). (D and H) In grade 3, three cellular crescents were observed (arrows). Original magnification ×200. (I) Relationship between acute extracapillary abnormalities and levels of urinary podocalyxin. (J) Relationship between chronic extracapillary abnormalities and levels of urinary protein excretion. (K) Relationship between chronic endocapillary abnormalities and levels of urinary protein excretion. There was a positive correlation between the severity of acute extracapillary abnormalities and levels of urinary podocalyxin. There were low correlations between the severity of chronic glomerular abnormalities and levels of urinary protein excretion.

▶ 図22　組織学的所見と尿所見との関係
急性管外性病変の程度と尿中ポドカリキシン排泄レベルとの間に明らかな相関関係が認められた。慢性糸球体病変の程度と尿蛋白量との間に弱い相関関係が認められた。（文献1）より引用）

u-PCXが高値をとることがわかっていた。一方、その当時、膜性腎症の抗原としてPLA2Rが発見されて注目を浴びていたが、この両者がどういう関係にあるのだろうかということに個人的に興味があった。どこかの施設と共同研究をする機会をうかがっていた。2014年、APCN（アジア太平洋腎臓学会議）でのシンポジウムで名古屋大学医学部腎臓内科の丸山彰一先生とご一緒する機会があり、丸山先生が膜性腎症における尿中ポドカリキシン排泄のことにたいへん興味を持っていただき、それが縁で名古屋大学と共同研究をすることになった。以下、名古屋大学および関連病院において検討した成績を示す[2]。

1) 対象，検査法

対象症例は表5に示す。トレーニングコホートで使用された症例は膜性腎症（MN）が41例、非

Ⅱ．Phase Ⅱ ELISA による尿中ポドカリキシン測定の臨床的有用性

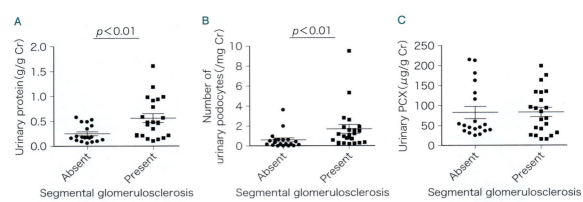

(A) Levels of urinary protein excretion. (B) Number of urinary podocytes. (C) Levels of urinary podocalyxin (PCX). Levels of urinary protein excretion and number of urinary podocytes in patients with IgA nephropathy with segmental sclerosis were higher than those in patients without ($p<0.01$, $p<0.01$, respectively). Error bars represent mean±SEM.

▶ 図23　分節状糸球体硬化病変と尿所見との関係
硬化病変の存在する群において尿中ポドサイト数，尿蛋白量が高値であった．（文献1）より引用，改変）

▶ 表4　IgA 腎症の臨床ガイドラインに基づいて分類したグループ A および B における臨床検査所見

Variable	Group A (n=16)[*1]	Group B (n=35)[*2]	p Value
Age (yr)	26 (22-32)	33 (25-39)	0.15
Male：female (n)	6：10	12：23	
Serum creatinine (mg/dL)	0.69 (0.59-0.81)	0.70 (0.61-0.93)	0.48
Estimated GFR (mL/min/1.73 m^2)	91.9 (76.2-105.1)	80.8 (69.9-98.4)	0.28
Mean arterial pressure (mmHg)	74 (72-79)	81 (76-85)	0.09
Urinary protein (g/g Cr)	0.17 (0.13-0.19)	0.42 (0.22-0.68)	<0.001
u-PCX (μg/g Cr)	50.05 (35.17-72.23)	81.59 (34.02-131.63)	0.70
Urinary podocytes (n/mg Cr)	0.35 (0.25-1.53)	0.82 (0.24-1.64)	0.24

Unless otherwise noted, the data are given as median (interquartile range). IgAN：IgA nephropathy, u-PCX：urinary podocalyxin.
[*1] Good prognosis and relatively good prognosis groups.
[*2] Relatively poor prognosis and poor prognosis groups.

（文献1）より引用）

膜性腎症（non-MN）が64例の計105例である．Validation cohort で使用された症例は MN が77例，non-MN が132例の計209例である．

尿バイオマーカーは尿中ポドカリキシン（u-PCX），尿中α1ミクログロブリン（u-AMG），尿中β2ミクログロブリン（u-BMG），尿中 NAG（u-NAG）を測定した．

2）解析方法
(1) 解析の流れ
Step 1. 診断モデル作成
① トレーニングコホートの作成：ネフローゼをきたしうる腎疾患105症例をランダムにピックアップした．

② 単変量解析による疾患関連因子の抽出：腎生検時の臨床情報（年齢，性別，腎機能など），尿中バイオマーカー（α1ミクログロブリン，β2ミクログロブリン，NAG，ポドカリキシン）と疾患の関連性を単変量ロジスティック回帰分析により検討して，p 値<0.10 の因子を同定し，モデルに組み込むための因子の候補とした．尿中バイオマーカーは，尿中クレアチニンにより補正した値を用いた．

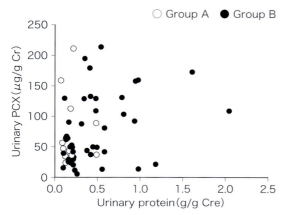

Group A：good prognosis and relatively good prognosis groups, group B：relatively poor prognosis and poor prognosis groups. Some patients with relatively poor or poor prognosis had lower levels of urinary protein excretion and higher levels of urinary podocalyxin.

▶ 図24　IgA腎症の臨床ガイドラインと尿所見との関係
予後比較的不良＋予後不良群では，低い尿蛋白排泄と高い尿中ポドカリキシン排泄が認められた。（文献1）より引用）

③　診断モデルの作成：まずポドカリキシン単独による診断モデル（モデルA：ポドカリキシン単独モデル）を作成し，次に臨床情報の組み合わせをいくつか作成し，最適な組み合わせを選択した（モデルB：臨床診断モデル）。この最適な組み合わせにおいて整数係数を用いた診断スコアを設定し，予測確率を推定した。最終的にはポドカリキシンと臨床情報を組み合わせたモデル（モデルC：組み合わせモデル）を作成した。
④　診断モデルの比較：3つのモデルのROC曲線を作成し，それぞれの曲線下面積（area under curve：AUC）を算出して比較した。また，decision curve analysis（DCA）という手法を用いてモデルCの有用性を検証した。
⑤　カットオフ値を求める：モデルCのROC曲線における最適点からカットオフ値を求めた。

Step 2. 診断モデルのバリデーション
①　バリデーションコホートの作成：ネフローゼ症候群の基準を満たす症例を連続的に登録。腎生検前に免疫抑制治療を行った症例を除外して，209例が登録された。

②　診断スコアのバリデーション：上記診断モデルにおけるそれぞれの予測式をバリデーションコホートに適用し，ROC曲線を作成し，AUCの比較を行った。また，DCAを用いたモデルの有用性についても同様に検証した。
③　トレーニングコホートにおいて求めたカットオフ値における感度・特異度を算出した。
④　診断予測ツール：臨床情報やパラメーターを入力するだけで自動的に診断スコアが算出されるツールを開発した。上記診断スコアを横軸，感度，特異度，感度－（1－特異度）を縦軸としたグラフを作成し，診断スコアごとの感度，特異度がわかるように設定した。

(2) 方法論
1. 診断スコアの計算
　膜性腎症病変の予測をするための診断スコアを計算するために，多変量ロジスティック回帰分析における推定値を基にそれぞれの因子の重み付けを行った。ポドカリキシンはpositive skewなデータであったため，対数変換を行った。以下のように診断スコアは計算された。

　　診断スコア A $= \beta_{PCX} \times \log(u\text{-}PCX)$
　　診断スコア B $= \beta_1 \times$ 臨床パラメーター① $+ \beta_2 \times$ 臨床パラメーター② $+ \beta_3 \times$ 臨床パラメーター③ $+ \cdots$
　　診断スコア C $= \beta_{PCX} \times \log(u\text{-}PCX) + \beta_1 \times$ 臨床パラメーター① $+ \beta_2 \times$ 臨床パラメーター② $+ \beta_3 \times$ 臨床パラメーター③ $+ \cdots$

2. Decision curve analysis
　Decision curve analysis（DCA）はVickersとElkinによって開発された，診断検査の評価における意思決定の臨床的重要性を評価するための新しいツールである。「疾患がある患者を正しく分類するbenefit」と「疾患のない患者を誤って疾患があると分類するharm」の重みは通常異なる，という考え方に基づき，真の陽性から，誤分類で生じる害悪で補正した偽陽性を引いたものをnet benefitとして計算する。すなわち，モデルに基づいて意思決定を行う際のnet benefitは以下のような計算式で求められる。

Ⅱ．Phase Ⅱ ELISA による尿中ポドカリキシン測定の臨床的有用性

▶ 表 5　対象症例

	Training cohort（n＝105）			Validation cohort（n＝209）		
	MN（n＝41）	non-MN（n＝64）	p value	MN（n＝77）	non-MN（n＝132）	p value
Age（yr）	64（52, 69）	54（39, 65.5）	0.015*	67（61, 71）	63（47, 71）	0.010*
Male	25（60%）	29（45.3%）	0.12	53（68.8%）	97（73.5%）	0.47
History of DM	3（7.3%）	15（23.4%）	0.032*	11（14.3%）	36（27.3%）	0.030*
BMI（kg/m^2）	22.0（19.5, 25.9）	23.0（20.8, 26.2）	0.094	23.3（21.5, 25.5）	23.0（21, 25.9）	0.56
SBP（mmHg）	131（121, 153）	136.5（122, 151）	0.47	135（125, 153）	140（125, 154）	0.44
UPCR（g/gCr）	3.59（2.49, 6.47）	4.78（1.42, 7.10）	0.69	5.58（3.39, 9.06）	5.74（4.04, 9.44）	0.62
UACR（g/gCr）	2.59（1.49, 4.61）	2.89（0.75, 5.14）	0.71	3.74（2.10, 5.18）	3.59（2.23, 5.31）	0.95
Microscopic hematuria	16（39%）	29（45.3%）	0.53	40（52.0%）	74（56.1%）	0.57
TP（g/dL）	5.3（4.6, 5.6）	5.4（4.7, 6.1）	0.47	5.1（4.6, 5.4）	5.1（4.6, 5.7）	0.31
Alb（g/dL）	2.3（1.9, 2.9）	2.6（1.8, 3.1）	0.37	2.2（1.8, 2.4）	2.1（1.7, 2.6）	0.74
TC（mg/dL）	266（227, 318）	260（196, 336）	0.39	304（253, 367）	278（201, 390）	0.098
Cr（mg/dL）	0.8（0.62, 1.05）	1.01（0.73, 1.45）	0.025*	0.83（0.7, 1.05）	1.06（0.79, 1.61）	<0.001*
eGFR（mL/min/1.73 m^2）	70.3（49.9, 82.2）	54.1（35.2, 80.1）	0.061	68.8（53, 82.2）	52.9（32.5, 75.2）	<0.001*
ANA positive	16（40%）	21（32.8%）	0.46	37（48.1%）	46（34.9%）	0.060
u-PCX（µg/g）	254.3（148.4, 501.6）	63.2（39.7, 200.7）	<0.001*	365.5（208, 687）	104.8（34.4, 267.2）	<0.001*
u-AMG（mg/g）	21.2（13.9, 42.4）	29.3（12.0, 49.9）	0.93	27（20.1, 44.4）	35.6（20.4, 62.7）	0.54
u-BMG（µg/g）	258.8（123.3, 1915.2）	224.5（50.4, 3016.1）	0.38	410.5（170.5, 1565.7）	572.3（121.3, 6000.1）	0.070
u-NAG（IU/g）	15.7（8.84, 32.9）	20.0（7.71, 36.8）	0.78	25.0（16.4, 36.9）	27.0（15.6, 38.7）	0.73

MN：membranous nephropathy, BMI：body mass index, SBP：systolic blood pressure, UPCR：urinary protein-to-creatinine ratio, UACR：urinary albumin-to-creatinine ratio, TP：total protein, Alb：albumin, TC：total cholesterol, Cr：creatinine, eGFR：estimated glomerular filtration rate, ANA：antinuclear antibody, u-PCX：urinary podocalyxin, u-AMG：urinary α1 microglobulin, u-BMG：urinary β2 microglobulin, u-NAG：urinary N-acetyl-β-D-glucosaminidase.
Continuous data represent medians（1st quartile, 3rd quartile）. Categorical data indicate n values（%）.
*p value＜0.05

（文献 2）より引用）

$$\text{Net benefit} = \frac{\text{真の陽性数}}{\text{全患者数}} - \frac{\text{閾値確率}}{1-\text{閾値確率}} \times \frac{\text{偽陽性数}}{\text{全患者数}}$$

ここで，閾値確率というのは，検査や治療の閾値としての事前確率をどの程度に見積もるか，という値であり，状況に応じて変化しうるものである。これを横軸にとり，縦軸に net benefit をとったものが decision curve である。ある閾値確率に

おいて，意思決定に有用なモデルを選ぶことができる。

3）結果

(1) Training cohort および validation cohort における各腎疾患での尿中ポドカリキシンレベル（図 25）

Training cohort では糖尿病性腎症（DN），ループス腎炎（LN），膜性腎症（MN）で高値を示し

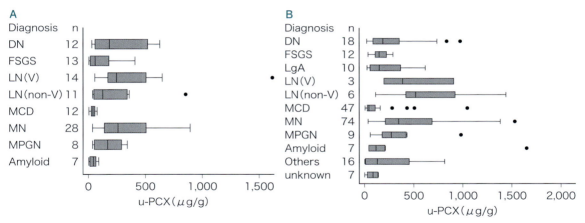

MCD：minimal change disease, MN：membranous nephropathy, FSGS：focal segmental glomerulosclerosis, MPGN：membranoproliferative glomerulonephritis, LN：lupus nephritis, DN：diabetic nephropathy, and amyloidosis. LN was classified into two subclass；LN (V) and LN (non-V) according to the 2003 ISN/RPS classification. Class V lesion was defined as global or segmental sub-epithelial immune deposits or their morphologic sequelae, with or without class III/IV lesion. (A) Training cohort. (B) Validation cohort.

▶ 図25　各腎疾患における尿中ポドカリキシン排泄

Training cohort, validation cohort のいずれにおいても，膜性腎症 (MN) において尿中ポドカリキシン排泄が増加していた。
（文献2）より引用）

た。一方，validation cohort では DN, LN, MPGN, MN で u-PCX が高値を示した。

(2) u-PCX と他尿バイオマーカーおよび臨床所見の解析 (univariate analysis, correlation analysis)

MN と関連していたのは年齢，血清クレアチニン，eGFR，u-PCX，DM の既往であった。

u-PCX と他尿バイオマーカーとの関連では尿蛋白，尿アルブミン，BMG，NAG が相関していた。

(3) 診断モデルに対する解析 (multivariate logistic analysis) (図26)

Training cohort (A) および validation cohort (B) について，各診断モデル，すなわち，モデル A（ポドカリキシン単独モデル），モデル B（臨床診断モデル），モデル C（組み合わせモデル）で ROC curve を作成した。図26 に示すように，モデル C において一番良好な MN の診断予測が可能であった。

(4) 各診断モデルにおける decision curve analysis (図27)

どのモデルが意思決定において有用であるかと検討すると，モデル C が一番優れていた。

4) 現時点での解釈，見解

今回の成績は，2016（平成28）年8月に PLoS One 誌にアクセプトされた。したがって，アクセプトから時間があまり経過しておらず，論文の中での結論が現時点の解釈であり，見解である。

結論としては，u-PCX は膜性腎症を診断するうえで有用な診断マーカーであり，臨床パラメーターを組み合わせるとさらに精度の高い診断予測が可能となる。

3. 急性腎障害 (AKI) における尿中ポドカリキシン定量の臨床的意義

この研究の発端は当時，聖マリアンナ医科大学腎臓内科教授の木村健二郎先生との ASN での会話にある。木村先生は，AKI は尿細管障害が主であることに異論はないが，糸球体障害も間違いなく起きていると考えておられた。私も同様の考えを持っており，その年の ASN の演題にも AKI におけるポドサイト障害の発表が散見されていた。こうした背景で，それでは AKI の患者尿で尿中ポドカリキシンを測定すればポドサイト障害の関与がわかるのではと提案し，共同研究を始めた[3]。

AKI の尿細管障害のマーカーとしては，NAG に

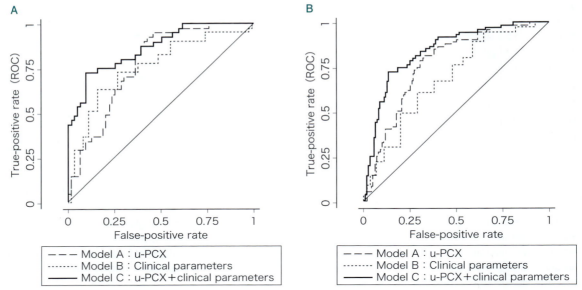

AUC of each model is 0.777 [95% confidence interval（CI）; 0.680-0.853] in Model A, 0.761 [95%CI; 0.652-0.848] in Model B, and 0.868 [95%CI; 0.781-0.931] in Model C. P value is 0.019（A v. s. C）, and 0.003（B v. s. C）.（B）Validation cohort. AUC of each model is 0.776 [95% confidence interval（CI）; 0.717-0.841] in Model A, 0.690 [95%CI; 0.610-0.757] in Model B, and 0.846 [95%CI; 0.784-0.896] in Model C. P value is 0.003（A v. s. C）, and less than 0.001（B v. s. C）.

▶ 図26 Training cohort（A）および validation cohort（B）における ROC カーブ（文献2）より引用）

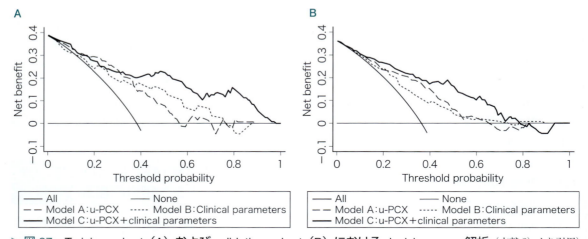

▶ 図27 Training cohort（A）および validation cohort（B）における decision curve 解析（文献2）より引用）

加えて L-FABP（liver-type fatty acid binding protein）を用いた。

1）症例

対象は，non-AKI 患者11名，AKI 患者14名であり，その患者背景を表6に示す。

2）結果

（1）尿中バイオマーカーと腎機能（表7）

L-FABP，ポドカリキシン，NAG の最高値は，いずれも AKI 群のほうが non-AKI 群よりも高値であった。

L-FABP は AKI 群において，血清クレアチニンレベルが最高値に達する前に最高値に達した。

第 11 章　ELISA による尿中ポドカリキシン測定の臨床的有用性

▶ 表 6　対象患者の臨床検査所見

	non-AKI（n＝11）	AKI（n＝14）	p Value
Age, years（median, range）	64（18-87）	80（34-88）	NS
Gender（male/female）	6/5	9/5	NS
Previous history			
Diabetes mellitus, n（%）	2（18）	4（29）	NS
Hypertension, n（%）	5（45）	6（43）	NS
Chronic kidney disease, n（%）	1（10）	4（29）	NS
Reasons for ICU admission			
Sepsis	2	6	
Ischemic（hemorrhagic shock）	4	5	
After cardiopulmonary bypass	3	1	
Drug-induced	2	2	
Required renal replacement therapy	None	1	
Length of ICU stay, days（median, range）	3（2-25）	11.5（4-56）	0.03

AKI：Acute kidney injury, ICU：intensive care unit, NS：not significant　（文献 3）より引用）

一方，ポドカリキシンは血清クレアチニンレベルが最高値に達した後に最高値に達した。

図 28 に，AKI に至った典型的な症例の血清クレアチニン，L-FABP，ポドカリキシンの推移を示した。L-FABP はクレアチニンの上昇前から高値であるが，ポドカリキシンはクレアチニンが低下してきた後半のほうで上昇している。

(2) AKI を予測するバイオマーカー

AKI を予測するうえで何が優れたバイオマーカーであるかを検討するために ROC 分析を行った。その結果を図 29，表 8 に示す。L-FABP が優れたバイオマーカーであることが明らかとなったが，ポドカリキシンは AKI の発症を予測するうえでは有用でなかった。

(3) AKI 発症の予想メカニズム

今回の結果を踏まえて AKI 発症のメカニズムを予想すると，図 30 のようになる。敗血症，虚血などのストレスが近位尿細管にかかると，早期に L-FABP の発現が亢進し尿中に分泌される。したがって L-FABP は，よき早期マーカーである。その後，近位尿細管障害が生じると血清クレアチニンが上昇し AKI の診断となる。その結果，尿細管の障害，閉塞機転などにより尿細管圧が上昇し，さらにボウマン腔内圧の上昇がポドサイト障害を引き起こして，尿中にポドカリキシンの排泄

増加が生じるというメカニズムを考えている。

3）現時点での解釈，見解

尿中ポドカリキシンは，AKI 発症の予測という点では臨床的有用性は見られない。しかし，AKI の後期において見られた尿中ポドカリキシンの増加は，その後の慢性腎臓病（CKD）発症に関わる可能性がある。

4. 喫煙による尿中ポドカリキシン排泄への影響

Phase Ⅱ ELISA の臨床的有用性を検討した際，喫煙がポドサイト障害に関与するのかという議論があり，デンカ生研の従業員の尿を用いて興味ある成績が得られたので紹介する。

1）対象および方法

デンカ生研の従業員 8 名，内訳は喫煙者 4 名，非喫煙者 4 名を対象とした。朝，昼，夕に採尿し，それぞれの尿について検査した。今回は u-PCX と u-sed-PCX の 2 項目について測定し，μg/g Cr で表記した。

2）結果（図 31）

u-PCX については喫煙者，非喫煙者間で差は認められなかった。一方，u-sed-PCX については朝，昼，夕のいずれにおいても喫煙者で非喫煙者よりも高い傾向が認められた。

211

Ⅱ. Phase Ⅱ ELISA による尿中ポドカリキシン測定の臨床的有用性

▶表7 non-AKI および AKI グループの各種バイオマーカー

	non-AKI (n=11)	AKI (n=14)	p Value
Serum creatinine			
Peak time (hr)*	0	0	
Baseline serum creatinine (mg/dL)	0.6 (0.5-0.7)	0.6 (0.5-0.9)	NS
Maximum serum creatinine (mg/dL)	0.7 (0.7-0.9)	1.2 (0.9-1.7)	0.023
Urinary L-FABP			
Peak time (hr)	24.0 (20.0-52.0)	0 (−30.0-0)	0.0001
Maximum value (μg/g Cr)	22.5 (13.9-46.0)	199.0 (92.5-433.6)	0.0004
Urinary PCX			
Peak time (hr)	24.0 (0-40.0)	44.0 (34.0-72.0)	NS
Maximum value (μg/g Cr)	135.1 (117.7-150.5)	389.5 (267.0-501.0)	0.0018
Urinary albumin			
Peak time (hr)	24.0 (4.0-48.0)	12.0 (0-44.0)	NS
Maximum value (mg/g Cr)	48.7 (38.1-112.5)	177.7 (128.0-198.6)	0.023
Urinary NAG			
Peak time (hr)	24.0 (24.0-48.0)	32.0 (10.0-66.0)	NS
Maximum value (IU/g Cr)	18.3 (13.0-47.5)	74.0 (43.7-120.7)	0.0159

Data of parameters expressed as median (25-75% interquartile range)
AKI : Acute kidney injury, PCX : podocalyxin, L-FABP : liver-type fatty acid-binding protein, NAG : N-acetyl-β-D-glucosaminidase, PCX : podocalyxin, NS : not significant
*0 hr was defined as the time when serum creatinine showed the peak (highest) value

(文献3) より引用)

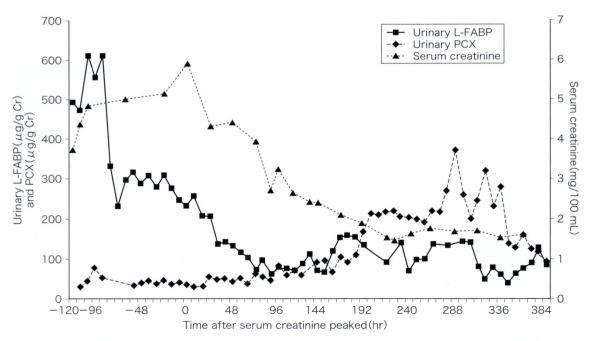

▶図28 典型的 AKI 症例の尿中 L-FABP，尿中ポドカリキシンおよび血清クレアチニンの推移

(文献3) より引用)

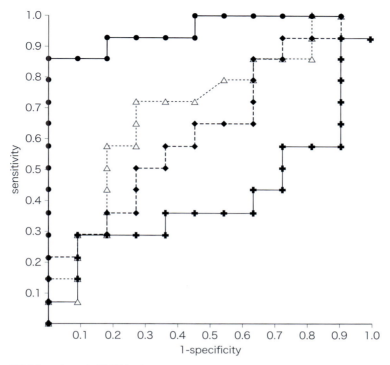

ROC for urinary L-FABP is shown in *thick line* and *circle points*, ROC for urinary albumin in *dotted line* and *triangle points*, ROC for urinary NAG in *broken line* and *diamond points*, and ROC for urinary PCX in *thick line* and *cross points*.

▶ 図29 ICU入院時の尿バイオマーカーがその後のAKI発症を予測できるかについてのROC解析

L-FABPがAKI発症を予測する優れたバイオマーカーであることが示された。
（文献3）より引用）

▶ 表8 AKIを予測するうえで何が有益なパラメーターになるか

Biomarker	Area under ROC	Cutoff for biomarker	Sensitivity/specificity	PPV	NPV
Urinary L-FABP	0.95*	44.1 μg/g Cr	0.86/1.00	1	0.85
Urinary PCX	0.42	151.7 μg/g Cr	0.29/0.91	0.8	0.5
Urinary albumin	0.7	64.2 mg/g Cr	0.71/0.27	0.77	0.67
Urinary NAG	0.63	23.7 IU/g Cr	0.50/0.73	0.7	0.53

AKI：acute kidney injury, L-FABP：liver-type fatty acid-binding protein, PCX：podocalyxin, NAG：N-acetyl-β-D-glucosaminidase, PPV：positive predictive value, NPV：negative predictive value
*Significantly higher than the AUC of urinary PCX, urinary albumin and urinary NAG（$p=0.00002$, 0.03, 0.006, respectively）
（文献3）より引用）

3）現時点での解釈，見解

ポドサイトの細胞やcell debrisを反映すると考えられるu-sed-PCXが喫煙群で上昇していたことは，喫煙がポドサイト障害，それも細胞の剥離・脱落に関わるような重症な障害に関わっている可能性を示唆し，たいへん興味深い。喫煙の何が原因なのかは不明であるが，低酸素状態が関与しているのかもしれない。これは，マウスの実験で低酸素状態が尿中ポドカリキシンの増加を起こしたという成績（未発表）が根拠になっている。

喫煙がCKD進行のリスクファクターになっていることから，今後重要な課題であると思われる。

Ⅱ．Phase Ⅱ ELISA による尿中ポドカリキシン測定の臨床的有用性

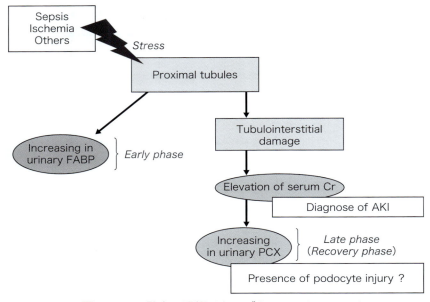

▶ 図30　AKI 発症の予想メカニズム（文献3）より引用）

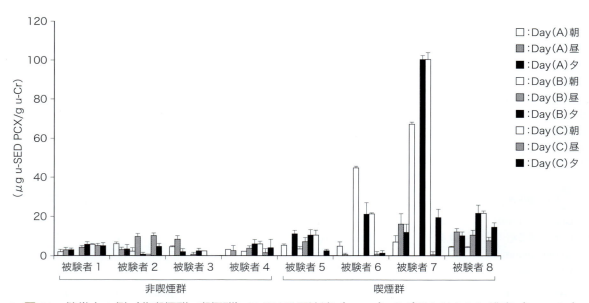

▶ 図31　健常人 8 例（非喫煙群，喫煙群）における尿沈渣（u-sed）のポドカリキシン濃度（full-PCX）

文　献

1) Asao R, Asanuma K, Kodama F, et al：Relationships between levels of urinary podocalyxin, number of urinary podocytes, and histologic injury in adult patients with IgA nephropathy. Clin J Am Soc Nephrol 2012；**7**：1385-1393
2) Imaizumi T, Nakatochi M, Akiyama S, et al：Urinary podocalyxin as a biomarker to diagnose membranous nephropathy. PLoS One 2016；**11**：e0163507
3) Matsui K, Kamijo-Ikemori A, Hara M, et al：Clinical significance of tubular and podocyte biomarkers in acute kidney injury. Clin Exp Nephrol 2011；**15**：220-225

第 **12** 章

糖尿病性腎症診療における臨床的有用性

I 糖尿病性腎症における尿中ポドサイト

私たちが最初，尿中ポドサイトを検出した疾患は，主に小児科で見られる疾患が中心であった。小児においても糖尿病は存在するが（1，2型のいずれも），疾患の数が少なく，小児における糖尿病の尿中ポドサイトを検査する機会がなかった。第10章Ⅲ節でも書いたように，1998年に当時三郷中央病院の中村司先生と知り合い，以後共同研究をする機会があった。中村先生は精力的に成人の腎疾患診療で尿中ポドサイト検査をしてくれた。糖尿病性腎症のように慢性に進行する疾患では尿中にポドサイトが出現することはないだろうと予想していたが，中村先生はこの予想に反して，尿中にポドサイトを発見した。以下，その概略について述べる[1]。

1．検出方法

早朝新鮮尿を尿細胞保存液のウリキープ5Dに注入し，日本細胞病理ラボラトリーに送った。日本細胞病理ラボラトリーでは，ヒトのポドカリキシンの糖鎖領域を認識するマウスモノクローナル抗体であるPHM5を用いて蛍光抗体法により尿中ポドサイトの検査を行った。評価項目は尿中ポドサイト数（個/mLで表示）である。

2．対象

Normoalbuminuriaの患者10名，microalbumin-

表1　対象疾患の臨床および検査データ

	Age	Sex (Male/female)	Serum creatinine (mg/dL)	Blood pressure (mmHg)	Glycated haemoglobin (%)	Urinary podocytes (cells/mL)
Healthy controls (n=10)	48.6±6.6	6/4	0.8±0.2	120/76±14/6	4.2±0.6	0
Patients with normoalbuminuria (n=10)	48.8±7.4	6/4	0.9±0.2	124/78±16/6	8.6±1.2	0
Patients with microalbuminuria (n=15)	51.2±6.8	7/8	1.1±0.3	120/78±14/8	8.4±1.4	0.67±0.36
Patients with macroalbuminuria (n=15)	53.6±8.4	8/7	1.2±0.2	122/80±16/10	8.2±1.4	1.62±0.46
Patients with chronic renal failure (n=10)	54.4±10.4	4/6	2.8±1.2	148/86±16/12	7.6±1.4	0

NIDDM：non-insulin dependent diabetes mellitus. *$p < 0.05$, **$p < 0.01$.　　　　（文献1）より引用）

uria の患者 15 名，macroalbuminuria の患者 15 名を対象とした．コントロール群としては正常健康人 10 名，慢性腎不全患者 10 名（慢性腎不全患者では尿中にポドサイトが検出されないことが明らかになっている）である．これら対象者の臨床所見を表 1 に示す．

3. 結果

1) 尿中ポドサイトの検出

Microalbuminuria および macroalbuminuria の症例で，尿中にポドサイトが検出できた．Microalbuminuria 症例では平均 0.67±0.36 cells/mL，macroalbuminuria 症例では 1.62±0.46 cells/mL の排泄が見られた（表 1）．

尿中に検出されたポドサイトの蛍光抗体所見を図 1 に示す．Microalbuminuria および macroalbuminuria の症例における尿中アルブミンおよびポドサイト排泄所見を図 2 に示す．

2) ポドサイト排泄の有無と血清 MMP-9 レベルの比較（図 3）

尿中ポドサイトが検出された症例のほうが，されない症例よりも有意に血清 MMP-9 レベルが高値であった．血清 MMP-9 高値は上皮細胞の機能異常を反映すると言われており，ポドサイト障害との関係が示唆された．

3) トランドラプリルの治療による影響

Microalbuminuria，macroalbuminuria 症例に 2 カ月間トランドラプリルを投与し，2 カ月後に投与前後の尿アルブミン，尿中ポドサイト排泄レベルを比較検討した．Microalbuminuria, macroalbuminuria のいずれの症例においても，尿アルブミン，尿中ポドサイトの有意な減少が認められた（図 4）．

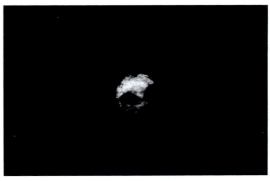

▶ 図 1　蛍光抗体法により検出された尿中ポドサイト　　　　　　　（文献 1）より引用）

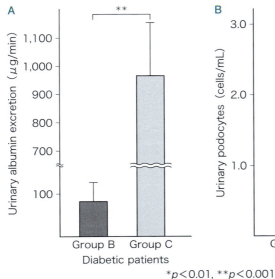
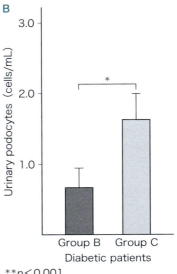

$*p<0.01, **p<0.001$

▶ 図 2　グループ B（microalbuminuria）およびグループ C（macroalbuminuria）における尿中アルブミンおよびポドサイト排泄

（文献 1）より引用）

I．糖尿病性腎症における尿中ポドサイト

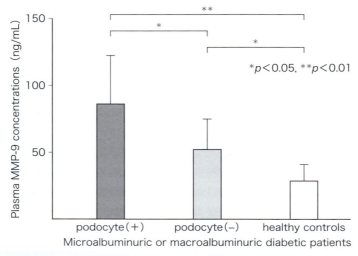

▶図3 尿中ポドサイト排泄と血中 MMP-9 濃度との関係（文献1）より引用）

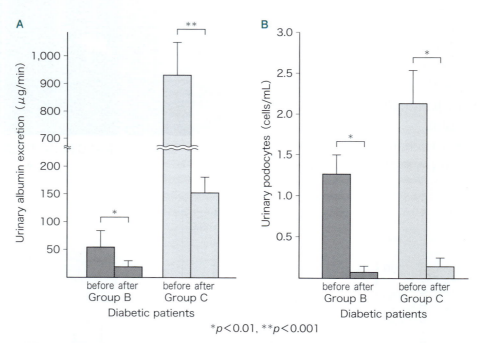

▶図4 グループB（microalbuminuria）およびグループC（macroalbuminuria）におけるトランドラプリル投与の尿中アルブミン，ポドサイト排泄に対する影響
（文献1）より引用）

4．現時点における解釈，見解

　本研究は2000年に Nephrol Dial Transplant 誌に報告された．糖尿病性腎症において尿中ポドサイトが検出されることを世界で初めて報告した，極めて重要な論文である．以後の，糖尿病性腎症における尿中ポドサイトに関連する論文のほとんどでは，この論文が引用されている．

　糖尿病性腎症における尿中ポドサイト排泄は，当時奈良県立医科大学におられた岩野正之先生のグループが，ほぼ私たちと同様な手法を用いて尿

中ポドサイトを検出している[2]。彼らの成績は，糖尿病性腎症における尿中ポドサイトの追試実験で同じ結果が得られたと考えている。

この二つの論文は，その後，私が小児の糸球体疾患の尿中ポドサイト研究から，成人の糖尿病性腎症におけるポドサイト研究に方向を変えるきっかけにもなった重要な論文でもある。

文　献

1) Nakamura T, Ushiyama C, Suzuki S, et al：Urinary excretion of podocytes in patients with diabetic nephropathy. Nephrol Dial Transplant 2000；15：1379-1383
2) Yamaguchi Y, Iwano M, Suzuki D, et al：Epithelial-mesenchymal transition as a potential explanation for podocyte depletion in diabetic nephropathy. Am J Kidney Dis 2009；54：653-664

❖サイエンス秘話⑤
Junge Niere ストーリー

　1986年から1988年の2年間，ドイツ（当時は西ドイツ）のフライブルク大学の Institute fuer Hygiene（Prof. A Vogt）に留学する機会があった。私の研究テーマは実験腎炎におけるメディエーターであり，主に passive Heymann 腎炎におけるマクロファージの役割について研究をさせていただいた。留学期間中にヨーロッパで腎疾患の基礎研究をされている若い先生方が集まって，温泉場（スパ）で研究発表，飲みながら夜通し討論するような小さな研究会のようなものに参加する機会があった。Junge Niere（英語では young kidney, 日本語では若い腎臓というオリジナルの意味）と称されていた。40歳以下の若い研究者が中心で，Vogt 教授や Batsford 准教授は，シニアパーソンとしての参加であった。

　私も発表の機会があり，このような会に参加できたことに，たいへん感激したことを覚えている。吉田病院でポドサイト研究を始めた頃，このドイツでの junge Niere のことが思い出され，よし，日本でもこのような研究会を組織できないだろうかと思いたった。吉田病院近くには弥彦温泉という温泉場もあるし，弥彦ポドサイトセミナーという名称で始めてみようということになった。恩師の木原達教授にセミナー会長になっていただき，私と柳原俊雄先生が幹事となり第1回弥彦ポドサイトセミナーを開催した。ポドサイト研究に興味のある先生方，40名ほど集まっていただき，研究発表，懇親会，オーバーナイトディスカッションと，それこそドイツの junge Niere と同じような趣向で始めた。1997年のことである。参加者からの良好な反応に調子づき，4年連続して開催した。第3回，4回には外国人研究者を招待して講演していただいた（第3回はオーストラリアの Monash Medical Center から David Nikolic-Paterson, 第4回は私の友人のミシガン大学の Bill Smoyer）。第5回弥彦ポドサイトセミナーは，清水不二雄教授が主催された国際ポドサイトシンポジウムにジョイントさせていただき，新潟大学有壬会館での開催となった。国際ポドサイトシンポジウムの懇親会は，私から清水教授に無理にお願いして弥彦ポドサイトセミナー発祥の地，弥彦温泉で行うことができた。

　その後このセミナーは中止していたが2011年3月より第6回弥彦ポドサイトセミナーとして再開され（図），現在は新潟大学の河内裕教授が主管されており，現在も続いている。

ポドサイト研究の聖地　弥彦

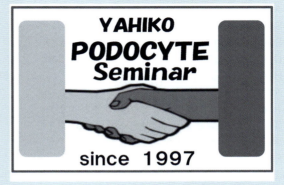

中断していた弥彦ポドサイトセミナーが2011より再開
図　弥彦ポドサイトセミナー

II 糖尿病性腎症における尿中ポドカリキシン排泄─ELISA の有用性：早期診断

糖尿病性腎症において尿中にポドサイトが検出されることが明らかとなったので，当然，次の興味としては，糖尿病性腎症では尿中ポドカリキシン排泄がどうなっているかということになる。尿中ポドカリキシン測定用の ELISA を共同開発していたデンカ生研が closed の研究会を組織して，この課題に対して多施設の症例を集めて検討する機会があった。以下，その概要について述べる[1]。

1. 材料および方法

1) 検出方法

Phase II 抗ポドカリキシン抗体の中から 2 種類の抗体を選び構築した phase II ELISA を用いて，尿中のポドカリキシンを測定した。

尿中のポドカリキシン排泄を証明するために，超遠心後の沈渣を用いて蛍光抗体法を施行した。また，Western blot によっても尿中のポドカリキシンの存在を検討した。さらに，ポドカリキシンがどのような形態で排泄されているかを検討するため，抗ポドカリキシン抗体を結合した磁気ビーズを用いて尿中のポドカリキシンを選択的に集め，それを電子顕微鏡的に検索した。

2) 対象症例

Normoalbuminuria の患者 39 名，microalbuminuria の患者 17 名，macroalbuminuria の患者 15 名を対象とした。コントロール群として正常健康人 69 名の尿を使用した。これらの症例の臨床所見を表 2 に示す。

▶ 表 2　対象疾患の臨床および検査データ

	Normoalbuminuria	Microalbuminuria	Macroalbuminuria	Normal control
n	39	17	15	69
Age（years）	65.1±1.9	63.6±2.7	67.9±3.0	60.5±1.1
Sex（male/female）	25/14	12/5	9/6	34/35
SBP（mmHg）	124.9±1.7	134.4±4.4	135.1±4.4	114.7±0.9
DBP（mmHg）	77.8±1.4	75.6±3.2	77.4±2.4	67.7±0.9
HbA1c（%［mmol/mol］）	7.07±0.27（53.8）	6.58±0.21（48.4）	6.85±0.60（48.4）	5.20±0.00（33.3）
Total cholesterol（μmol/L）	4.97±0.13	14.54±0.19	5.79±0.67	4.81±0.06
Triacylglycerol（μmol/L）	1.29±0.01	1.50±0.17	1.50±0.51	0.89±0.04
Serum creatinine（μmol/L）	68.1±2.7	72.5±5.3	136.1±23.9	61.9±0.9
eGFR（mL/min/1.73 m^2）	75.1±2.5	72.0±3.9	42.1±4.3	77.5±1.0
Proteinuria（g/L）	79±11	368±158	2,961±960	65±3
u-PCX（ng/μmol creatinine）	20.7±2.7	26.5±4.7	45.3±12.2	7.1±0.5
Number of patients above cut-off（%）	21（53.8）	11（64.7）	10（66.7）	─

（文献 1）より引用，改変）

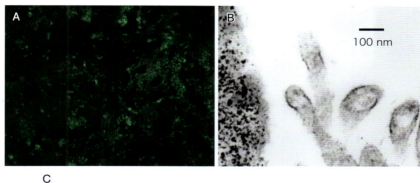

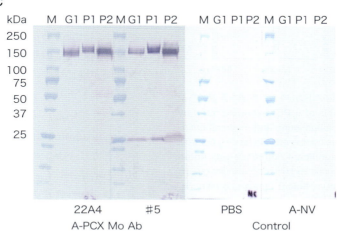

A：IF findings with urine precipitates after 453,000g centrifugation of urine from a diabetic patient with normoalbuminuria. The anti-PCX monoclonal antibody 22A4 showed fine granular structures. Original magnification ×400. B：IEM findings for the urine sample from a normoalbuminuric diabetic patient. Scale bar 100 nm. C：The presence of PCX was confirmed by Western blot analysis. The urine precipitate after centrifugation at 453,000g of urine from two patients（patient 1 was a normoalbuminuric patient and patient 2 had IgA nephropathy）and glomerular lysate were used as samples with two anti-PCX monoclonal antibodies（22A4 and #5）. Gl：glomerular lysate, M：molecular size marker, P1：patient 1, P2：patient 2

▶ 図5 尿中ポドカリキシンの蛍光抗体法（A），電子顕微鏡（B），Western blot（C）による解析

Aでは，微細顆粒状のポドカリキシン陽性構造物が認められる。B：vesicleの構造をとっている。C：150-170 kDのポドカリキシンのバンドが認められる。（文献1）より引用）

2. 結果

1）尿中ポドカリキシンの蛍光抗体所見

糖尿病性腎症患者尿を超遠心して，その沈渣を抗ポドカリキシン抗体で蛍光染色した所見を図5Aに示す。細かな顆粒状に染色された。

2）尿中ポドカリキシンの電子顕微鏡的検索

尿中ポドカリキシンは図5Bに示すように，vesicle formの形態をとっていた。

3）尿中ポドカリキシンのWestern blot（図5C）

P1（patient1）およびP2（patient2）のレーンで抗ポドカリキシン抗体（22A4, #5）と反応するバンドが検出された（160-170 kDa）。

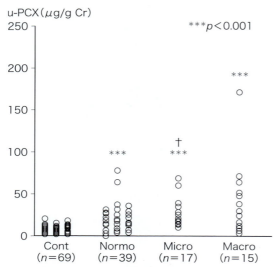

▶図6 正常健常人コントロールと糖尿病性腎症各病期における尿中ポドカリキシン排泄

いずれの病期においても尿中ポドカリキシン排泄が高値である。(文献1)より引用)

4) Normoalbuminuria, microalbuminuria, macroalbuminuria 群における尿中ポドカリキシン排泄状況（表2，図6）

Normo, micro, macro のいずれの群においても尿中ポドカリキシン排泄が健常人コントロール群よりも有意に高かった。Normo, micro, macro 群と次第にポドカリキシン値が上昇する傾向が認められた。カットオフ以上の値を示す割合は Normo 群で53.8%，micro 群で64.7%，macro 群で66.7%と，あまり変わらない異常率であった。

3. 現時点における解釈，見解

この研究会の成果として明らかになったことは，以下の三つである。
① 糖尿病性腎症の患者尿では尿中ポドカリキシン排泄が増加している。
② 尿中ポドカリキシンは vesicle form の形態で排泄されている。
③ Normoalbuminuria グループでも，すでに尿中ポドカリキシンの排泄が増加している。

以上の結果から私たちは，尿中ポドカリキシン排泄は糖尿病性腎症の早期マーカーとなる可能性が示されたと考えている。

文 献

1) Hara M, Yamagata K, Tomino Y, et al：Urinary podocalyxin is an early marker for podocyte injury in patients with diabetes：establishment of a highly sensitive ELISA to detect urinary podocalyxin. Diabetologia 2012；55：2913-2919

Ⅲ 糖尿病性腎症における治療マーカー

第10章Ⅲ節でも書いたように，1998年に当時三郷中央病院の中村司先生と知り合い，以後共同研究をする機会があった。中村先生は精力的に成人の腎疾患診療で尿中ポドサイト検査をしてくれた。私は主に小児腎疾患での尿中ポドサイトの有用性について検討していたので，中村先生が成人腎疾患において診断や治療マーカーとしての有用性について検討した成績はたいへん貴重なものである。特に治療マーカーとしての有用性についても多くのデータを出してくれた。以下，糖尿病性腎症の治療にどのように尿中ポドサイトが有用であったかについて検討した成績について述べる[1-3]。

1. 早期糖尿病性腎症における抗血小板薬，ジラゼプ塩酸塩の効果[1]

1）尿中ポドサイト検出方法

早朝新鮮尿を尿細胞保存液のウリキープ5Dに注入し，日本細胞病理ラボラトリーに送った。日本細胞病理ラボラトリーでは，ヒトのポドカリキシンの糖鎖領域を認識するマウスモノクローナル抗体であるPHM5を用いて蛍光抗体法により尿中ポドサイトの検査を行った。評価項目は尿中ポドサイト数（個/mLで表示）である。

2）対象症例

Microalbuminuriaを呈する2型糖尿病患者50

▶ 表3 2型糖尿病患者18名における尿中ポドサイトの検出

Patient	Day 1	Day 2	Day 3	Day 4	Day 5	Mean
1	0.8	0.7	0.8	0.8	0.7	0.76
2	1.7	1.5	1.7	1.7	1.6	1.64
3	1.3	1.2	1.3	1.4	1.2	1.28
4	1.0	1.4	1.2	1.3	1.3	1.24
5	1.6	1.7	1.6	1.8	1.7	1.68
6	0.5	0.6	0.7	0.7	0.6	0.62
7	1.2	1.6	1.4	1.3	1.4	1.38
8	1.8	1.7	1.9	1.9	1.8	1.82
9	1.6	1.7	1.6	1.7	1.7	1.66
10	0.9	1.0	1.1	1.0	1.1	1.02
11	1.4	1.6	1.9	1.7	1.6	1.64
12	1.5	1.7	1.4	1.5	1.6	1.54
13	0.9	1.2	1.1	1.0	1.4	1.12
14	1.9	2.2	2.0	1.9	2.0	2.00
15	0.4	0.4	0.4	0.4	0.5	0.42
16	0.9	1.1	1.0	1.1	1.1	1.04
17	1.4	1.3	1.4	1.5	1.1	1.34
18	1.3	1.2	1.3	1.3	0.9	1.20

Data are given in cells per milliliter. （文献1）より引用）

名（男性30名，女性20名，平均年齢48.6±11.6歳）と，年齢をマッチさせた健常人30名（男性18名，女性12名，平均年齢49.2±10.8歳）を対象とした。

3）結果

50例の糖尿病患者のうち18名に尿中ポドサイトが検出された（表3）。図7に，検出された尿中ポドサイトの蛍光抗体所見を示す。

尿中ポドサイトが検出された18名を各9名ずつ2群に分けた。グループAはジラゼプ塩酸塩を6カ月間投与された。グループBはplaceboを6カ月間投与された。表4は投与前，3カ月後，6カ月後の検査所見の推移である。有意に変化を示したものはなかった。

図8にジラゼプ塩酸塩投与前，3カ月後，6カ月後の尿中アルブミン，尿中ポドサイトの推移を示す。いずれのパラメーターも3カ月後，6カ月後と有意に次第に減少していった。

4）現時点での解釈，見解

抗血小板薬が，尿中アルブミンの減少だけではなく尿中ポドサイト数まで減少させたことは，たいへん興味深い。ただ，この薬剤がどこにどのように作用してアルブミンやポドサイトを減少させたかについて言及するのは難しい。糖尿病性腎症の早期にmicroinflammationが存在すると言われているので，その炎症に関与する血小板に作用している可能性も十分に考えられる。

2. Microalbuminuriaを呈する2型糖尿病に対するピオグリタゾンの効果[2]

1）尿中ポドサイト検出方法

前項目と同様である。

2）対象症例

28名のmicroalbuminuriaを呈する2型糖尿病を対象とした。性別は男性18名，女性10名，平均年齢は52.2±10.2歳である。対照は，年齢をマッチさせた健常人30名（男性20名，女性10名，平均年齢51.5±10.6歳）である。

24名の糖尿病患者を，各14名ずつピオグリタゾン投与群とplacebo投与群の2群に分けた。投与期間は6カ月である。

3）結果

ピオグリタゾンおよびplacebo投与群の投与前，3カ月後，6カ月後の臨床および検査所見を表

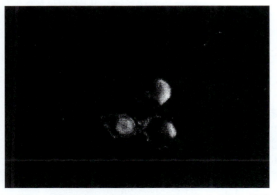

▶ 図7 蛍光抗体法により検出された尿中ポドサイト
3個認められる。 （文献1）より引用）

▶ 表4 ジラゼプ塩酸塩の投与前，3カ月後，6カ月後の検査データの推移

	Before treatment	After treatment 3 Months	After treatment 6 Months
Serum creatinine （mg/dL）	0.88±0.10	0.90±0.12	0.92±0.11
Creatinine clearance （mL/min）	98±12	92±14	94±12
Blood urea nitrogen （mg/dL）	17±4	16±3	17±4
Fasting blood sugar （mg/dL）	152±12	146±14	144±16
HbA1c （％）	7.8±0.6	7.5±0.4	7.6±0.4
Systolic blood pressure （mmHg）	116±14	120±16	118±10
Diastolic blood pressure （mmHg）	78±10	80±6	74±10

Data are means±SD. （文献1）より引用）

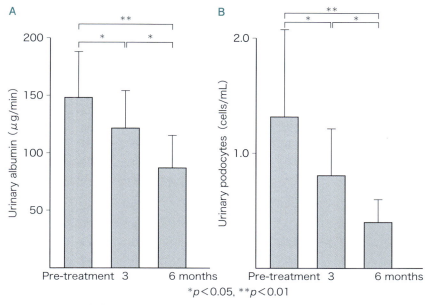

▶ 図8 ジラゼプ塩酸塩投与前，3カ月後，6カ月後の尿中アルブミン（A），ポドサイト（B）排泄の推移
（文献1）より引用）

▶ 表5 ピオグリタゾンの治療前，3カ月後，6カ月後の検査データの推移

	Pioglitazone			Placebo		
	Before	3 Month	6 Month	Before	3 Month	6 Month
FBS（mg/dL）	186±24	148±20	122±16	176±22	168±24	180±28
HbA1c（%）	8.4±1.3	7.0±1.2	6.2±0.8	8.0±1.0	7.9±1.0	8.1±1.3
sCr（mg/dL）	0.9±0.2	0.8±0.3	1.0±0.2	1.0±0.3	0.9±0.4	1.1±0.2
BUN（mg/dL）	18±7	19±6	21±4	19±6	21±8	18±4
SBP（mmHg）	126±12	128±12	122±14	128±14	130±12	134±12
24-hour Ccr（mL/min）	104±12	102±14	98±16	106±16	104±12	102±18

Data are shown as means±SD. [*1]$p<0.05$, [*2]$p<0.01$.
FBS：fasting blood sugar, sCr：serum creatinine, BUN：blood urea nitrogen, SBP：systolic blood pressure, Ccr：creatinine clearance.
（文献2）より引用）

5に示す．ピオグリタゾン投与により投与後3カ月，6カ月で空腹時血糖，HbA1cの低下が認められ，6カ月後には3カ月後よりもさらに減少していた．

ピオグリタゾン，placebo投与群の尿中ポドサイト，アルブミン排泄状況を表6に示す．これらのパラメーターが治療後3カ月，6カ月でどのように推移したかを図9に示す．尿アルブミン，尿中ポドサイトともに3カ月，6カ月と次第に減少した．

4）現時点での解釈，見解

今回の研究においては，ピオグリタゾン投与により尿アルブミン，尿中ポドサイト排泄がいずれも抑えられたという結果である．尿アルブミンだけでなく尿中ポドサイトが抑えられたことは，ジラゼプと同様にたいへん興味深い所見である．さらに，図9でのアルブミン，尿中ポドサイトの減少率を見ると，尿中ポドサイトの減少率が高い印

▶ 表6 ピオグリタゾン，placebo 投与群の尿中ポドサイト，アルブミン排泄の状況

\multicolumn{3}{c	}{Pioglitazone}	\multicolumn{3}{c}{Placebo}
Patient	Podocyte	UAE	Patient	Podocyte	UAE
1	0.0	44	15	1.0	120
2	0.0	86	16	1.6	74
3	0.8	38	17	0.8	86
4	1.6	126	18	0.0	32
5	0.0	96	19	1.8	38
6	1.4	184	20	3.2	110
7	2.4	162	21	0.0	86
8	0.0	86	22	1.9	94
9	1.2	92	23	2.8	134
10	1.4	88	24	0.0	26
11	0.0	28	25	0.0	40
12	2.8	34	26	0.0	92
13	1.0	128	27	0.6	76
14	0.0	162	28	2.2	104

Podocytes；cells/mL
UAE（urinary albumin excretion）：μg/mL （文献2）より引用）

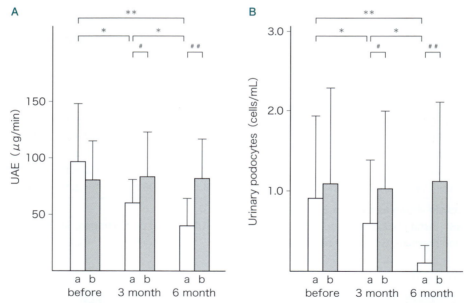

Changes in UAE (A) and the number of urinary podocytes (B) before and 3 months and 6 months after treatment with pioglitazone (a) (unshaded areas) or placebo (b) (shaded areas). Data are expressed as means±SD. Pioglitazone treatment v placebo treatment, $p < 0.05$ and $p < 0.01$ before treatment with pioglitazone v after treatment with pioglitazone *$p < 0.05$ and **$p < 0.01$.

▶ 図9 尿中アルブミン排泄（UAE）および尿中ポドサイト数の治療前，3カ月後，6カ月後の推移

アルブミン排泄，ポドサイト数ともに，ピオグリタゾン投与により次第に減少している。

（文献2）より引用）

象を持つ。この所見は，ピオグリタゾンがポドサイトにより選択的に作用したことを示唆する所見かもしれない。いずれにしても，この薬剤がポドサイトにどのように作用したのかのメカニズムを明らかにする必要がある。

3. ネフローゼ症候群を呈する糖尿病性腎症患者に対するLDLアフェレシスの効果[3]

1）尿中ポドサイト検出方法

前項目と同様である。

2）対象症例

ネフローゼ症候群を呈した2型糖尿病18症例を対象とした。性別は男性11名，女性7名，年齢は38-65歳である。これらの患者のうち8名にLDLアフェレシスを施行した。LDLアフェレシス施行

患者8名と，施行しなかった患者10名の臨床，検査所見を表7に示す。

3）結果

両群の治療前後の脂質レベルの推移を表8に示す。LDLアフェレシス施行例で総コレステロール，LDLコレステロール，リポ蛋白の有意な減少が認められた。

両群の治療前後における腎機能の推移を表9に示す。LDLアフェレシス施行群でCrCl，クレアチニン，BUN，total protein，アルブミンの有意な改善が認められた。

両群の治療前後における尿蛋白，尿中ポドサイトの推移を表10に示す。LDLアフェレシス施行群において尿蛋白，尿中ポドサイトのいずれも有意な改善が認められた。

▶ 表7　対象症例の臨床および検査データ

	LDL apheresis（n＝8）	Non-LDL apheresis（n＝10）
Male/female ratio	5/3	6/4
Age（y）	54.6±12.5	56.5±10.5
Statins（%）	88	70
Simvastatin（10 mg/d）	n＝2	n＝2
Atorvastatin（20 mg/d）	n＝2	n＝2
Pitavastatin（4 mg/d）	n＝3	n＝3
Antiplatelet drugs（%）	63	60
Antihypertensive drugs（%）	50	50
Antidiabetic drugs（%）	88	70
Voglibose	n＝3	n＝3
Glibenclamide	n＝3	n＝2
Insulin	n＝1	n＝2
Urinary protein（g/d）	10.8±3.2	9.2±2.4
Creatinine（mg/dL）	1.8±1.0	1.6±0.8
BUN（mg/dL）	28.5±12.5	30.5±14.5
24-hr CrCl（mL/min）	68.8±20.4	74.2±22.6
Total cholesterol（mg/dL）	326±110	342±108
LDL cholesterol（mg/dL）	180±48	190±52
HDL cholesterol（mg/dL）	45±10	43±10
Lipoprotein（a）（mg/dL）	30±20	32±22
Triglycerides（mg/dL）	225±84	216±76
Total protein（g/dL）	4.22±0.83	4.41±1.00
Albumin（g/dL）	2.43±0.62	2.61±0.54
Current smoker（%）	50	50
Retinopathy（%）	100	100

（文献3）より引用）

▶ 表8　治療前後の脂質の推移

	LDL apheresis		Non-LDL apheresis	
	Before	After	Before	After
Total cholesterol （mg/dL）	326±110	180±46[*]	342±108	322±110
LDL cholesterol （mg/dL）	180±40	82±16[*]	190±52	204±64
HDL cholesterol （mg/dL）	45±10	40±8	42±12	44±10
Lipoprotein(a) （mg/dL）	30±20	20±12[*]	32±22	34±24
Triglycerides （mg/dL）	225±84	186±60	210±78	220±68

[*]$p < 0.001$, before versus after treatment.　　　　（文献3）より引用）

▶ 表9　治療前後の腎機能の推移

	LDL apheresis		Non-LDL apheresis	
	Before	After	Before	After
CrCl （mL/min）	68.8±20.4	83.4±24.2[*]	74.2±22.6	67.4±21.8
Creatinine （mg/dL）	1.8±1.0	1.2±0.6[*]	1.6±0.8	1.7±0.9
BUN （mg/dL）	28±12	20±9[*]	30±14	28±16
Total protein （g/dL）	4.2±0.8	5.8±1.2[*]	4.4±1.0	4.6±1.2
Albumin （g/dL）	2.4±0.6	3.1±0.8[*]	2.6±0.5	2.5±0.7

[*]$p < 0.05$, before versus after treatment.　　　　（文献3）より引用）

▶ 表10　治療前後の尿蛋白，尿中ポドサイトの推移

	LDL apheresis		Non-LDL apheresis	
	Before	After	Before	After
Proteinuria （g/d）	10.8±3.2	1.8±1.1[*1]	9.2±2.4	8.6±2.0
Podocytes （cells/mL）	4.8±2.2	0.9±0.4[*2]	4.2±2.0	3.8±2.2

[*1]$p < 0.001$, before versus after treatment.
[*2]$p < 0.01$, before versus after treatment.　　　　（文献3）より引用）

4）現時点における見解

　LDLアフェレシスにより尿中ポドサイトの減少が見られた，すなわちポドサイトの糸球体基底膜からの脱落が減少したことは，たいへん興味深い。第10章の小児ネフローゼ症候群でのLDLアフェレシス施行例と同様の結果であり，どのような原因であろうとネフローゼ症候群という病態の改善にLDLアフェレシスが有効であったこともたいへん興味深い。

　ただ，このLDLアフェレシスによる治療も前項目のジラゼプやピオグリタゾン同様に，ポドサイト障害が軽減された作用機序が問題である。Drasticな蛋白尿や尿中ポドサイトの改善が見られることから，この作用機序の解明は腎疾患の治療に関わる者の重要課題である。

文　献

1) Nakamura T, Ushiyama C, Shimada N, et al：Effect of the antiplatelet drug dilazep dihydrochloride on urinary podocytes in patients in the early stage of diabetic nephropathy. Diabetes Care 2000；**23**：1168-1171

2) Nakamura T, Ushiyama C, Osada S, et al：Pioglitazone reduces urinary podocyte excretion in type 2 diabetes patients with microalbuminuria. Metabolism 2001；**50**：1193-1196

3) Nakamura T, Kawagoe Y, Ogawa H, et al：Effect of low-density lipoprotein apheresis on urinary protein and podocyte excretion in patients with nephrotic syndrome due to diabetic nephropathy. Am J Kidney Dis. 2005；**45**：48-53

IV 糖尿病性腎症治療薬の開発に向けて

CKD 患者，とりわけ糖尿病性腎症の治療に関しては近年，種々の試みがなされている。糖尿病の基本治療である血糖降下に関しては血糖降下薬開発の進歩は目覚ましく，近年では凄まじい勢いで何種類もの新薬が臨床現場に導入されている。しかし，どんなに厳格に血糖を管理しても糖尿病性腎症の進行を食い止めることは難しいようである。また，糖尿病性腎症進行のリスクファクターである高血圧や高脂血症の管理が，糖尿病性腎症の進展をある程度食い止めることも明らかになってきた。さらに，アンジオテンシン変換酵素阻害薬（ACEI）から始まった RAS 阻害薬も，糖尿病性腎症治療の大きな福音となっている。こうした治療薬の開発により，糖尿病性腎症の末期腎不全による透析導入患者数は近年では頭打ちになっているとの報告もある。しかし，生活習慣病に伴う糖尿病の患者数増加を見ると，この透析導入患者の頭打ち現象は一時的であると考える人も少なくない。こうした状況の中でやはり望まれるのは，糖尿病性腎症を特異的に治療する薬剤の開発である。

1. ポドサイト治療薬

糖尿病性腎症の発症および進展にポドサイトが重要であるという認識が高まってきている。糖尿病性腎症の治療薬としてポドサイトをターゲットに考えている人は多いと思われる。また，ポドサイトをターゲットに創薬を進める場合，それは糖尿病性腎症のみを対象とする治療薬にとどまらず，難治性ネフローゼ症候群，あるいは IgA 腎症等の慢性糸球体炎にも使用できる可能性もある。このように，ポドサイト創薬は CKD 診療の抜本的かつ網羅的な新薬の開発につながることになる。

2. 尿中ポドサイト，ポドカリキシンの利用

ポドサイト創薬にあたっては，ポドサイト障害を評価するバイオマーカーを持ち合わせることが必須である。蛋白尿，アルブミン尿は糸球体係蹄壁の透過性の亢進状態を見ているだけで，必ずしもポドサイト障害を反映している訳ではない。ポドサイト障害を選択的，特異的に反映する尿中ポドサイトあるいはポドカリキシン検査はそうした目的に合致する。

尿中ポドサイトあるいはポドカリキシンが，ポドサイト障害のどのような障害を反映しているかを知ることも重要である。尿中ポドサイトはポドサイトの剥離・脱落を反映し，重症なポドサイト障害を意味している。一方，尿中ポドカリキシンは microvesicle shedding を反映し，こちらは軽度のポドサイト障害を反映している。目的に応じてこれらの検査法を使い分けることが必要となる。

尿中への podocyte loss が podocytopenia の重要な原因であることがわかっているので，糸球体障害の進行を抑える薬剤を評価するには尿中ポドサイト検査が適している。一方，vesicle shedding は糖尿病性腎症の早期に増加する，早期マーカーであることがわかっているので，ポドサイト障害の早期を抑える薬剤の評価には尿中ポドカリキシンが適していると言える。

3. 何から始めるか

ポドサイト創薬にあたり，何から始めるかが問題であるが，私は以下のようなことから始める必

要があると考えている。

1) ポドサイト障害機序解明の研究を進める

障害メカニズムがわからないと，どこをターゲットにした薬剤を作っていいのかわからない。障害機序に関する研究はまだまだ不十分である。

2) ポドサイト障害を反映する新たなバイオマーカーの開発

ポドサイト障害を反映するバイオマーカーとして尿中ポドサイト，ポドカリキシンは有用なバイオマーカーと思われるが，さらにより鋭敏に，より詳細にポドサイト障害を反映するバイオマーカーの開発が望まれる。

3) 現在，腎保護作用を有するとされている薬剤をポドサイト保護という観点から評価し直す

RAS 阻害薬を中心とした腎保護薬が多く存在する。これらの中から，よりポドサイト障害に効いている薬剤を見つけていくことも重要であると考えている。現在これらの薬剤は，蛋白尿，アルブミン尿，あるいはその他のサロゲートマーカーで評価されているが，ここに尿中ポドサイト，ポドカリキシンが加わると，より詳細にポドサイト障害の評価が可能となる。

4) 製薬会社との共同開発

ポドサイト障害を抑える薬剤を開発するのであるから，当然製薬会社の協力が絶対に必要である。どのような形にしろ，製薬会社との共同開発を抜きにはポドサイト創薬は語れないと考えている。

第 **13** 章

仮説の提唱

I 河川仮説

1. はじめに

ポドサイト障害について河川仮説を思いついたきっかけは，2007年，当時京都大学医学部の森潔先生が Kidney International 誌に書かれた総説にある。森先生は，腎疾患における Ngal（neutrophil gelatinase-associated lipocalin）のバイオマーカーとしての有用性を述べている。尿中 Ngal は急性腎障害の real-time indicator であると紹介し，山火事セオリーを提唱された[1]。図1のように，腎臓を山の森林に例え，緑色の木は生い茂っている森林を示し，赤色は森林で起きた山火事を表し，灰色で示した木々は山火事で燃えてしまい，木は死んでしまい幹だけが焼け残った木々を示している。この木をネフロンに置き換えれば，容易に森先生の提唱されている概念が理解できるであろう。尿中 Ngal は，今まさしく森林で山火事が起きていることを示す，バイオマーカーであると説いている。非常にわかりやすく説得力がある理論である。ただ，尿中 Ngal は尿細管障害を反映するバイオマーカーであって，糸球体障害マーカーではない。山火事で燃えてしまった木々は死んでしまい，森の機能を果たさない状態になっている。このことを腎臓で同じように考えれば，山火事は尿細管障害よりはむしろ糸球体障害を考えたほうが私には理解しやすいように思える。尿中ポドサイトの検出は，ポドサイトの糸球体基底膜からの剥離・脱落を意味していることと，また糸球体で起きている on going の炎症を反映していること，この二つを考え合わせると，尿中ポドサイトは糸球体で起きている山火事に相当するであろうと考えた。しかし，この山火事理論をそのまま使うには次に示すようなことも考えなくてはならなくなり，最終的に山火事理論ではなく河川仮説にたどり着いた。

2. Mild Injury と severe injury

私たちが最初に見たものは，尿沈渣中にあるポドカリキシン陽性構造物であった。図2A に示すように沈渣中，すなわち3,000回転で沈む分画にはポドサイト（核を有する細胞）と細胞の壊れたもの，cell debris（多くは円柱内に捉えられている）が含まれる。一方，3,000回転の上清部分をさらに超遠心して得られた沈渣を蛍光抗体法で染色

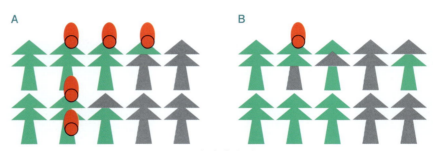

▶ 図1 山火事セオリー
緑色：木の生い茂っている森林，赤色：山火事，灰色：山火事の後に焼け残った木々。

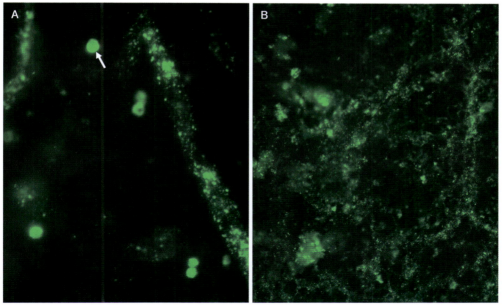

▶ 図2　3,000回転遠心による尿沈渣と上清中のポドカリキシン陽性構造物
A：3,000回転で遠心した尿沈渣の染色で，尿中ポドサイトと円柱内に取り込まれたポドカリキシン陽性のcell debrisが認められる．矢印はポドサイトの1個を示す．
B：同じ患者の3,000回転遠心した上清部分をさらに100,000回転で超遠心した沈渣をA同様に蛍光染色したもので，無数の顆粒状のものが染色されている．ポドサイトからsheddingされた細胞膜vesiclesである．

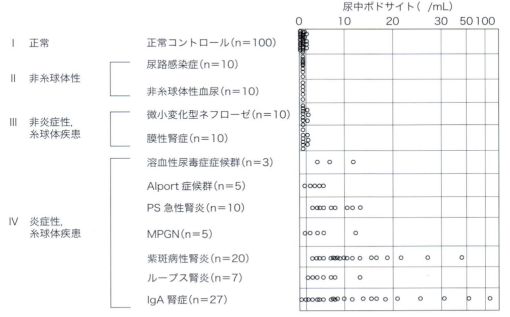

▶ 図3　各種腎疾患における尿中ポドサイト排泄
尿中ポドサイトは通常，非糸球体性腎疾患，非炎症性糸球体疾患では出現しないかごく少数であるが，炎症性糸球体疾患では種々の程度に出現する．腎生検で糸球体の急性炎症の所見の強い症例，とりわけ急性管外性病変が形成されている症例で多数の尿中ポドサイトが出現する．

I. 河川仮説

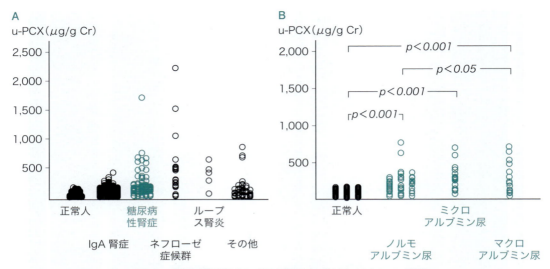

▶図4 糖尿病性腎症における尿中ポドカリキシン排泄
糖尿病性腎症，ネフローゼ症候群，ループス腎炎で尿中ポドカリキシンが高値である．糖尿病性腎症におけるアルブミン尿の分類ではノルモアルブミン尿においても，すでに尿中ポドカリキシンは有意に高値である．

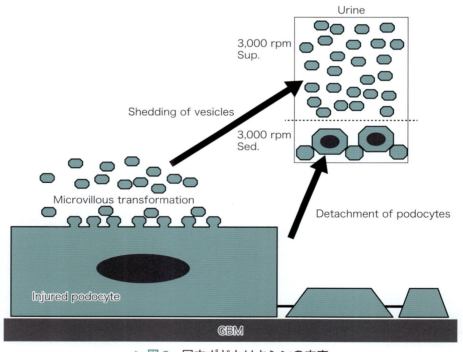

▶図5 尿中ポドカリキシンの由来
ポドサイト障害時の尿中へのポドサイトの剥離・脱落と，ポドサイト由来の細胞膜 vesicles の排泄．

すると，図2Bに示すように細かな顆粒状のポドカリキシン陽性構造物が見られる．この顆粒状のものは，ポドサイト由来の cell membrane vesicles である．

3,000回転沈渣中の尿中ポドサイトにターゲットを絞って，その臨床的有用性を検討すると，図3に示すように炎症性糸球体疾患で尿中ポドサイトは出現していた．また，超遠心分画にある vesicles を反映するとされる尿中ポドカリキシンを定量すると，糖尿病性腎症のような必ずしも炎

234

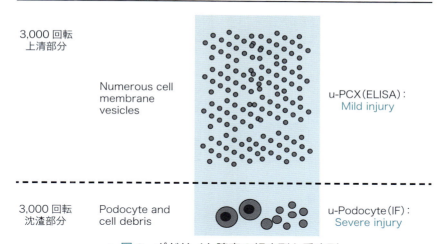

▶ 図6 ポドサイト障害の軽症型と重症型
3,000回転の沈渣中には脱落ポドサイトと一部のポドサイト由来の細胞膜 vesicles が検出される。一方、3,000回転の上清には無数のポドサイト由来の細胞膜 vesicles が検出される。尿中ポドサイトは病的状態でのみ検出されるが、細胞膜 vesicles は正常尿でも検出される。

症性糸球体疾患と言われないような疾患においても排泄が増加していた（図4）。このように尿中において、3,000回転で沈む分画には糸球体基底膜から剥離・脱落してきたポドサイト、cell debris が存在し、上清部分にはポドサイトの microvilli 由来の vesicles が無数に存在していることになる。図5には、これらのことをわかりやすく示した。

前置きが長くなってしまったが、ここで大事なことは、私たちは尿中ポドサイト、cell debris の排泄はポドサイト障害の重症型（severe injury）を反映し、vesicle 排泄はポドサイト障害の軽症型（mild injury）を反映していると考えたことである（図6）。ELISA による尿中ポドカリキシンはポドサイト障害の mild injury を反映し、IF による尿中ポドサイト、cell debris はポドサイト障害の severe injury を反映している。この severe、mild injury の考え方を導入すると、山火事セオリーでは説明できなくなる。そこで考え出したのが河川仮説である。以下、その概要を述べる。

3. 概要（図7・8）

このように、ポドサイト障害の評価には2種類の検査方法が存在するが、これを臨床的にどのように解釈していくかが次の重要なポイントとなる。これに対して我々は、ポドサイト障害の河川仮説なるものを提唱したい（図7）。この仮説においては、腎臓の各ネフロンは河川の支流と考えてほしい。源流の樹木の茂るエリアに降った雨は次第に小さな小川を形成し、支流となりやがて合流して大きな河川となる様をイメージしてみてほしい。源流エリアは糸球体、小川・支流エリアはネフロン、本流エリアは尿管、膀胱あたりのイメージである。そして、そこを流れる水が尿と考えてほしい。尿中ポドカリキシン（u-PCX）は、この水量に置き換えて考えることができる。通常（すなわち正常状態）は、支流では少量の水が流れていて、本流になるとそこそこの水量となり、この本流での水量を u-PCX と考えてほしい。すなわち正常コントロールでも少量の u-PCX が存在し、これは糸球体のポドサイトでの正常 turn over と考えられる。ところが、雨が降って水量が増加し

I. 河川仮説

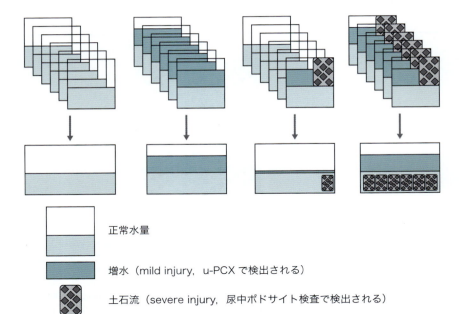

正常水量

増水（mild injury, u-PCX で検出される）

土石流（severe injury, 尿中ポドサイト検査で検出される）

▶ 図7　河川仮説の概要
正常状態では正常の水量が保たれている。いずれの支流でも増水が起こると（糸球体に diffuse に軽度のポドサイト障害が生じる），u-PCX の排泄が増加する。一部の支流に増水，土石流が発生すると（糸球体の一部に，すなわち focal, segmental にポドサイト障害が起きると），本流では増水は見られない（u-PCX の排泄は増加しない）が，本流の川の中をよく見ると土石が検出される（尿中ポドサイトが検出される）。いずれの支流でも増水や土石流が生じると本流では増水，土石の検出が見られる（u-PCX の排泄増加，尿中のポドサイトの数が増加する）。

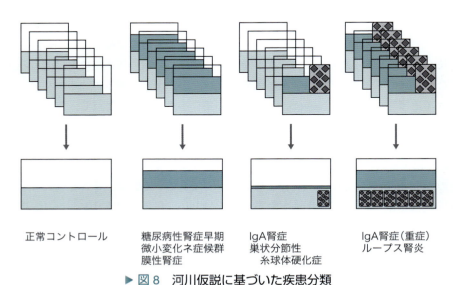

正常コントロール　　糖尿病性腎症早期　　IgA腎症　　　　　　IgA腎症（重症）
　　　　　　　　　　微小変化ネ症候群　　巣状分節性　　　　　ループス腎炎
　　　　　　　　　　膜性腎症　　　　　　糸球体硬化症

▶ 図8　河川仮説に基づいた疾患分類
それぞれの河川の水流状態と対応する各種糸球体疾患を示している。それぞれの疾患の病態を河川仮説に従って当てはめると，u-PCX，尿中のポドサイトの両者を見ることにより，ポドサイト障害の質や広がりが理解できる。

た状態，これを軽度のポドサイト障害と考えるわけである。一部の支流で増水しても（focal, segmental にポドサイト障害があっても），本流での水量はさほど増加しない（u-PCX は増加しない）。ところが，すべての支流で増水する（diffuse な軽度のポドサイト障害が起こる）と，本流も増水する（u-PCX が増加する）。一方，上流で集中豪雨があり土石流が発生した状態は，ポドサイトの脱落を伴うような重症なポドサイト障害と考えてほしい。この状態では，一部の支流に土石流が生じても（focal, segmental に激しいポドサイト障害が生じる），本流には土砂や樹木（ポドサイトの細胞そのものや破片）が流れてくる。水量そのものの増加はなくとも土砂や樹木の存在（尿沈渣中にポドサイトやポドサイト由来の cell debris が存在する），あるいは川の水の色が茶褐色になる（ポドサイト障害に伴う肉眼的血尿）ことで上流の集中豪雨，土石流発生が類推できるわけである。集中豪雨が広範囲に起これば，当然，本流では増水もするし，土砂，樹木の流失も激しいことになる。こうした河川での増水や土石流発生をイメージすると，ポドサイト障害の病態とその検査法の意味が理解できる。

実際の腎疾患では，本流での増水（diffuse な軽度ポドサイト障害）は早期の糖尿病性腎症，一部の支流の土石流は focal, segmental な病変の強い IgA 腎症，広範囲の土石流は重症な IgA 腎症やループス腎炎を思い浮かべれば，この河川仮説の理解は容易であろう（図 8）。このようにポドサイト，u-PCX の両者の評価を組み合わせることにより，ポドサイト障害の質や広がりを推測することができる。

4. 今後の展望

尿情報の中からポドサイト障害の種類や程度を知ることは，糸球体疾患の診断や治療を考えるうえで極めて重要なことである。河川仮説は，ポドサイト障害とその検査法との関連を非常にわかりやすく説明する仮説であると思う。今後，この仮説が臨床の現場で有効に使われることを願っている。

文　献

1) Mori K, Nakao K：Neutrophil gelatinase-associated lipocalin as the real-time indicator of active kidney damage. Kidney Int 2007：**71**：967-970

Ⅱ estimated urinary podocyte number (eUPN) 仮説

1. はじめに

　糖尿病性腎症の進行には，腎臓の糸球体に存在するポドサイトの消失，いわゆる podocytopenia が重要であると考えられている[1]。このポドサイトの消失は糸球体基底膜からの剝離・脱落が原因であり，剝離・脱落したポドサイトは尿中に出現する。私たちは，この尿中に出現するポドサイトをポドサイトマーカーであるポドカリキシン（PCX）に対する抗体を用いた蛍光抗体法により検出に成功した[2]。しかし，糖尿病性腎症で尿中に出現するポドサイト数は，尿 1 mL あたり 0.1-1.0 個レベルである（図9）[3]。1 日尿量が 1,000 mL とすると，1 日に 100-300 個レベルのポドサイトが排泄される計算になる。この計算によると，1

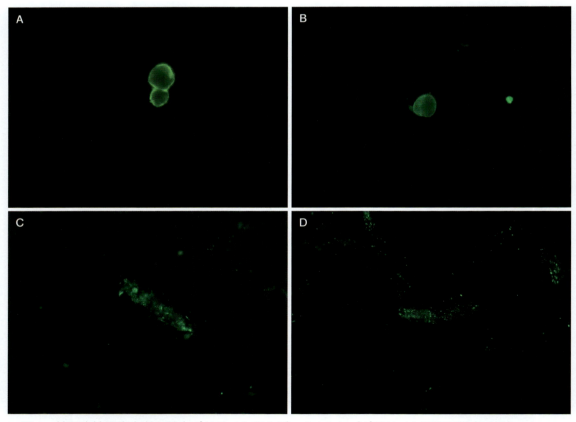

▶ 図9　糖尿病性腎症患者の尿中ポドサイトおよび cell debris（ポドサイト周囲に散在する）
A：尿中ポドサイト，B：ポドサイトと大きな cell debris，C：円柱内に取り込まれた cell debris，D：円柱内あるいは散在する cell debris。

第 13 章　仮説の提唱

> Urinary podocyte number by IF in diabetic nephropathy
> 0–1.0 cells/mL
> Nakamura T, et al：Urinary excretion of podocytes in patients with diabetic nephropathy. Nephrol Dial Transplant 2000；15：1379–1383
>
> *Diabetes 2002；3018, 51*
> Type 1 diabetic patients
> follow up biopsy（3 years interval）
> Morphometry showed：
> −12.7% loss/3 years
> （544–475 podocytes/glomerulus/3 years）
>
> Assuming that；
> 1 ）normal control has 1.2 million glomeruli
> 2 ）300 podocytes/glomerulus
> 3 ）1000 mL urine volume/day
>
> Lost podocytes＝
> 360000000×0.127＝45320000/3 years
> ＝41687 podocytes/day
> ＝41.7 podocytes/mL
>
> Big difference between calculated and IF podocyte number.

▶ 図 10　糖尿病性腎症患者で見られる尿中ポドサイト数と podocytopenia から計算された尿中へのポドサイトロスとの間に，大きな隔りがある

年で 200（100＋300/2）×365＝73,000 個，10 年で 730,000 個，30 年で 2,190,000 個のポドサイトが糸球体から喪失される計算となる。一方，正常なヒトの腎臓 2 個では 120 万の糸球体が存在し，1 個の糸球体あたり 300 個のポドサイトがあると言われている[4]。すなわち，正常なヒトは 1,200,000×300＝360,000,000 個のポドサイトを有することになる。糖尿病性腎症では 30 年で 2,190,000 個のポドサイトが失われたとしても全ポドサイト数の 2,190,000/360,000,000＝0.06（6％）にしかならず，この数字をもって腎不全の原因を説明するにはあまりにも低い数字である。もっと多くのポドサイトが出現していなければならないはずである。このように疑問をもったのが，eUPN 仮説を思いついた発端である。

尿中ポドサイトから計算した podocytopenia の計算式に対して，論文に示されたデータから計算した数字を紹介する。論文 5）によると，一個の糸球体あたり 544 個のポドサイトが 3 年間の経過のうちに 475 個に減少したと報告されている。これは，糸球体の全ポドサイトの 12.68％が減少したという計算になる。この 12.68％減を 3.6 億個のポドサイト数に当てはめると 360,000,000×0.1268＝45,648,000 となる。すなわち，3 年間で 45,648,000 個のポドサイトが失われた計算となる。1 年間では 15,216,000 個，1 日では 41,688 個，すなわち，1 日尿量が 1,000 mL として 1 mL あたりでは 41.7 個のポドサイトが失われた計算になる（図 10）。このように，糖尿病性腎症においては IF でカウントされたポドサイト数よりもはるかに多くのポドサイトが失われているに違いないと考えたことが，eUPN 仮説を思いついた2つ目の発端である。

2. 細胞死による尿中ポドサイト脱落

一方，近年の研究ではポドサイトが糸球体から脱落する原因として，ポドサイトの核分裂異常によるという新しい考え方が出てきた[6]。この考え方によると，異常核分裂を起こしたポドサイトはいずれ細胞死に陥り，細胞がバラバラになっていく。我々も，糖尿病性腎症患者の尿中にバラバラになったポドサイトの破片，いわゆる cell debris を検出している（図9）。結局，尿中（正確には尿沈渣中）にはポドサイトの他にポドサイト由来の破片（cell debris）が存在している。脱落したポドサイトの真の総数を見るには，IF で見られたポドサイトに加えて，このポドサイト破片（cell debris）がどのくらいの数のポドサイトに由来す

II. estimated urinary podocyte number（eUPN）仮説

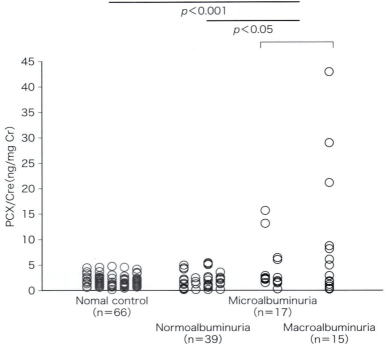

▶ 図11　糖尿病性腎症患者の尿沈渣中のポドカリキシン（ELISA）

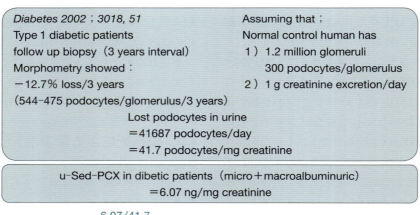

▶ 図12　糖尿病性腎症患者で見られる尿中ポドサイト1個あたりのポドカリキシン量の計算

るかを計算し，これを加えなければならない．相当数のポドサイト数がポドサイト破片（cell debris）に起因すると予想される．

3. ポドサイト1個に由来するポドカリキシン量

　この計算をする第一歩として，糖尿病性腎症患者の尿沈渣ポドカリキシン量をELISAにて定量した（図11）．尿中ポドカリキシン排泄はnormo-

Calculation for eUPN＝u-sed-PCX（ng/mg creatinine）/147 pg

	u-Sed-PCX (ng/mg Cr)	eUPN (cells/mg Cr)	u-Podocyte (cells/mg Cr)
Normoalbuminuria	1.55±0.24	10.6±1.7	0
Microalbuminuria	3.67±1.05	25.2±7.2	0.2±0.1
Macroalbuminuria	8.78±3.22	60.3±22.1	0.4±0.2

eUPN is 100-150 times more than u-podo by IF.

▶ 図13 計算によって求められた尿沈渣中のポドサイト数（estimated urinary podocyte number：eUPN）は，IFによって算定された尿中ポドサイト数より100-150倍多い

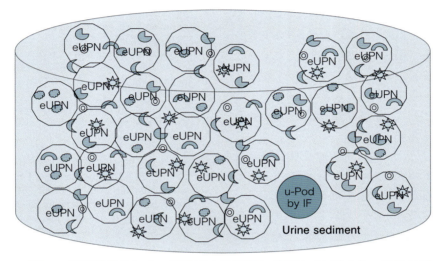

▶ 図14 蛍光抗体法によって検出される尿中ポドサイト数より，はるかに多くのeUPNが尿中に排泄されている

albuminuria症例では正常健常人とほぼ同じであるが，microalbuminuria，macroalbuminuria症例では高値を示す症例が見られた。このmicroおよびmacroalbuminuria症例の尿沈渣中のポドカリキシンは6.07 ng/mg creatinin（Cr）であった。一方，論文5）から計算した尿中ポドサイト排泄は41.7個であり，1日尿量が1,000 mL，1日クレアチニン排泄が1.0 gと仮定すると，尿中ポドサイト排泄は41.7 cells/mg Crとなる。これらの計算式から，この1個のポドサイトに由来するポドカリキシン量は6.07/41.7＝0.146 ng（＝146 pg）となる（図12）。

4. 推定尿中ポドサイト数

この値を使用すると，ミクロアルブミン尿患者の尿沈渣は3.7 ng/mg CrのPCXを有していることから，これは3.7/0.146＝25.3個のポドサイトを含んでいるという計算になる。また，マクロアルブミン尿では同様に8.8/0.146＝60.2個のポドサイトが尿沈渣中に存在することになる（図13）。これは，IFで検出したポドサイト数の0.1-0.3個/mL（or creatinine）に比べると100-150倍多いという計算になる。この計算では，マクロアルブミン尿の患者は十年間で60.2×1,000×365×10＝219,730,000個のポドサイトが尿中に喪失することになり，全ポドサイト数360,000,000の61％を占

めるため，ほぼ予想される数字となる。

このように，尿沈渣中のポドカリキシン（u-sed-PCX）を定量することにより，従来の蛍光抗体法に比べ，より正確に喪失ポドサイト数を算定できる。この算定された尿中ポドサイト数をesti-mated urinary podocyte number（eUPN）と命名した。

5. 今後の展望

eUPN仮説に従えば，IFで検出されるポドサイトは実際に脱落・排泄されているポドサイト数のごく一部である（図14）。実際に排泄されているポドサイト数を算定するには，尿沈渣中のポドカリキシン量の全量を定量する必要があることになる。このeUPNは，前項で述べた河川仮説のsevere injuryを反映することになり，IFによって求められたポドサイト数と同様な意味合いである。むしろ，IFポドサイト数より正確なポドサイトのsevere injuryを反映していると考えている。

近年では，このように糸球体のポドサイト数を算定する，尿中ポドサイト数を算定して糸球体に

おけるpodocytopeniaの程度を推測しようという考え方がある。ミシガン大学のRoger Wigginsは，こうした計算をPodometrics（ポドメトリクス）と名付けた。このポドメトリクスが腎疾患診療で臨床応用されることを期待している。

文　献

1) Pagtalunan ME, Miller PL, Jumping-Eagle S, et al：Podocyte loss and progressive glomerular injury in type Ⅱ diabetes. J Clin Invest 1997；**99**：342-348
2) Hara M, Yanagihara T, Takada T, et al：Urinary excretion of podocytes reflects disease activity in children with glomerulonephritis. Am J Nephrol 1998；**18**：35-41
3) Nakamura T, Ushiyama C, Suzuki S, et al：Urinary excretion of podocytes in patients with diabetic nephropathy. Nephrol Dial Transplant 2000；**15**：1379-1383
4) Vogelmann SU, Nelson WJ, Myers BD, et al：Urinary excretion of viable podocytes in health and renal disease. Am J Physiol Renal Physiol 2003；**285**：F40-F48
5) White KE, Bilous RW, Marshall SM, et al：Podocyte number in normotensive type 1 diabetic patients with albuminuria. Diabetes 2002；**51**：3083-3089
6) Liapis H, Romagnani P, Anders HJ：New insights into the pathology of podocyte loss：mitotic catastrophe. Am J Pathol 2013；**183**：1364-1374

III Mitotic catastrophe（MC）仮説

1. はじめに

　糖尿病性腎症の発症あるいは進展機序にポドサイト障害が関与することが次第に明らかになってきている。とりわけ，糖尿病性腎症患者の糸球体からポドサイトが失われる，すなわち podocytopenia の原因に podocyte loss があると誰しもが考えるようになった。しかし，この podocyte loss の原因が何であるかについてはまだ解明されていない。現在は apoptosis が原因であると考える研究

者が多いようである。また，その根拠を見てみると，experimental あるいは *in vitro* の実験結果に基づいていることが多いようである。それでは，ヒトの糖尿病性腎症でどうなっているかというと，これであると決められるようなデータはほとんどない。Apoptosis を示唆する論文もあるが，figure から判断すると明らかに必ずしも apoptosis とは言えるほどの説得力はないように見える。一方，腎病理を専門とする病理医の間では，糖尿病性腎症の症例で腎生検の病理組織所見においてapoptosis を思わせる所見を見ることはほとんど

▶ 表1　ポドサイトに見られる種々の細胞死

Cell death type	Definition	Morphologic features	Disease	Experimental glomerular disease
Mitotic catastrophe	Aberrant mitosis	Binucleation, micronuclei, aberrant mitotic spindles	HIVAN, FSGS, MCD, IgA, other	Adriamycin nephropathy
Apoptosis	Nuclear death	Nuclear condensation, blebbing, nuclear fragmentation, apoptotic bodies	Uncertain	TGF-β overexpression in cultured podocytes
Autophagy	Nutrient starvation—induced death	Autophagosomes, autophagolysosomes (transient vacuoles and RER stress)	Lysosomal storage diseases	Puromycin aminonucleoside-induced nephrosis
Anoikis	Absence of cell-matrix interactions	Apoptosis induced by lack of correct cell/ECM attachment	Unknown	
Entosis	Cell cannibalism	Cell-in cell	Unknown	
Necrosis	Cell lysis	Early : cytoplasmic and nuclear edema　Late : plasma membrane rupture nuclear and cytoplasmic disintegration	Toxic-ischemic and necrotizing glomerular injury	
Necroptosis	Regulated necrosis	Cell membrane rupture, oncosis, but no nuclear fragmentation into apoptotic bodies	Unknown	

ECM : extracellular matrix, RER : respiratory exchange ratio, TGF-β : transforming growth factorβ.

（文献1）より引用，改変）

Ⅲ. Mitotic catastrophe（MC）仮説

ないことが常識となっている．それでは，どのようにしてポドサイトが糸球体から失われていくのだろうか，という素朴な疑問に突き当たる．

それを解明してくれる一つの手段として，尿中に脱落してきた尿中ポドサイトでapoptosisが起きているかを検討するのがいいだろうと考えた．もちろん，剝離・脱落した後，すなわち尿流に乗って膀胱あるいは検査までの間に二次的に修飾される可能性は否定できないが，脱落ポドサイトを直接調べることはそれなりに説得力があると考えて，これから示す一連の実験を行った．

2．細胞死

尿中に剝離・脱落したポドサイトについてapoptosisを検索する前に，細胞死について少し説明する．ポドサイトの剝離・脱落の機序を考える際には，この細胞死がポイントの一つになる．

ポドサイトが細胞死に至らなくても糸球体基底膜から剝離する可能性（例えば基底膜との接着に関わる分子の異常に起因する）は十分に考えられるが，細胞死が起きれば基底膜上にとどまることはできないと容易に考えられる．細胞死の種類は表1に示すように，mitotic catastrophe，apoptosis，autophagy，anoikis，entosis，necrosis，necroptosisなどが挙げられる[1]．それぞれの細胞死の定義，形態学的な特徴，それが原因となる病気，実験モデルなどが示されているが，まだはっきりとした定義はされていない現状である．このようにポドサイトの細胞死については，少ない情報しかないが，尿中ポドサイトはどの細胞死に該当するのであろうか検討することは意味があると考えた．

3．仮説概要

以下，2015，ASN in SanDiegoでのoral presentationで使用したスライドを用いて説明する．

1）スライド1（図15）

研究のバックグラウンド説明である．第1・2項

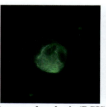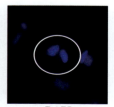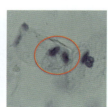

▶ 図15　スライド1

Clinical Characteristics of Patients

	Microalbuminuria	Macroalbuminuria
N	8	33
Age (years)	63.5±2.7	68.0±3.0
Sex (male/female)	4/4	17/16
SBP (mmHg)	135.4±4.5	136.1±4.4
DBP(mmHg)	76.6±3.3	74±2.3
eGFR (mL/min/1.73m^2)	72.5±5.4	44.1±4.4
Albuminuria (mg/Gcr)	201.6±24.2	1480.1±440.2
Urinary Podo (cells/mL)	0.3±0.1	0.8±0.2

▶ 図 16　スライド 2

でも説明したが，糖尿病性腎症における podocyte loss の原因として apoptosis は考えにくく，むしろ mitotic catastrophe（MC）の可能性を考えている。また私たちは，MC に特徴的な 2 核ポドサイトを糖尿病性腎症で確認している。スライド 1 内に 2 核ポドサイトを示す。

2）スライド 2（図 16）

対象とした糖尿病性腎症患者の臨床および検査所見を示す。Microalbuminuria 症例 8 例，macro-albuminuria 症例 33 例を対象とした。尿中ポドサイトは microalbuminuria 症例で 0.3±0.1 cells/mL，macroalbuminuria 症例で 0.8±0.2 cells/mL である。

3）スライド 3（図 17）

実験方法を示す。蛍光抗体法が基本で，種々の抗体や試薬を用いて主に二重染色法にて検索した。使用したマーカーは podocyte marker，parietal epithelilal cell marker，leucocyte marker，mitosis marker である。

4）スライド 4（図 18）

MC の検出は形態学的に行った。MC の形態学的な特徴を①enlarged and irregular nucleus，②multinucleated，③micronucleus，④abnormal mitosis の 4 つに分類した。一方，apoptosis の検出は形態学的には①nuclear fragmentation，②apoptic bodies の存在をもって判定し，免疫組織学的に①Annexin 染色，②cleaved caspase 染色，③TUNEL method で行った。

5）スライド 5（図 19）

尿中ポドサイトのヘマトキシリンによる形態学的な検索を行った。①normal nuclear shape が 8.7%，②enlarged irregular shape が 3.8%，③multinucleated shape が 40.2%，④single nucleus & fragmented shape が 10.9%，⑤fragmented shape が 31.0%であった。

6）スライド 6（図 20）

MC に特徴的な①enlarged and irregular nucleus，②multinucleated，③micronucleus，④abnormal mitosis の頻度はそれぞれ，3.3%，

Methods

Urine: at hospital visit
Samples for examination: urine sediments after cfg at 800g for 5 minutes
Basic procedures: examaination of urine sediments
   1) Immunofluorescence using anti-podocalyxin (PCX) monoclonal antibody and other antibodies and reagents
   2) Nuclear stainin: DAPI or hematoxylin

Podocyte markers
  Nephrin, Podocine, Glepp1
Parietal epithelial cell marker
  Cytokeratin 8
Leucocyte markers
  Macrophage, Panleucocyte
Apoptosis markers
  Annexin V, cleaved Caspase-3, Tunel
Mitosis markers
  Phosphorylated vimentin

Positive control for apoptosis
(induced by sodium valproate in Jurkat cells)

Cleaved Caspase-3

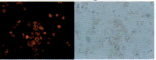

Tunel method

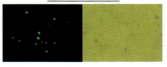

▶図17　スライド３

Detection of Mitotic Catastrophe or Apoptosis

1. Mitotic Catastrophe: Based on nuclear morphology

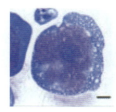 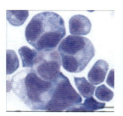 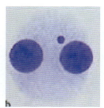 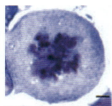

Enlarged and irregular nucleus　　Multinucleated　　Micronucleus　　Abnormal mitosis

2. Apoptosis
   1) Morphological: Nuclear fragmentation, Apoptic bodies
   2) Immunohistochemical: Annexin V, cleaved caspase-3, TUNEL

▶図18　スライド４

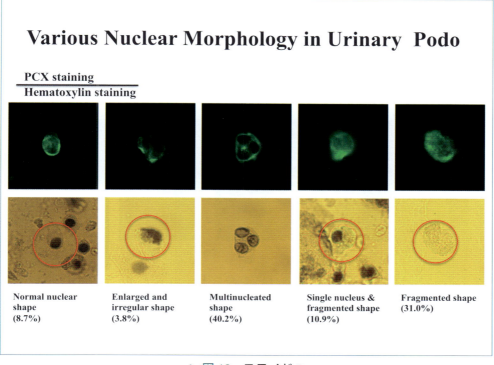

▶図19　スライド5

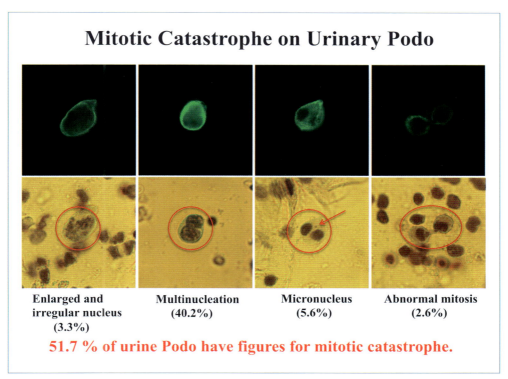

▶図20　スライド6

Ⅲ. Mitotic catastrophe（MC）仮説

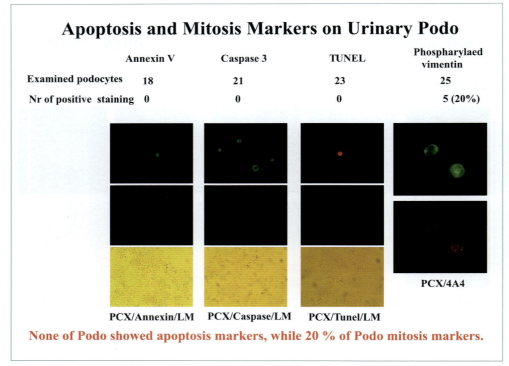

▶ 図21　スライド7

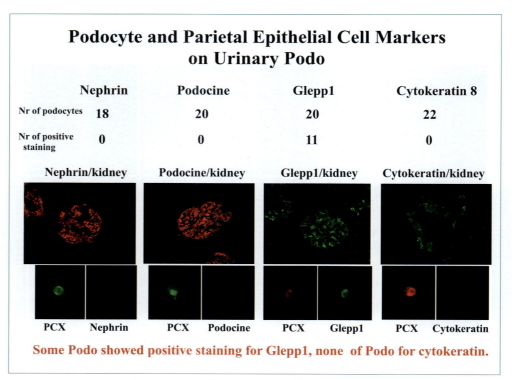

▶ 図22　スライド8

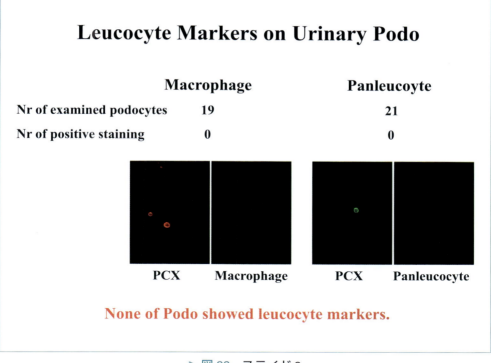

▶ 図23 スライド9

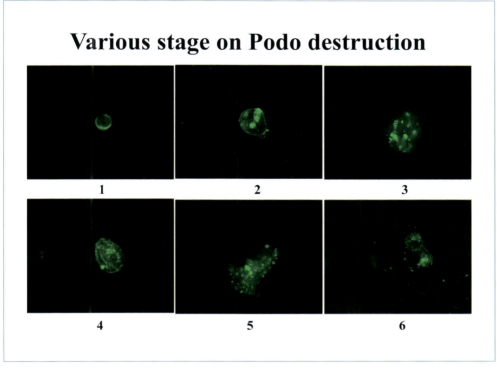

▶ 図24 スライド10

Ⅲ．Mitotic catastrophe（MC）仮説

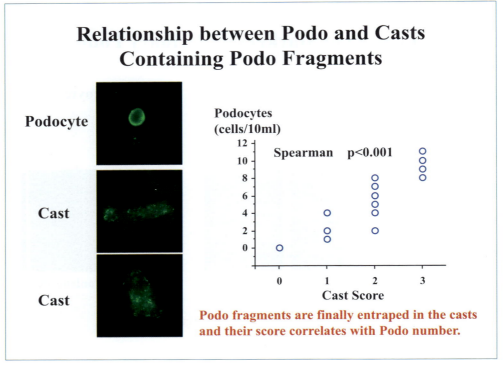

▶ 図25　スライド11

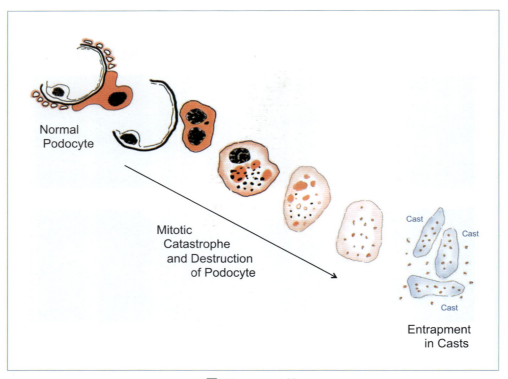

▶ 図26　スライド12

40.2%，5.6%，2.6%であった。総計51.7%のポドサイトがMCに特徴的な形態を示した。

7）スライド7（図21）

Apoptosisマーカーおよびphosphorylated vimentin（mitosisマーカー）で検索すると，apoptosisを示す所見は得られなかった。一方，mitosisマーカーは20%に認められた。

8）スライド8（図22）

Podocyteマーカーおよびparietal epithelial cell markerで検索すると，Glepp1が11/20の頻度で陽性であった。

9）スライド9（図23）

Leucocyte markerの検索ではmacrophage，panleucocyteマーカーは陰性であった。

10）スライド10（図24）

ポドサイトの破壊されていくプロセスを段階的に追うことができた。ポドカリキシン陽性の粗大顆粒状のものが，次第に細かな顆粒状のものへと破壊が進んでいく様子を観察することができた。

11）スライド11（図25）

尿中ポドサイト数とポドカリキシン陽性円柱を比較すると，両者には有意な相関関係が認められた。ポドサイトが破壊されて顆粒状となり，それが円柱にトラップされていることを示唆している。

12）スライド12（図26）

ポドサイトがMCにより脱落，破壊されていくプロセスをシェーマで示した。

4．Mitotic catastrophe（MC）仮説

以上の実験結果から，糖尿病性腎症におけるpodocyte lossの原因としては，apoptosisによるものではなく，むしろMCが原因で剝離・脱落していると考えられる（mitotic catastrophe仮説）。

5．今後の展望

eUPN仮説は，このMC仮説に基づいている。すなわち，剝離・脱落したポドサイトはMCが原因なので，尿中に核を有し，比較的細胞の形をとどめたポドサイトは少なく，むしろ破壊されてcell debrisとなっている。したがって，尿沈渣中にあるポドサイトはcell debrisのポドカリキシン定量による推定ポドサイト数を計算する必要がある。これらの仮説の正しいことが証明されれば，糖尿病性腎症の診断や治療に極めて有用であると信じている。

文　献

1）Liapis H, Romagnani P, Anders HJ：New insights into the pathology of podocyte loss：mitotic catastrophe. Am J Pathol 2013；**183**：1364-1374

❖ サイエンス秘話⑥

Bill Smoyer との出会い

　話の始まりは，尿中ポドサイトを発見し，その後，全国の小児腎臓病を専門とする先生方と糸球体上皮細胞研究会を組織しながら尿中ポドサイトの臨床的有用性を検討していた頃なので，1995 年頃のことである．小児ネフローゼ症候群の診療で有名であり，ポドサイト研究をしている pediatric nephrologist で William Smoyer（William の簡略呼称は Bill である）という名前の先生が米国ミシガン州にいることを知った．Pediatric nephrologist でポドサイトに興味があるという共通点から彼に親近感が湧いてきて，ポドサイト研究についていろいろ話したいと FAX を送った（腎研の後輩の矢尾板永信先生が Bill と面識があり，FAX 番号を知っていた）．Fax の返事がしばらくして届き，マイアミの ASN で会いたい，その後ミシガンに来て，講演をしてくれないかと書いてあった．この FAX に了解の返事をしたのが，私と Bill が知り合うきっかけであった．

　1999 年にマイアミで初めて，Bill やミシガン大学医学部小児病院の Department of Pediatric Nephrology の先生方にお会いした．昼食に学会場近くのメキシコレストランに行き，皆さんと歓談しながらエンチラーダを食べた．マイアミでの ASN が終わってからミシガン州，アンナーバーにあるミシガン大学に行った．ミシガン大学では午前，午後と大学でポドサイトを研究している Lawrence Holzman (nephrologist), Killen D (pathologist), Roger Wiggins (nephrologist), David Kurnitt (human genetics), David Kershaw (pediatric nephrologist), Bill Smoyer (pediatric nephrologist) とそれぞれ面談したり，研究室を見せていただいた．そのときのミシガン大学での日程表を図 A に示す．夕方 4 時くらいから ground round（日本でいう合同検討会のようなもので臨床，基礎の先生方が参加して，招待講演者の話を聞く）で 1 時間ほど講演し，講演後の質疑応答で多くの先生方とディスカッションすることができた（図 C）．夜は Department of Pediatrics の先生方と一緒に食事をした．以上のようなことが，私が Bill と知り合いになったきっかけである．その後，お互いウマがあったのか急速に接近することになった．私は Bill を通して多くのことを学んだ．英語，ポドサイト研究，米国の医療，歴史など種々の分野で話す機会があった．彼との付き合いも今では 20 年近くになり，私の米国の良き友人である．

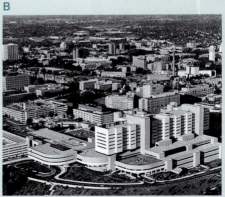

図　1999 年にミシガン大学を訪れた際の 1 日の予定表（A），ミシガン大学医学部病院全影（B），講演のポスター（C）

終章

Clinical scientist として生きる

I Clinical scientist として生きる

　私が初めて尿中ポドサイトに出会ったのは，1990（平成2）年に新潟県立吉田病院に赴任して間もない頃であった。なぜ腎炎は慢性に進行するのかという大学院時代のテーマを尿中ポドサイト研究に見出して，このテーマから離れることなく25年以上ポドサイトについて研究を継続してきた。研究テーマは尽きることがない。新しいことが見つかると，また新たな疑問が生じるからである。こうしたことを繰り返して，夢中でポドサイトを追っかけ，気が付いたら25年が過ぎていたという感じである。

　私の勤務する吉田病院（小児科）は腎疾患，アレルギー疾患，心身症などの慢性疾患診療と，肺炎，胃腸炎などの急性疾患も診療する新潟県内の中規模病院だが，日常診療をしながら細々と尿中ポドサイトに関する臨床研究を続けてきた。結果として研究成果を腎領域の英語論文11編ほどにまとめることができ，現在も2-3編の論文を作成中である。

　私は常々，自分は病院勤務医であっても clinical scientist でありたいと思っている。吉田病院時代は，とりわけその思いを強く意識しながら尿中ポドサイトについて研究してきたように感じられる。本書の中では研修医，大学病院時代，留学時代の研究歴も紹介しながら，主に吉田病院時代に私がどのようにして臨床研究と関わってきたかを

紹介し，これから臨床研究を始めたいと考えている，あるいは現在臨床研究をなされている若い先生方に向けての clinical scientist としてのメッセージにしたいと思う。

1. 私の研究歴（表1）

1）研修医時代（1976-1978）

　私は1976年に新潟大学医学部を卒業した。その後，新潟大学医学部附属病院で一年，さらに長岡赤十字病院小児科で小児科研修医時代を過ごした。長岡赤十字病院時代に新潟小児科地方会に1演題を発表する機会があっただけで医学論文を書く機会はなかった。ただ，この2年間の小児科研修期間が終わったら一度基礎の教室で研究をしてみたいと考えていた。

2）腎研究施設時代（大学院時代，1978-1982）

　1978年に思い切って新潟大学医学部附属の腎研究施設の大学院に入学した。小児科の大学院ではなかったので4年間みっちりと基礎研究に没頭することができた。基礎研究のいろはを教わり，実験腎病理の基礎を習得した時期であった。この間，学位論文を含めて4編の英語論文を書くことができた（Acta Pathologica Japonica 3編，Tohoku Journal of Experimental Medicine 1編）。「サイエンスは英語で発信しなさい」と教わったのもこの時期であった。

3）富山医科薬科大学小児科時代（1982-1990）

　新潟大学腎研究施設での大学院を終了した後，富山医科薬科大学小児科（故 岡田敏夫教授）にお世話になった。富山医科薬科大学時代は小児腎臓病の臨床，研究に携わった時期であった。症例報告を含めて臨床的な研究論文を8編書いた（Am

---

▶ 表1　私の研究歴

1	研修医時代（1976-1978）
2	腎研究施設時代（大学院時代，1978-1982）
3	富山医科薬科大学小児科時代（1982-1990）
4	ドイツ留学時代（1986-1988）
5	新潟県立吉田病院時代（1990-現在）

終章　Clinical scientist として生きる

▶ 表2　吉田病院での臨床研究

新潟県立吉田病院赴任（38歳） 小児科部長	1992	血尿の定量化，尿中マクロファージを免疫染色
		尿沈渣中にポドサイトが出現することを発見
	1995	糸球体上皮細胞研究会
		弥彦ポドサイトセミナー
		検査センターで尿中ポドサイト検査可能
	2000	尿中 sediment PCX の ELISA による定量を発表
		第4回国際 Podocyte シンポジウムを新潟で開催
		Podocyte apical cell membrane shedding を発表
	2005	検査試薬会社と尿中 PCX 測定キット開発開始
診療部長		尿中排泄 vesicles は microvilli 由来を発表
	2010	弥彦ポドサイトセミナー再開
		糖尿病性腎症における尿中 PCX を発表
副院長	2015	検査試薬会社とラテックスによる尿中ポドサイト検出キット開発開始

▶ 表3　吉田病院時代に私の書いた論文

英文 First author
　Nephron 4 編
　Pediatric Nephrology 1 編
　Nephrology 1 編
　Am J Nephrol 1 編
　CJASN 1 編
　JASN 1 編
　Human Pathology 1 編
　Diabetologia 1 編
英文共著　15 編

J Clin Pathol 1 編，Am J Nephrol 1 編，Virchow Arch 1 編，Int Ped Nephrol 2 編，Clin Nephrol 1 編，Pediatr Int 2 編）。

4）ドイツ留学時代（1986-1988）

　富山医科薬科大学時代に2年間ドイツ，フライブルグ大学に留学する機会があった。実験腎炎のメディエーターに関する論文を2編にまとめることができた（Lab Invest 1 編，Nephron 1 編）。

5）新潟県立吉田病院時代（1990-現在）

　1990年に現在の吉田病院に赴任した。以後この病院で小児科臨床を行い臨床研究を細々と続けながら現在に至っている。吉田病院時代にどのようなことをしながら臨床研究を継続してきたかを時系列にまとめてみた（表2）。主に尿中ポドサイトに関わる研究の学会発表，論文発表，研究会主催，企業との共同研究などを中心に研究活動を行って

きた。
　吉田病院に赴任してからの25年間に first author の英語論文11編，共著英語論文15編にまとめることができた（表3）。

2. Serendipity

　Serendipity を英和辞典で引くと『思わぬものを偶然に発見する才能（能力）』と書いてある。ニュートンは，木からリンゴが落ちるのを見て偶然に万有引力を発見したのではないであろう（表4）。いろいろな実験をして，いろんなことを考えて，その結果たまたまリンゴが落ちるのを見て気が付いたのだろう。サイエンスにおける発見には長い伏線があるのだと思う。そして気付く人は気付くのだと思う。私の尿中ポドサイト発見の場合は serendipity と言えるほどのものではないかもしれないが，私としてはそれに近いもののように感じているので紹介したい。
　私の大学院時代の先生は当時　木原達教授（現新潟大学名誉教授）であった。先生からいただいたテーマは"腎炎はどうして慢性に進行するのか"というたいへん難しい課題であった（表5）。当時慢性腎炎モデルとされていた柴田腎炎の追試から始めることになった。結果としては，与えられた課題を少しも解明するような実験結果ではなかったが，基礎研究を終了し，無事に大学院を卒業す

ることができた。しかし，この課題はその後ずっと私の頭から離れることはなかった。

大学院卒業後は富山医科薬科大学に移り，ここでは当時 岡田敏夫教授（故人）から臨床面でのご指導をいただいた。岡田教授は小児の腎疾患の尿蛋白分析がライフワークであり，雑誌「小児科」の総説で『尿検体は何の苦痛を与えることなく施行できる検査であり，そこにはまだ無限の情報が潜んでいると考えている。将来，尿検体を用いた検討がさらに発展することを望む次第である』と述べておられ（表6），尿検査の重要性について教えていただいた。そんなこともあり，富山医科薬科大学時代には尿中GBM抗原の分析や尿中IV型コラーゲンの定量などを試みていた。1990年に吉田病院へ移ってからも，最初は血尿の定量化や尿中マクロファージ染色などを行っていた。尿中マクロファージを免疫染色する際に，たまたま木原教授からいただいた抗ポドカリキシン抗体を用いて尿沈渣を蛍光染色し，尿中ポドサイトを世界で初めて発見したわけである（図1）。つまり，新潟

▶ 表4　Serendipity

思わぬものを偶然に発見する才能（能力）

　ニュートンは樹からリンゴが落ちるのを見て偶然に万有引力の法則を発見したのではない。いろいろな実験をして，いろんなことを考えて，その結果またまたリンゴの落ちるのを見て気が付いたのである。

　サイエンスにおける発見には長い伏線がある。そして，気付く人は気付く。

▶ 表5　なぜ腎炎は慢性に進行するのか？

1978-1982
Institute of Nephrology, Department of Pathology
Professor：Itaru KIHARA

私の学位論文
Acta Pathol Jpn 1982 Mar；32（2）：281-292.
Induction of glomerulonephritis mediated by anti-glomerular basement membrane and anti-brush border antibodies in a single rat.
Hara M.

Science は英語で発信しなさい。

▶ 表6　尿を診る

岡田敏夫：小児科 1996；37：275-281
　筆者は尿蛋白分析をライフワークとして施行してきたが，今後の問題点として，尿蛋白分析から腎組織像の推定が可能か，また尿蛋白分析から治癒判定が可能か，さらに正常尿とは何か，などまだまだたくさんの課題が残されている，としている。

　腎臓病に病める小児の患児に対して，尿検体は何の苦痛を与えることなく施行できる検査であり，そこにはまだ無限の情報が潜んでいると考えている。将来，尿検体を用いた検討がさらに発展することを望む次第である。

富山医科薬科大学時代（1982-1990）
尿蛋白の電気泳動
尿中 GBM 抗原の解析
尿中 type IV collagen の定量
吉田病院時代（1990-1992）
血尿の定量化
尿中マクロファージ
1992年に尿中ポドサイト発見

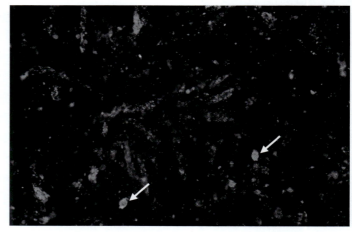

▶ 図1　尿中ポドサイト（矢印）の発見

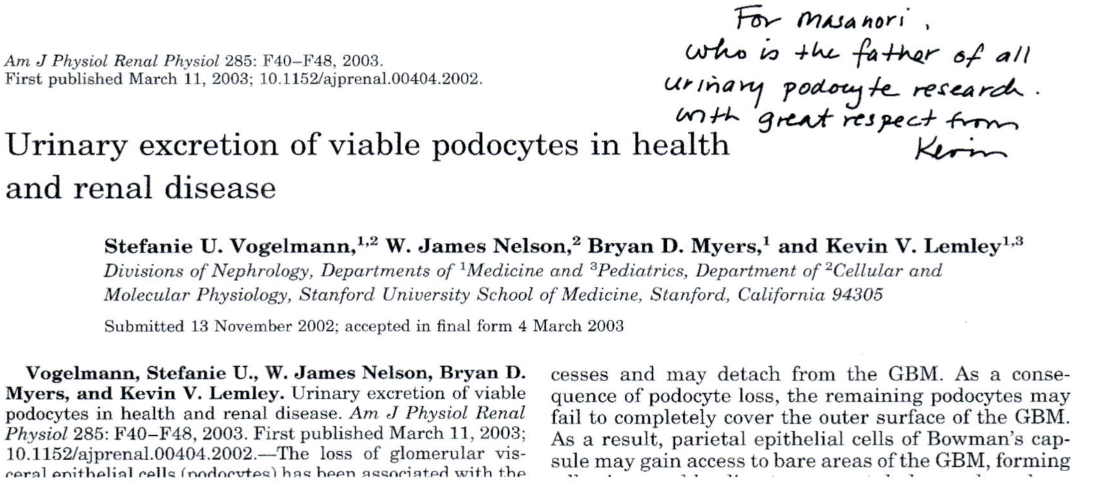

終章　Clinical scientist として生きる

Am J Physiol Renal Physiol 285: F40–F48, 2003.
First published March 11, 2003; 10.1152/ajprenal.00404.2002.

For Masanori,
who is the father of all
urinary podocyte research.
with great respect from
Kevin

Urinary excretion of viable podocytes in health and renal disease

Stefanie U. Vogelmann,[1,2] **W. James Nelson,**[2] **Bryan D. Myers,**[1] **and Kevin V. Lemley**[1,3]
Divisions of Nephrology, Departments of [1]*Medicine and* [3]*Pediatrics, Department of* [2]*Cellular and Molecular Physiology, Stanford University School of Medicine, Stanford, California 94305*

Submitted 13 November 2002; accepted in final form 4 March 2003

Vogelmann, Stefanie U., W. James Nelson, Bryan D. Myers, and Kevin V. Lemley. Urinary excretion of viable podocytes in health and renal disease. *Am J Physiol Renal Physiol* 285: F40–F48, 2003. First published March 11, 2003; 10.1152/ajprenal.00404.2002.—The loss of glomerular visceral epithelial cells (podocytes) has been associated with the

cesses and may detach from the GBM. As a consequence of podocyte loss, the remaining podocytes may fail to completely cover the outer surface of the GBM. As a result, parietal epithelial cells of Bowman's capsule may gain access to bare areas of the GBM, forming

故和田博義教授の言葉：繰り返し発表しなさい！
IgA 腎症研究会では 16 回連続発表

▶ 図 2　継続は力なり

大学腎研大学院入学から実に 16 年の長い歳月を要して，やっと尿中ポドサイトの発見につながったと私は考えている。

3.　継続は力なり（図 2）

「継続は力なり」といろいろな分野でよく言われるが，医学やサイエンスの世界で初めてこの言葉を聞いたのは随分と昔のことである。私が新潟大学医学部小児科の研修医であった頃，新潟大学名誉教授の小林收先生が教室員にいつも言っておられた言葉であると先輩の先生から聞いた。その時は何も特別な思いは持たなかった。

その後，この言葉が私の耳に入ったのは和田博義先生（故 兵庫医科大学教授）に IgA 腎症研究会でご一緒した時である。和田先生は小林收先生のお弟子さんで，小林先生から「継続は力なり」の薫陶を受けた先生でおられたが，「原君，尿中ポドサイトのことを世の中の人に知ってもらいたいなら，繰り返し発表しなさい。何回も発表しているうちに，だんだんと先生の名前が知られるようになります。小林收先生も言われていたように，研究を継続することはとても大事なことですよ」と言われた。IgA 腎症研究会ではいつも和田先生から言われたことを思い出し，毎年演題を出し続

けた。今でこそ切れてしまったが，17 年連続して演題を出し続けた。門前の小僧のように毎回，尿中ポドサイト，尿中ポドサイトと言い続けているうちに，多少は名前が知られるようになった。米国のポドサイト研究仲間である Kevin Lemley が，Am J Physiology に書いた彼らの論文の別刷を私に送ってくれる際に，別刷の最初のページにこんなことを書いてくれた，For Masanori, who is the father of all urinary podocyte research with great respect from Kevin（図 2）。アメリカ人はおだてがうまいなと思ったが，悪い気はしなかった。

研究を持続し成功させるには，簡単にあきらめない粘り強さが必要であるとよく言われる。私はそのような粘り強さは持っていないが，私自身のことを振り返れば，気が付いたら 17 年過ぎていたという感じであり，そんなに何が何でも継続するんだという意識はほとんどなかった。ただ，次から次へと生まれてくる疑問に対してそれを解明しようと努力してきたように感じている。そんなこともあり，私にとっての「継続は力なり」の意味することは，好奇心を持ち続けることが研究では重要なのかな，と個人的には思っている。

最後に私の大事にしている言葉を紹介したい（表 7）。「Stick to your bush!」　新潟大学名誉教授

の屋形稔先生が何かに書かれていたものであるが，「あなたの得意とする分野をとことん追求しなさい」というような意味かと思う。「継続は力なり」につながるところがあるように感じている。

4. 臨床研究の神髄

1）臨床研究の真髄とは

私が吉田病院に赴任して間もない頃，吉田病院の検査室の額に収められた元・虎の門病院技師長の北村元仕さんが書かれた言葉をたまたま目にする機会があった（表8）。そこには『日常の仕事のなかに，たくさんの問題が見つかる筈です。それは，見つけようとして見つけるのではなくて，日常の仕事をよりよきものにしようとする努力の結果として，目の前にあらわれてくるものだと思います。それがあらわれてきたときに，一つひとつ見失うことなく，徹底的に追及しなさい。そこから，学問が生まれるのです』と書かれてあった。私は，このことはまさに臨床研究の真髄を言い当てているように感じている。

2）病院にいても工夫すれば研究はできる

私の尿中ポドサイトに関する研究は大学や留学時代に行ったものではなく，すべてが吉田病院に赴任してからである。病院には大学のラボに相当するものはないので，病院の検査室が自分にとってのラボである（図3）。病理検査室がラボであったり，最近では一般検査室が私のラボになっている。他に病院内にあるものと言えば，古いオリン

▶ 表7　大事にしている言葉

Stick to your bush!
新潟大学名誉教授　屋形　稔　先生

山で苺摘みをしていた少年。友人が摘んでいる茂みにばかり気をとられて，結局少ししか摘めなかったというお話。

▶ 表8　臨床研究の真髄

日常の仕事のなかに，たくさんの問題が見つかる筈です。それは，見つけようとして見つけるのではなくて，日常の仕事をよりよきものにしようとする努力の結果として，目の前にあらわれてくるものだと思います。それがあらわれてきたときに，一つひとつ見失うことなく，徹底的に追及しなさい。そこから，学問が生まれるのです。
1992.3.3　北村元仕（元 虎の門病院技師長）

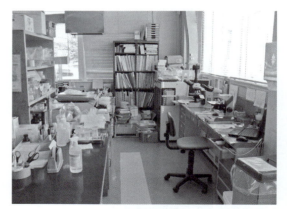

▶ 図3　病院検査室が私のラボ
検査室の一部を自分用に使わせていただいている。

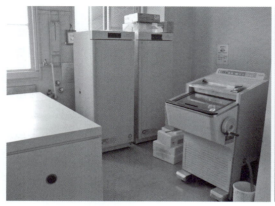 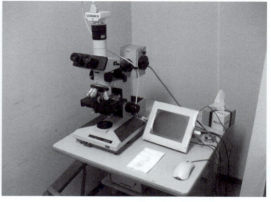

▶ 図4　他にあるもの

終章　Clinical scientist として生きる

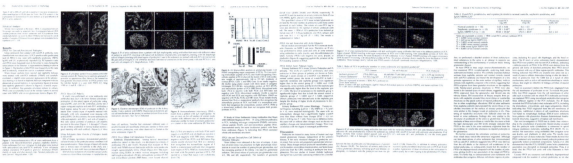

▶ 図5　病院にいても工夫すれば研究はできる

パスの蛍光顕微鏡（デジタルカメラ付き），クリオスタット，それにマイナス20℃と80℃の冷蔵庫だけである（図4）。これらの研究環境で2005年にJASN（J Am Soc Nephrol），2007年にCJASN（Clin J Am Soc Nephrol）に論文を報告した（図5）。院内でできないものは外注，共同研究者にお願いして行った研究ではあるが，設備や器具がないことは研究をしていくうえでの言い訳にはならないような気がしている。病院にいても工夫すれば研究はできると私は今でも思っている。

5. 私にとってのサイエンス

1) サイエンスマインド（表9）

　研究は楽しいものである。だから，enjoyすることが重要である。少し乱暴な言い方かもしれないが，研究は最高に面白い趣味であると内心思っている。個人的にはテニス，スキー，ボウリングなどの趣味をやってきたが，研究に勝るものはない。

　しかし，研究はいつも楽しいわけではなく，むしろ苦しい時のほうが圧倒的に多いかもしれない。それでも自分で考え，仮説を立て，実験をし，

▶ 表9　サイエンスマインド

#	研究は楽しい
	Enjoyすることが大事！
#	研究は最高の趣味
	いろいろ趣味をやってきた（テニス，ゴルフ，スキー，マラソン，トライアスロン，ボウリングなど）。
	研究が圧倒的に面白い。
#	趣味は何でも，ある程度うまくならないと面白くない
	だから最初はスキルを練習する必要がある。

論文にまとめ，レフリーからの指摘に頭を悩まし，やっとの思いでアクセプトされた時の喜びは何にも代え難いものがある。この喜びの前では今までの苦労を一切忘れてしまうことができる。そして，そうしたプロセスが新たな勇気となって次の研究へ向かうことができるように思う。私は，この喜びこそがサイエンスマインドの真髄であると思っているし，研究を継続するうえでの最大のモチベーションになると思っている。

2) 基礎研究の重要性（表10）

　研究は私にとっては最高の趣味だと思っているが，すぐに面白さがわかるわけではない。普通の趣味もそうだが，ある程度うまくならないと面白

259

▶ 表10　基礎研究の重要性

\# よき臨床医になるにはよき研修が大事である。同様に，よきサイエンティストになるには研究のためのよき研修が必要である。
\# できれば1-2年の基礎研究が望ましい。
\# 私にとっては新潟大学腎研での大学院4年間がその後の人生を決めた。

▶ 表11　研究の結論について

\# 真実であれば再現性がある。
他の施設でやっても同様の結果が出る。
\# 真実であれば後の人が評価してくれる。
歴史が証明してくれる。
\# 実験結果に忠実であること。

▶ 図6　研究の原点—どうしてそうなるのか？
尿中ポドサイトの数に比しPCX陽性顆粒状構造物が多い。どうしてか？—Vesicle shedding の発見（Human Pathology, 2010）。

くない。だから，最初はうまくなるためにスキルを練習する必要がある。研究においてもこのスキルを身に付ける必要がある。

そのスキルを取得する一番いい方法は，私は基礎研究をしてみることだと思っている。論文を書くための必要な技術の習得はもちろんのこと，基礎医学の厳しいサイエンスマインドに触れることができるからである。私も卒業して間もない頃に基礎医学の教室に身を置き，そこで4年間過ごしたからこそ今，一般病院で臨床をしながらも臨床研究ができているように思っている。オーバーな言い方かもしれないが，新潟大学医学部腎研での4年間がその後の私の人生を決めたのかもしれない。若い先生方には，できれば最低1-2年程度の基礎研究をすることをお奨めしたい。

3）研究の結論（表11）

研究で得た結果（結論）については，それが真実であれば再現性があると思う。他の施設で行っても同じような結果になる。再現性がなくては研究の真価が問われることになる。私は，最初に尿中ポドサイトを見つけてからは，臨床データを知らない当院の検査技師にお願いして調べてもらっても同様な結果が出て，さらに全国の他の施設（主に小児科）で検査してもらってもやはり同様な結果が得られたことから，尿中ポドサイトの臨床的有用性について確信に至った。さらにその後，世界の他の研究施設からも同様な結果の報告が見られ，私はこれらの結果から，研究成果は真実であればその後の人が評価してくれる，歴史が証明してくれると思うようになった。そのためには，研究の結論は実験結果に忠実であらねばならないと考えている。

4）研究の原点（図6）

研究の原点は，どうしてそうなるのかという素

朴な疑問から始まるのではないかと思っている。最近の私の研究では，尿中ポドサイトの数に比し尿中ポドカリキシン陽性顆粒状構造物が圧倒的に多いのはどうしてなんだろうかという疑問を突き詰めると，それは障害ポドサイトから小さな vesicles が shedding されていることを明らかにした。この結果は 2005 年の JASN と 2010 年の Human Pathology に論文掲載としてまとまった。また，ごく最近は，尿中に出現するポドサイトはどうしてしばしば 2 核になるのかという疑問に対して現在研究をしているところである。どちらの疑問も実際の腎炎患者の尿検査から生まれた疑問である。だから，臨床研究の原点となる疑問は実際の臨床の中にあり，そこから研究が始まるのではないかと思っている。

6. 研究と語学力

サイエンスに語学力（英語）は絶対に必要である。もちろんネイティブレベルの英語力ではなく，諸外国の研究者と話ができるレベルである。私自身の語学力も大したことはない。2000 年に受験した TOEIC では listening が 350 点，reading が 335 点，合計 685 点レベルであった（図 7）。私は腎臓領域の研究においては，ASN で勝負できるかということが語学力の必要レベルであると思っている（図 8）。私はまだこの域には不足のところは

あるが，過去 5 回の ASN での口演をなんとか乗り切ってきた。ASN での口演はいつも緊張し，毎回，口演の直前に座長に英語で困ったらヘルプしてほしいとお願いするし，発表前にライト，ポインター，PC 操作を確認してから口演に向かう。

7. 研究費

1）研究費

研究費について少し触れておく。正直言って多くない。私の勤務する県立病院では，文部科学省の科学研究費を申請することはできない。しかし，幸いに県から小児慢性疾患研究用の予算があるので，この一部（約 50 万円/年）を使っている。また最近 5 年間は，企業からの共同研究費が年 50 万弱ある。他に，ここ 25 年間で新潟県医師会からの研究費 20 万円，IgA 腎症研究会から 100 万円，小児腎臓病学会から奨励賞としていただいた 10 万円を研究費として使ってきた。吉田病院に赴任して 25 年間，研究費の総額 1,380 万，英文論文数 11 編，1 編あたり約 125 万円という計算になる。

2）企業との共同研究

私は今までに尿中ポドサイト，尿中ポドカリキシン測定の検査薬開発を企業と共同研究してきた。自分が見つけた診断法が本当に患者のために役立つようにするには，誰もが使える診断薬にするしかない。その開発には企業の協力が必要にな

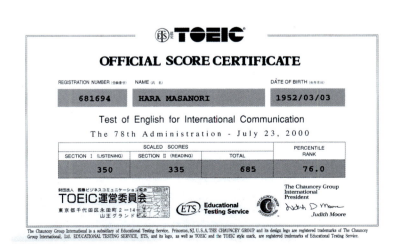

▶ 図 7　私の TOEIC スコア

Ⅰ. Clinical scientist として生きる

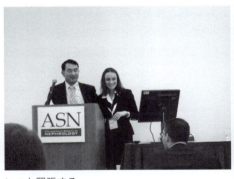
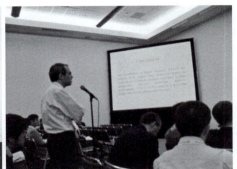
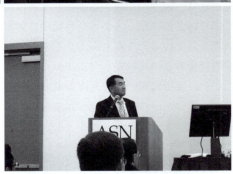

いつも緊張する。
発表前にライト，ポインター，PC の操作を確認する。
あらかじめ座長に，英語に困ったらヘルプをお願いしておく。

▶ 図8　サイエンスに必要な語学力―ASN で勝負できるか

ることもある。私は幸い今までに何社かから「一緒に共同開発したい」とのお話をいただいて，細々とではあるが現在も進行中である。いつも患者のために役立つ検査試薬になればいいな，と心から思っている。

8. 研究発表

1) 学会発表

(1) 国内

国内の学会あるいは研究会に演題を出しているのは日本小児腎臓病学会，日本腎臓学会，IgA 腎症研究会，弥彦ポドサイトセミナーなどである。この中からだいたい2演題くらいを出している。それも，ほぼ同じような内容で出している。症例報告的なものを除いて，新たな研究は年一つがやっとというのが現状である。ほとんど一人で研究しているので，オリジナルな研究は年一つあたりが私にできる限界かな，と思っている。

(2) 国外

国外の学会は ISN，ASN，International Podocyte Seminar（Symposium）に演題を出している。国内に出しているものとほぼ同じものを，年1回いずれかの学会に演題を出している。ISN は過去に1回のみで，あとは ASN か International Podocyte Symposium のどちらかに出している。演題を出さずに参加した学会はない。吉田病院に来て最初の数年間を除き，ほぼ毎年演題を出し続けてきた。

(3) ASN と私

ASN への私の関わりを表 12・13 にまとめてみた。今振り返ると，ASN で発表することを目標に吉田病院で臨床研究に励んできたように思う。ASN は，私にとっては日本人プロ野球選手が MLB（Major League Baseball）に挑戦するようなものであると思っている。彼らが口を揃えて言うのは，「自分の力が MLB でどれだけ通じるのか試してみたい」との言葉である。私はその気持ちがわかるように思う。私も，力の続く限り ASN というサイエンスのマウンドに立ちたいといつも思っている。そして，連続3回抄録の reject をくらったらマウンドを降りる覚悟でいる。本当に，ASN がなかったら自分はここまで来ることはできなかったとしみじみ感じているこの頃である。

終章　Clinical scientist として生きる

▶ 表12　ASN：American Society of Nephrology

- ＃　米国内の学会であるが，実際には世界で最先端の腎臓病学会。
- ＃　演題採択率は70-80%，採択演題の10%が口演，残りがポスター発表。
- ＃　ASN は独特の会場の雰囲気があり，発表にはかなりの緊張を伴う。とりわけ口演では緊張する。
- ＃　吉田病院に来て過去16回抄録を出す機会があったが1回は演題不採用，2回はキャンセル，口演は5回，残り8回はポスター，2016年はポスター。
- ＃　参加都市：ボルチモア，マイアミ，フィラデルフィア4回，サンフランシスコ，サンディエゴ4回，デンバー，アトランタ，シカゴ。
- ＃　日本人は英語のハンディキャップがある。

▶ 表13　私にとっての ASN

ASN：American Society of Nephrology
MLB：Major League Baseball

私にとっては ASN＝MLB
力の続く限り ASN というサイエンスのマウンドに立ちたい！
（連続3回抄録の reject をくらったらマウンドを降りるつもりでいる）

そのためには日頃から英語を鍛えておく必要がある！

9. 私の論文の書き方（1）

1）論文は英語で書くもの

　大学院時代に「サイエンスは英語で発信しなさい」と教わった。以後，論文は英語で書くものだと思い，依頼原稿を除きほとんどの原著論文は英語で書いてきた。もちろん，日本語の論文がいけないとは言わないが，せっかく努力して論文を書くのであれば，できるだけ多くの人たちに読んでもらえるよう英語で論文を書くことをお勧めする。腎臓分野で clinical scientist を志す若い先生方には，できるだけ英語で論文を書いてサイエンスに貢献していただきたいと思う。

2）論文の書き方（表14）

　Introduction は非常に大事，論文で一番大事なところであると思う。何を明らかにしたいのか，明確にする必要がある。Materials & methods は実験したことをそのまま書けばよい。簡単で一番書きやすい箇所だと思う。

　Results は漠然と実験結果を並べるのではなく，言いたいことの一つひとつをまとめて書くことが重要である。Logical flow を考えて順に並べることも大事である。

　Discussion は，実験結果についてラボ，学会，研究会などで discussion したことを書けばいいと思う。そのため，学会発表などでのフロアからの

▶ 表14　論文の書き方

- ＃　Introduction はすごく大事，論文で一番大事なところ！
  何を明らかにしたいのか明確にする。
- ＃　Materials & methods は実験したことをそのまま書けばいい。
  簡単で書きやすい。
- ＃　Results は漠然と実験結果を並べるのではなく，言いたいことの一つひとつをまとめる。Logical flow を考えて順に並べる。
- ＃　Discussion は，実験結果についてラボで discussion したことを書けばいい。ここでも logical flow があること。
- ＃　References は，discussion の時に勉強して読んだ論文がそのまま参考文献になる。

最初の英語論文は書くのが大変である。
最初に論文の書き方について，しっかりと指導を受ける。

質問，コメントはたいへん参考になる。ここでも logical flow があることが重要である。

　References は実験，研究を開始したときから読んだ論文のなかから必要なものだけをピックアップして並べればいいだけである。最初の英語論文は，作成に多くの時間が必要である。この初めての英語論文作成過程は，その後の論文を書くうえで極めて重要である。Intoduction, material & methods, results, discussion, acknowledgement, references, table, figure のすべてにおいてきっちりと指導を受けることが非常に大事であ

ⅠＩ．Clinical scientist として生きる

ると思う。投稿規定により多少論文作成のスタイルは変わるが、基本的な書き方は全く同じなので、一度きちんと指導を受けると 2 本目以降の英語論文は書くのがかなり楽になる。

3) Discussion の重要性

研究をしていくうえで discussion は絶対必要である。Discussion できる仲間をたくさん持っていたほうがいいと思う。学会など研究成果の発表の場をできる限り多く作り、いっぱい discussion してほしい。私は病院勤務なので、大学や研究室でのようにラボ仲間と話すことができないので、よく遠くの仲間と電話で長時間話すことがある。

4) どの雑誌に投稿するか

最初はレベルの高い雑誌からスタートするのがいいと思う。Impact factor が低いからといって必ずしも通りやすいとは限らない。ときにはレベルを上げて再投稿してもよいと思うし、私自身もそうやって過去に論文を通してきた。大学院の学位はタイムリミットがあるため何回も投稿できないので、苦しい面がある。かつて大学院生の研究の共著者になったことがあり、こうした状況はよくわかる（p.186）。それから、どの雑誌に投稿するか考える時にジャーナルの taste を知っておくことは大事だと思っている（後述）。

5) 英文校正

日本人の英語レベルはネイティブと比べるとかなり差があるので、英語がすごく得意である人を除けば英文校正は必要と考える。冠詞、定冠詞はどんなに頑張っても日本人にはわからないと思っているので、ネイティブの英語チェックは重要である。いろいろな英語論文校正サービスがあり、最近私が使っているのは Editage という会社であるが、英語論文校正サービス会社は、どこもそんなに変わらない気がする。友達にネイティブがいれば、英語を見てもらったりすることができる場合もある。

10. 私の論文の書き方（2）

1) ジャーナルの taste を知る

ジャーナルにはそれぞれの taste がある。その

ため、この taste を知っておくことは投稿雑誌を選ぶ時に重要である。私の感じている taste を表 15 にまとめてみた。

2) Descriptive? Analytical?（表 16）

研究内容が descriptive なものは top journal には載らない。いい雑誌を狙うなら、analytical study でないといけない。臨床材料を用いた研究では、experimental あるいは in vitro の実験が加わると analytical study になる。私の考えている

▶ 表 15　ジャーナルの taste を知る

JASN：basic, clinical いずれのレベルもかなり高い。
CJASN：臨床的な内容で、JASN に比しかなり通りやすい。
KI：JASN と同等のレベルになってきた。
Lab Invest：human pathology 的なものは通らない。
AJ Pathology：molecular な研究でないと通らない。
以上 5 誌は descriptive な研究はだめ、analytical でないと通らない。
Human Pathology：human pathology でも通る。
AJKD：通りそうで通らない。
Am J Nephrol：最近 impact factor が上がってきた。
NDT：基礎的、臨床的研究どちらも OK。
Nephron：最後の砦、これが通らないと通す雑誌がない。
Pediatric Nephrology：小児科に限られる。

▶ 表 16　Descriptive? Analytical?

1　研究内容が descriptive なものは top journal には載らない！
2　いい雑誌を狙うなら analytical research でないとだめ。
3　臨床材料を用いた研究では experimental あるいは in vitro の実験データが加わると analytical となる。
4　私の考えている top journal は JASN, AJP, JCI など、KI, Lab Invest は 2nd top journal。
5　Clinical study なら、対象患者数がとてつもなく多くないとだめ。
6　治療研究は study design がしっかりしていないとだめ、RCT でないと話にならない。
7　Single case report でもきっちりとしたデータが揃っていて experimental あるいは in vitro のデータがあれば top journal にも通る可能性がある。
　　ex. MGN の抗原発見例

終章　Clinical scientist として生きる

▶ 表17　私のジャーナル選択順位（最近の8誌）

Am J Nephrol
AJKD-Nephron-Nephrology
AJKD-NDT-Nephron
Nephron
JASN-KI-NDT-未投稿
JASN
CJASN
JASN-KI-Lab In-AJCP-Human Patholgy
Diabetes Care-Diabetologia

緑色の部分：最終的にアクセプトされた雑誌。

top journal は JCI，JASN，Kidney International（KI）などであり，second top journal は AJ Pathology，Lab Invest，AJ Physiol などである。Clinical study では対象患者数がとてつもなく多ければいい雑誌に通ることはあるが，通常の数では相手にされない。治療研究は study design がしっかりしていないとだめ，RCT でないと話にならないと思う。Single case report でも，きっちりとしたデータが揃っていて experimental あるいは *in vitro* のデータがあれば，top journal にも通る可能性があると思う。MGN の抗原が見つかった症例報告は，The New England Journal of Medicine に掲載された。私が最近投稿したジャーナルの選択順位を表17 に示す。

3）症例報告の重要性

私がかつて富山医科薬科大学時代に書いた症例報告（Nephropathy associated with Charcot-Marie-Tooth disease というタイトルで，CMT disease に合併する腎症は FSGS であると報告した，International Journal of Pediatric Nephrology, 1984）は，その後いろいろな論文に引用され，今では CMT disease に合併する腎症は FSGS であるというのが一般的となっている。また，この症例報告を見たウイーン大学の研究者から，共同研究のお誘いがあった（結果として新しいポドサイトに発現する分子の発見には至らなかったが）。こうしたこともあるので，症例報告は一例一例しっかり報告していくことがたいへん重要だと考える。

4）レフリーへの返事

レフリーからのコメントは非常に参考になり，reject を食らっても次の雑誌への参考となる。レフリーのコメントにはできる限り誠実に返答する，ときに自分の考えと違うことがあったとしても誠実さが伝わるように書くことが重要である。どうしても返答できないときには，返答できない理由をしっかり述べて，返答できないと書くこともある。Reject の返事が来ても納得できないときは，反論の旨を書いて再投稿してもよい。KI でこの敗者復活例を見たことがある。

5）査読

査読の機会はそんなに多くないが，他の研究者の論文を読むのはたいへん勉強になる。査読期間は短いので，集中して勉強できる利点もある。査読を依頼された原稿がいい研究であるかどうかの判断は，自分の今までの研究キャリアを基準にしてしか判断できないと思っている。そのため，自分の判断を信じてレフリーとしてのコメントを書いている。その際，ある程度はその雑誌のレベルや taste も考えて判断することもある。

6）Reject を食らった後の落ち込み

投稿した原稿が reject になった時は本当にガックリきて，1-2 週間は立ち直れないこともある。自分の考え方が全面的に否定されたように感じられる。しかし reject は必ずある。たまたま考え方が違っただけ，他の先生方も何回も reject を食らっているのだからと思うようにして，なんとか立ち直るように心がけている。Reject になったとしても必ずレフリーのコメントが付くので，次に他の雑誌へ投稿するうえでたいへん参考になる。

11.　研究者仲間

尿中ポドサイトに関する演題を国内，国外の学会に出し続けることによって，多くのポドサイト研究者の仲間と知り合うことができた。とりわけ，2001 年に新潟市で開催された第5回国際ポドサイトセミナーは私にとって大きな意味を持つ。このセミナーの organizing member に入れていただき，セミナーの開催に参加する機会があっ

終章

265

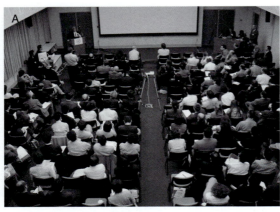 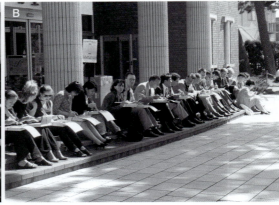

▶図9　ポドサイト研究者の仲間
A：Shimizu F, Kawachi H, Hara M, Matui K. 4th International Symposium on Podocyte Biology, September 19-20, 2002, Niigata City
B：24人の海外からのシンポジスト；Kerjaschki D, Holthoefer H, Kershaw D, Smoyer W, Lemely K, Kriz W, Holzman L, Shankland S, R Wiggins, Pavenstaedt H, Pollack M, Benzing T, Floege J, Kretzler M, Kryggvason K, Mathieson P, Saleem M, Salant D, Endlich K, Cybulsky A, Shawa A, Ronco P, Meiner J, Abbate M

た。海外から25名のinvited speakerに来ていただき，親交を深めることができた（図9）。その後，第5，6回と国際ポドサイトセミナーにも参加して多くの外国人研究者と知り合いになることができた。抗体その他の研究材料の供与などをしながら共同研究となったこともある。多くの研究者と交わるようになり，世界のポドサイト仲間の輪の中に入れてもらえたような気がしている。研究をしていくうえで，こうした仲間を通じていろいろな情報交換をしながら研究を押し進めていくことが重要であるとつくづく感じている。若い先生方にはぜひ多くの国際学会に参加し，多くの研究者仲間を持っていただきたいと願う。

II Clinical scientist を志す若い先生方へ

　最後に，私が尿中ポドサイト研究を通して得た経験から，次のようなメッセージを clinical scientist を志す若い先生方に送ります（表18）。

　まず，研究のテーマは日常臨床から見つけてください。そのテーマを徹底的に探求してください。研究は楽しいものですから，研究を enjoy してください。On, off の切り換えは重要です。よく遊んでください。研究をするうえで英語は必需品です。日頃から英語を鍛えておいてください。研究をしていくうえで研究者仲間は大事にしてください。

▶ 表18　Clinical scientist を志す若い先生方へ

\# 　研究のテーマは日常臨床から見つけなさい！
\# 　徹底的に探求しなさい！
\# 　研究を楽しんでください！
\# 　よく遊びなさい（on と off の切り換えは大事）！
\# 　英語は研究に必需品！
\# 　研究者仲間を大事にしてください！

索 引

欧文

A
ACE 阻害薬　140, 169, 174
AKI　209
Alport 症候群　161
apical cell membrane　2, 4, 52, 59, 68
apoptosis　29, 33, 243
ARB　174

C
C3bR　98, 100
cell debris　28
CG　12, 25
CKD　211
clinical scientist　254
CNSF　24
Connexin 43　14

D
Denys-Drash 症候群　150
DMS　12, 24, 147, 150

E
effacement　25, 100
ELISA　42, 61, 67, 77, 188
EMT　13, 30
endotheliosis　158
estimated urinary podocyte number（eUPN）仮説　238
eUPN 仮説　251
exosomes　6, 67
ezrin　55, 64

F
Fabry 病　161
fenestration　5
foot process　1, 25, 100
FSGS　12, 24, 29, 134, 146, 194, 201

G
GLEPP1　64, 147
glycocalyx　4

I
IgA 腎症　107, 113, 114, 129, 132, 155, 201
interdigitation　1

L
LDL アフェレシス　227
LDL 吸着療法　180
L-FABP　210

M
macroalbuminuria　217, 220
MCD　24
MCNS　134, 201
microalbuminuria　216, 220, 223
microinflammation　224
microvilli　54, 64, 188
mitotic catastrophe　13, 130
mitotic catastrophe（MC）仮説　243
myeloid body　162

N
NAG　153, 209
nephrin　2, 101
nephrinuria　13
Ngal　232

P
passive Heymann 腎炎　13
phalloidin　55, 64
phase I ELISA　188
phase II ELISA　201, 220
phase I 抗ポドカリキシンモノクローナル抗体　42
phase II 抗ポドカリキシンモノクローナル抗体　46
PHM5　29, 32, 42, 73, 98, 106, 110, 113, 114, 120, 128, 132, 139, 142, 147, 148, 149, 162, 166, 174, 177, 180, 182, 185, 216, 223
PLA2R　13, 205
PMX-F　185
podocalyxin positive granular structures（PPGS）52, 59

podocine　101
podocyte　1, 4
podocytopathy　12, 24, 146
podocytopenia　12, 33, 106, 163, 229, 238, 243
podocyturia　10, 28
podometrics　14
pp44　100
pre-embedding 法　18, 20
PSAGN　142
pseudocrescents　25

R
RAS 阻害薬　14, 229

S
serendipity　255
Sternheimer-Malbin 染色　86
synaptopodin　100, 150

T
tip vesiculation　64

U
URO1　100

V
vesicle shedding　59, 68, 229

W
Western blot　5, 17, 42, 59, 197, 203, 221

和文

ア
アザチオプリン　177
アルブミン尿　12

イ
一次突起　1, 19

カ
河川仮説　232
カルシウム拮抗薬　174
カンデサルタン　174
管内増殖性病変　166

キ
基礎研究の重要性　259
喫煙　211

索 引

急性管外性病変　109，114，137，197，203
急性管内性病変　116
急性腎障害　209

ケ
血清 MMP-9　217
血尿　111，122

コ
抗がん剤治療　153
抗血小板薬　224
高コレステロール血症　182
好中球　87

サ
サイエンスマインド　259
細胞死　239
細胞性半月体　10，38，117，140，143，166，197

シ
糸球体硬化　37，122，166
糸球体障害　232
糸球体上皮細胞　1，84
シクロホスファミド　177
紫斑病性腎炎　16，107，129，155
ジピリダモール　142，168
重症敗血症　185
小児 IgA 腎症　114，166
小児紫斑病性腎炎　138
小児難治性ネフローゼ症候群　180
ジラゼプ塩酸塩　224
腎生検　122，166，180

ス
推定尿中ポドサイト数　241
スタチン　182
ステロイド抵抗性　136，149
スリット膜　2，11

セ
成人 IgA 腎症　119，174
セリバスタチン　182
線維性半月体　172

ソ
巣状分節性糸球体硬化症　12，146

タ
蛋白尿　111，122，139，158

チ
治療マーカー　223

ト
糖尿病性腎症　14，113，201，216
トランドラプリル　174，217

ナ
内皮細胞の増殖　140

ニ
22A4　75，122，153，158，162
尿細管細胞　87
尿細管障害　232
尿細管上皮細胞　84
尿蛋白　183
尿中 2 核ポドサイト　127
尿中ポドカリキシン　188，220，234
尿中ポドサイト　16
尿中ポドサイト検査　72
尿中ポドサイトを見つけるポイント　89
尿沈渣検査　84
尿沈渣ポドカリキシン　195
尿バイオマーカー　6，12，85
妊娠高血圧症候群　158

ネ
ネフリン　10
ネフローゼ症候群　129，133，146，189，227

ハ
バイオマーカー　6，232

ヒ
ピオグリタゾン　224

フ
プレドニン　168，177

ヘ
$\beta2MG$　153
ヘマトキシリン染色　88
ベラパミル　174

ホ
ボウマン腔　1，4，150
ポドカリキシン　2，4
ポドカリキシン陽性円柱　17，43，117，139，142，153
ポドカリキシン陽性顆粒　17
ポドサイト　1，4，232
ポドサイト円柱　87
ポドシン　12

マ
膜性腎症　13，148，201，204
末期腎不全　161
慢性腎不全　113
慢性尿細管間質病変　116

メ
メサンギウム細胞　1，140
メサンギウム増殖　107，169

ヤ
弥彦ポドサイトセミナー　219
山火事セオリー　232

ヨ
溶連菌感染後急性糸球体腎炎　142

ル
ループス腎炎　29，110，177，201

おわりに

　東京医学社から単著によるポドサイト本を出版する話が決まったのが，2016年8月末のことである。今までこのような本を書いた経験がなかったので，どのように書けばいいのか全くわからずのスタートであった。9月いっぱいはどのような本にするのか，何を書くのか，目次をどうするか，figure や table はどれを使うかなどを構想するのに使った。10月から書き始め，途中に日本腎臓学会西部学術大会のシンポジウム，ASN などがあったが，執筆に多くの時間を使った。12月末までに12万語の文章を書き上げた。1月に入って，使う figure や table の選択や改変，説明文などを書いた。2月以後は校正作業に入り，4月いっぱいで校正終了といったところが私の行った本書出版までの執筆プロセスである。この間，幾度となく執筆活動を中止しなくてはいけないほどの不安に襲われた。本を出版するだけの価値があるのだろうかという不安である。本を書いても単なる自己満足にしかならないのではと思うと，しばらく執筆を立ち止まざるを得なかった。一方，本を書くことの喜びも見出せたように思う。今まで医学論文や依頼原稿しか書いたことがなかったので，投稿規定に縛られることなく自由に自分のスタイルで書くことができたのはとても気持ちのいいものであった。また単著なので，他の著者に気兼ねなく自由に書くことができたのも感激であった。さらに，出版社の方と本を作っていく過程は一本の映画や演劇を創作していくような錯覚（映画も演劇も実際に創作などしたことはないのだが）であり，自分が映画監督になったようで，とても楽しい作業であった。

　このように不安や喜びも経験しながら校正終了段階でできあがった原稿を読み通してみると，ポドサイト本といっても結局は自分史を書いたことに他ならないと感じている。下重暁子さんが言われるように，『人生の作文』を書いたにすぎないというのが執筆を終えての偽らざる心情である。

　そうした私の自分史であっても，これから臨床研究をしようと考えている方々，実際の臨床に関わっておられる方々にとって多少なりとも役に立つところがあれば望外の喜びである。

　最後に，一緒に研究をしてくれた研究者仲間，研究を指導していただいた恩師，先輩，職場の同僚，私の研究を支えてくれた家族，とりわけ my better half ミヨ，そして絶大なご援助をいただいた東京医学社の大山朋茂氏，蒲原一夫氏に深謝いたします。

2017年4月

原　　正則

著者紹介

原　正則 (はら　まさのり)

1952 年 3 月 3 日生
1976 年　　　新潟大学医学部卒業
1976-1978 年　新潟大学医学部小児科
1978-1982 年　新潟大学医学部腎研究施設大学院
1982-1990 年　富山医科薬科大学医学部小児科
1986-1988 年　フンボルト奨学生として西ドイツ，フライブルク大学に留学
1990-2017 年　新潟県立吉田病院小児科
2014-2017 年　新潟県立吉田病院副院長
2017 年　　　新潟ウェルネス（新潟県労働衛生医学協会）

［所属学会］
　日本小児科学会
　日本小児腎臓病学会
　日本腎臓病学会
　国際腎臓病学会
　米国腎臓病学会

イラストレイテッド Podocytopathy—尿からポドサイト障害を診る

定価（本体 8,000 円＋税）
消費税変更の場合，上記定価は税率の差額分変更になります。

2017 年 5 月 25 日　発行

著　者 ……………………………………………………………… 原　　正則
発行者 ……………………………………………………………… 蒲原一夫
発行所 ……………………………………………………… 株式会社 東京医学社
　　　　　　　　　　　　　　〒 113-0033 東京都文京区本郷 3-35-4
編集部 ……………………………………… TEL. 03-3811-4119　FAX. 03-3811-6135
販売部 ……………………………………… TEL. 03-3265-3551　FAX. 03-3265-2750
URL: http://www.tokyo-igakusha.co.jp　E-mail: hanbai@tokyo-igakusha.co.jp　振替口座 00150-7-105704
©Masanori Hara, Printed in Japan 2017

印刷・製本／三報社印刷
乱丁，落丁などがございましたら，お取り替えいたします。
・本書の複製権・翻訳権・上映権・譲渡権・公衆送信権（送信可能化権を含む）は株式会社東京医学社が保有します。
・ JCOPY 〈（社）出版者著作権管理機構委託出版物〉
本書の無断複製は著作権法上での例外を除き禁じられています。複製される場合は，そのつど事前に，一般社団
法人出版者著作権管理機構（電話 03-3513-6969，FAX 03-3513-6979，e-mail: info@jcopy.or.jp）の許諾を得てくだ
さい。

ISBN978-4-88563-279-2 C3047　¥8000E